GASPARIS TALIACOTII

DE

CURTORUM CHIRURGIA

PER INSITIONEM

LIBRI DUO.

RECOGNOVIT ET EDIDIT

M. TROSCHEL, M. D.

CUM SEX TABULIS LITHOGRAPHICIS.

BEROLINI,
TYPIS ET IMPENSIS G. REIMERI.
MDCCCXXXI.

VIRO CLARISSIMO

J. F. DIEFFENBACH,

SUMMO AETATIS SUAE RHINOPLASTAE,

HANC NOVAM TALIACOTII EDITIONEM TAMQUAM REVERENTIAE TESTEM

D. D. D.

TANTI NOMINIS OBSERVANTISSIMUS

TROSCHEL.

LECTORI BENEVOLO

S. D.

EDITOR.

Cum doctorum hominum multos futuros esse opiner, qui veterem chirurgum Italum denuo inter recentissimos ingenii humani partus incedere mirentur, id quidem vel aegre ferre merito possint necne, opus non magis habeo inquirere, quam quibus rationibus motus novam hanc editionem curaverim, paucis explicare. Etenim omnium rerum doctrinae, crescente indies penu atque apparatu, mirum in modum amplificantur, et praecipue medicina, tamquam scaturiente naturae cornu copiae, ita augetur, ut non solum alacriori studio animus enitatur necesse sit, verum expeditior etiam et quam maxime potest immunis operoso labore iter ingredi cupiat. Haec causa esse videtur, cur libri sermone Latino conscripti a viris doctis nostra aetate minus indies quam antea et proferantur et revolvantur, et gratiam lectoris levi etiam argumento, sed vernacula lingua exposito facilius occupes, quam graves admodum res gerendas antiquo stylo traditurus. Neque etiam artes humaniores nunc potissimum negligi, nec literatos homines studio antiquitatis minus quam par sit incumbere putaverim, sed tamen experti sumus, cujusvis generis literas ex aliquo tempore recentibus linguis potius coli quam vetustis, et finitimis ipsis et remotis gentibus commentarios nostros, quos vernaculo sermone scripserimus, acceptiores esse, quam summa alioquin elegantiae cura Latine compositos. Adeo exinde linguarum recentium per totum orbem scientia aucta est, et tantus liberalium artium honor exstitit, ut invidiarum simultatumque immemores gentes communi doctis hominibus sermone jam non egere coepissent. Quodsi sane faustum hoc artis praesidium esse censeas, quia celeriori quasi alite ab una Musarum sede ad alteram, ab uno literarum cultore ad alterum omnia deferri videantur, quae ingenium ubicunque procreaverit, aequa laude tamen notare oportet, quod nostrates antiqui sermonis gravitatem non aversentur, ubi a disciplinae conditoribus, qui Latine vel Graece vel Arabice scripserint, argumenta petere, et fundamenta novis inventis locare, atque eorum culturam eis juvare conveniat. Quapropter eruditi homines, et maxime qui optimi judices in literis aestimentur, nequaquam vereor, ne attentione aliqua librum dignentur, qui contra aetatis morem Latinus prodeat. At argumenti gravitas eos moveat! haec altera res est, quam mihi probandam esse arbitror. Etsi enim celeberrimi auctoris nomen illico spiritum addere posset, tamen ipsius etiamnunc codices exstare, et in eorum commentariis, quorum opera ejus ars provecta et amplificata sit, satis perspicue ejusdem rationes propositas, nec opus esse, facile aliquis existimet, quod nova operis genuini editione innumeras librorum catervas augeam, quae quotannis in lucem proferantur. — Primum quidem duo codices operis Taliacotiani adhuc exstant, sed rarissimi sunt. Veterrima editio est ea, quam anno MDXCVII Venetiis Gaspar Bindonus bibliopola, ipso auctore ut videtur inspiciente, in folio typis excudendam curavit. Tum anno sequente Francofurti ad Moenum idem opus in octavo minori impendio typographico, sed textu a frequentissimis typographi erroribus magis liberato, et ommissis elogiis, testimoniis, indicibus, a Petro Kopfio bibliopola editum est. Utriusque editionis Berolini vel plurimum duo aut tria exemplaria inveniuntur, et viri in librorum notitia versatissimi me docuerunt, ubivis eorum numerum perexiguum esse. Universus principis editionis titulus hic fuit: Gasparis Taliacotii Bononiensis, philosophi et medici praeclarissimi, theoricam ordinariam et anatomen in gymnasio Bononiensi publice profitentis, de curtorum chirurgia per insitionem libri duo, in quibus omnia, quae ad hujus chirurgiae, narium scilicet, aurium ac labiorum per insitionem restaurandorum, cum theoricen tum practicen pertinere videbantur, clarissima methodo cumulatissime declarantur. Additis cutis traducis, instrumentorum omnium atque deligationum iconibus et tabulis. Cum indice quadruplici, expeditissimo capitum singulorum, authorum, controversiarum, rerum denique et verborum memorabilium. Cum privilegiis Summi Pontificis, Caesareae Majestatis, Christianissimi regis Galliae, regis Hispaniarum, senatus Veneti et aliorum principum. — Deinde commentarii de chirurgia recentiores et praesertim de refectione curtarum corporis partium Calabricorum medicorum artificium descripserunt, ex quo clarissimus de Graefe et de illorum gloria, quos ab oblivione turpissima vindicavit, et de hujus rei doctrina optime meruit. Istiusmodi autem explicatio ad discipulos quidem instituendos sufficit, qui vero ipsi manum imponere conantur, undique cuncta colligunt, quo rectius intelligant rem, et accuratius perficiant. Nemo praeterea ignorat, curtorum chirurgiam novissimis temporibus admirabili industria celebrari, et in omnium ore esse historias aurium nariumque, quae his annis Berolini, Londini, Montepessulano, Hamburgi, Vratislaviae, Vilnae, aliis multis locis summa laude artificum et aegrorum emolumento restauratae sunt. Quare ut studium hujus artificii, quod aetatis nostrae decus sit, quam maxime promoveatur, aperuisse fontes, e quibus ejus disciplina emanet, mirum quantum interesse putaverim. Nam praeter id quod viri literarum studiosi prima tamquam incunabula artis refectricis indagare, et veterrimos codices inspicere adsueverunt, ut oculis propriis, quid conditores praestitissent, et qua ratione per saecula scientia increvisset, perciperent, ipsius quoque operationis lex in hoc opere Taliacotii praescribitur, quam hodie adhuc chirurgi observant, cujusque expositionem omnibus numeris absolutam ipsi auctori debere malunt, quam a recentibus commentariis instrui. Clarissimus enim de Graefe, cum rhinoplasticam Bononiensis magistri in lucem protulit, et ingeniosissime agendi rationem novis suis inventis locupletavit et habiliorem reddidit, aliquando haec sua praecepta propter aegri constitutionem et debilem naturam partium deficere docuit, et conditiones statuit, quibus antiquam methodum recuperare jussit. Quodsi praeterea confitendum est, alteram rationem, qua felicissimo eventu reficiuntur nasi, nimirum Indorum e fronte traducis derivationem interdum propter ipsius frontis vel capitis noxas exerceri non posse, en occasionem promptissimam consulendi Taliacotii, ab eoque de opere agendo institutionis subtilissimae petendae. Quo rarius proinde medici ad modum Italicum nasum restaurare conabuntur, quod Indicum ei anteponere coeperunt, quippe qui cruciatibus et periculis multo magis vacet, cujusque emolumenta et eventus, quod ad nasi decorem et robur pertineat, multo faustiores esse experti sint, — eo magis sedulum studium et adsiduam industriam fore speramus, ut difficilius illud experimentum, quod e brachio traducem promat, ubi occasio imperet, quam plurimum potest ad amussim redigatur, et omnium aetatum experientia sustineatur, ideoque doctis viris acceptum fore, quod veterem codicem, quo sese instituant, praesto habeant. Quare quibusdam jamdiu novam editionem Taliacotii in votis fuisse accepi [1]).

Si quis artificii historiam et progressus, imprimis quae novissimo tempore chirurgi de rhinoplastica docuerunt, et quomodo eam exercuerunt, cognoscere velit, videat Clarissimi de Graefe opus illustre [2]), ejusdem ephemerides chirurgiças [3]), Carpue commentarium de rhinoplastica [4]), Dieffenbach observationes [5]), praeterea institutiones chirurgicas, quas tradunt Rust [6]),

---

[1]) Biographies universelles t. 44, pag. 391.

[2]) Rhinoplastik, Berlin 1818.

[3]) v. Graefe und v. Walther Journal der Chirurgie etc. Bd. IX, Hft. 4, und Bd. XII, Hft. 4.

[4]) Geschichte zweier gelungner Fälle, wo der Verlust der Nase vermittelst der Stirnhaut ersetzt wurde, a. d. Engl. von Michaelis. Berlin 1817.

[5]) Chirurgische Erfahrungen, besonders über die Wiederherstellung zerstörter Theile etc. Berlin 1829, 30.

[6]) Theoretisch - practisches Handbuch der Chirurgie, Bd. III, Artikel curtorum chirurgia. Berlin 1830.

Grosheim [7]), Blasius [8]), bibliothecam a Bernstein [9]) editam, Guilhelmi Sprengel [10]) historiam chirurgiae, cet.

Nec habeo quod de ingenio atque meritis auctoris multa addam. Hic suo tempore cultus summa veneratione divinoque honore adfectus, a discipulis in posteros annos maxima gloria provectus, per saeculum plus paene oblivione tectus, a nonnullis ludibrio vexatus, a paucis hic illic merita laude decoratus posteritati gratissimam tandem memoriam debet. Scriptor mirabili eruditione praeditus et dicendi copia insignis, accuratissimus naturae scrutator in artis suae regione, alioquin secundum aevi morem veterum, imprimis Galeni praeceptis nimia religione addictus et omnium novarum de rerum natura opinionum acerbissimus adversarius: ceterum strenuus chirurgus, audax ad facinus, ingeniosus ac solers in vitandis periculis, doctrinae universae amantissimus, disertus, imo gloriosus, ubi

---

[7]) Lehrbuch der operativen Chirurgie, Berlin 1830. Th. 1, pag. 221.

[8]) Handbuch der Akiurgie Bd. 2. Halle 1830.

[9]) Medicinisch-chirurgische Bibliothek pag. 425.

[10]) Geschichte der chirurgischen Operationen. Halle 1819.

artis virtutem discipulis persuadere, eorumque spiritus erigere, et ut in altius eam promoveant, eos adhortari conatur. Alacritate ingenii et sermonis ubertate ita lectorem pellicit, ut loquacitatem doctaeque farraginis vanitatem ne aegre quidem ferre possit, et potissimum in praxeos demonstratione tam luculenta dicendi ratio est, adeo artificii descriptio vera, et prope oculos posita imago, ut hoc in ejusmodi rebus tradendis splendidum exemplar jure nominaveris.

Propterea etiamsi Latinus liber sit, etiamsi antiquus, etiamsi multa in eo supervacua et perperam ab aliis doctrinis huc citata cumulentur, tamen libenter doctos homines eum esse lecturos, nec posteaquam reposuerint, frustaneam meam operam ac temerariam fuisse, pronuntiaturos censeo. Restat, ut paucis moneam, hanc meam operam, quantulacunque fuerit, imprimis versatam esse in eliminandis innumeris typographi erroribus, quibus correctior quoque altera editio ita abundavit, ut ne trium quidem verborum compagem expedite intelligeres, atque ut, si cui dictio auctoris propter elegantiam ac probitatem placuisset, aliquam meam in castiganda scriptura codicis gloriolam positam esse laetarer.

Praefationem, qua Vincentio Gonzagae, Montisferrati et Mantuae duci, opus suum dedicat, carmina, quibus a filio, discipulis, amicis suis auctor celebratur, indicem rerum et scriptorum, quae veteribus editionibus conjuncta sunt, relegavi, quod libri volumen nimis augerent.

INDEX CAPITULORUM LIBRI PRIMI.

INDEX CAPITULORUM LIBRI SECUNDI.

Gasparis Taliacotii

de curtorum chirurgia

per insitionem

liber primus.

Qui est de hujus artis theoria.

Capitulum primum.

In quo operis subjectum, ejus praestantia et utilitas una cum faciei appellationibus explicantur.

Praeclare medicinam adjectionem esse et ablationem divinus scripsit [1]) Hippocrates. quoniam omne id, quod peritum medicum decet agere, in his duobus consistat, neque ullum in universa medicina detur praesidium, quod vel demendo vel addendo morbos non arceat, et hominum saluti consulat. Nam si cui ex comessatione et crapula venter venaeque intumuerint, aut si obseratis visceribus, et destructo calore insito, mali cujusdam labes irrepserit, id parciori victu, medicaminibus ceterisque artis auxiliis, quibus auferendi et detrahendi insit facultas, corrigendum est. Econtra, quos inediae, labores, vigiliae confecerint, his recte salutem afferemus, si concesso otio

[1]) Hipp. de flatibus, ed. Foes. I, 296.

et somno, atque membris liberaliori victu refocillatis, quod consumptum erat virium, quam primum restituamus. Hoc etiam abunde satis demonstrat haec nostra in curtis reficiendis non minus utilis quam perfecto medico digna operatio, cujus rationem et methodum tandem in lucem proferre, et publicae utilitatis gratia medicinae candidatis communicare et impertire voluimus. Etenim et uni parti quod abundat, aut si minus abundaverit, quo sine noxa carere potest, adimit, et in altero quod deest adjiciendo reficit. Ejus dignitatem tantam esse censemus, ut neminem medicum se absolutum praedicare posse existimemus, cui rationes illius et momenta non modo non perspecta, sed in usum etiam translata non fuerint. Quomodo enim eum ad medicinae culmen ascendisse fatebimur, qui omnes omnium morborum (haec enim artis prima et genuina sunt principia) aut ut plurimum, qui frequentiores sunt, et recte operantibus victi cedunt, caussas, naturam, effectus non cognorit, neque accersitus opem suam implorantibus ob rerum inscitiam contulerit? Membra enim quaedam detruncari, quorum restitutio non solum non impossibilis est, sed ne quidem difficilis, quis quotidie non videt? Itaque dignam esse constat artem hanc, quae ab omnibus, qui nomina sua medicinae dedere, in magno pretio habeatur, nec, quod multi hactenus viri haud contemnendi fecere, contemnatur. Nam si ipsam medicinam artem caeterarum omnium praestantissimam vocare et jure quidem merito non dedignamur, tam ob subjecti nobilitatem quam ob finis, quem in operando spectet, praestantiam (taceo varietatem rerum), atque ideo dignissimam, ut ad illius signa unusquisque conveniat, idem et huic arti nostrae non iniqui judices possumus concedere, quae tantae matris filia ex ipsis medicinae visceribus progenita, ratione enutrita, experientia confirmata, operum ejus aemula tandem in solem prodit, et hominum oculis sese conspiciendam subjicit.

Non minus etiam utilem illis eam fore censeo, qui non futili quadam loquacitate et inani jactantia ineptias suas ostentant, sed scite operando suam in arte peritiam hominibus demonstrant. — Sed priusquam ad artis hujusce principia et effectus accedamus, quorum ratio in natura morbi ejusque caussis intime percepta, nec non auxiliis recte inventis et rite dispositis consistit, operae pretium nos facturos existimamus, si partium et locorum affectorum substantiam ea qua poterit diligentia inprimis perscrutemur. Constans enim atque immota haec omnium medicorum assertio est, et inprimis ipsius Galeni [a]), qui ex partium natura et temperie, earum conformatione et facultate indicationes curativas esse depromendas censet, ideoque ea primo investiganda, antequam ad curationem nosmet conferamus. Neque id alio pacto fieri posse credendum est. Videmus enim, si morbi vim atque ideam nobis proponamus, illius essentiam in functionum noxa consistere, quam recte pernoscere haudquaquam possumus, si nobis actio, quae ex naturae praescripto fit, fuerit incognita: ut neque hanc eandem pernoscemus, nisi de instrumenti natura prius nobis convenerit. Itaque morbi ipsius inquisitionem exacta locorum affectorum notitia merito praecedit. Ut enim rectum simul sui judex est et obliqui, et in communi vita ad virtutem tanquam ad rhombum cunctae actiones accommodantur, ut quomodo et quantum a recto declinaveris, videas, et quid respiciendo ad virtutis tramitem redire possis, intelligas: sic in re medica ex partium essentia velut norma quadam atque regula functiones examinandae sunt, unde quid rectum sit, quid

---

a) Galen. 2 artis curat. ad Glauc. 7, ed. Bas. IV p. 214. Kühn vol. II pag. 112. — meth. med. ult. 3, ed. Bas. IV pag. 185. Kühn vol. 10 p. 953. — artis med. c. 89 etc. — libr. de ossibus ad initium, ed. Bas. V p. 719. Kühn vol. 2 p. 732.

secus, et qua ratione id in integrum restitui possit, liquido patebit.

Haec itaque quum nobis perspecta sint, priusquam ad artis nostrae limina pedem admoveamus, opportunum fore duximus, ut in aditu operis, qui locus est et sedes nostrae orationis, de structura narium, aurium et labiorum atque eorum dignitate ageremus. Caeterum quum ex his ipsa facies constructa sit, a ratione minime alienum esse putavimus, si faciei appellationes prius ejusque naturam et excellentiam indicaremus. Quamvis enim in singulis humani corporis partibus egregium divinae sapientiae specimen tanquam in speculo elucescat, atque inter illas quaedam notas longe praestantiores et excelsiores obtineant, una tamen facies quum ob artificii rationem cum eximia pulchritudine conjunctam, tum ob admirandum ac inexplicabilem cum animo nostro consensum reliqua membra dignitate et praestantia plurimum superat. Hujus circumscriptio oculis manifesto patet. Quidquid enim sub calva capitis parte capillis consita conspicitur, id uno omnium ore facies nuncupatur. In hujus capacitate sensus singuli ad officia naturae imperio sibi destinata sedes certas certaque domicilia, nares nimirum, os, aures et oculos fixerunt. Reliquum vero sive horum omnium conservationi et tutelae sive pulchritudini et decori conciliando natura benigna dedicavit. Appellationem autem hanc [3]) prisci homines hominibus tantum convenire arbitrati sunt. Ideo Aristoteles faciem eam in homine partem duntaxat nominat, quae inter calvam et collum posita est. Nam piscis aut bovis faciem [4]) dicere non solemus. Faciem homini tantum, caeteris os aut rostra natura dedit: eandem idem [5]) Ari-

---

[3]) Arist. 3 de part. animal. 1.

[4]) Plin. XI hist. nat. 37.

[5]) Arist, 3 de part. anim. 1.

stoteles πρόςωπον appellari scribit, nomine a re ipsa accepto. Unus enim omnium animalium homo erectus incedit, solus ante prospicit, vocemque antrorsum emittit. Quod recte Naso poëta [6]) innuit:

Pronaque quum spectent animalia cetera terram,
Os homini sublime dedit, coelumque tueri.

Porro pro diversitate particularum variis adhuc nominibus caput ipsum distinguitur. Quod negotium licet abunde satis et perspicue [7]) Rufus Ephesius pertractarit, nos tamen ea hic repetere non gravabimur, ut universa faciei historia longe clarior fiat. Principio caput vocatur id, quod capillis contegitur separatim, atque simul faciem comprehendit. Capillati seu calvae adversa pars sinciput, aversa occiput nominatur. Inter haec quod interjacet, capitis fastigium discretum et capillorum aequamentum verticem calvae dicunt, qua parte nimirum capilli in gyrum circumaguntur. Ab latere sincipitis inter oculos et aures Graecis κόρσαι et κρόταφοι, Latinis tempora appellata collocantur. Nomen hoc ea fortassis de caussa sortiuntur, quod ex iisdem aetatis progressus et vitae tempus indiciis quasi quibusdam appareat. Hinc poëta:

Temporibus geminis canebat sparsa senectus.

Proximam a sincipite partem frontem dicimus, in qua et oculos contineri Varro censebat, et propter oculorum foramina, quod perforata sit, sic appellari. In frontis confinio inferiori utrinque ad oculos supercilia sunt, quae Rufus extremitates frontis hirsutas et inferiores vocabat. Partium harum motione quum annuamus et negemus, quumque pro diversis animi affectionibus eas vel attollamus vel submittamus, ideo per supercilium fastum aliquando et superbiam poëtae intellexerunt. Quare satyricus:

---

[6]) Ovid. I metamorph. — Rufi I de part. hom. 4.
[7]) Rufi I de part. hom. 4.

Malo [8]) Venusinam quam te Cornelia, mater
Gracchorum, si cum magnis virtutibus affers
Grande supercilium, et numeras in dote triumphos.

In quam sententiam et Plinius [9]) haec habet: in ascensu frontis supercilia homini et pariter et alterne mobilia, et in his pars animi: negamus, annuimus: haec maxime indicant fastum, superbiam: alibi conceptaculum, sed hic sedem habet: in corde nascitur, huc subit, hic pendet: nihil altius simul abruptiusque invenit in corpore, ubi solitaria esset. — Spatium illud angustum, depile, superciliis interjectum, Graece μεσόφρυον, Latine glabella, quod glabra sit, dicitur, alias intercilia appellari possit. Id in aliquibus minime est conspicuum, quod ad nasi exortum supercilia congrediantur. Partem sub superciliis carnosam ἐπισκήνιον quidam appellarunt, licet et infimas frontis rugas, quod nostri supertentorium vocant, hoc nomine intellexisse videantur. His subjacent oculi, partes nostri corporis pretiosissimae, quorum actio certe est suavissima et capacissima. Non ulla in parte conspicua magis animalibus et homini praecipue natura animi posuit indicia, moderationis nimirum, clementiae, misericordiae, irae, odii, amoris, tristitiae, laetitiae, atque in oculis ipsis. Hinc orator [10]) in ipso vultu plurimum oculos valere dixit, per quos maxime animus emanet. De iis Cornelius Nepos [1]), dum inter Parin et Helenam amoris incunabula describit, sic satis apposite refert;

— — Sentit Paris, ardet et audet,
Promissorque ingens facilis praesagia praedae
Ducit amor, dum signa juvant, dum nutus oberrat,

---

[8]) Juven. satyr., 6, 166—68.
[9]) Plin. XI hist. nat. 37.
[10]) Cicero 3 de orat.
[1]) V. Dares Phryg. de bello Trojano libr. 3. perperam citatur Nepos. T,

Interpres cordisque vagi praesentior index.
Leno oculus taciti garrit praeludia voti.

Iidem ex vario et multiformi contuitu varie etiam nuncupantur, nempe truces, torvi, flagrantes, graves, transversi, limi, submissi, blandi. Plinius [2]) ajebat: in oculis animus inhabitat, ardent, intenduntur, connivent: hinc illae misericordiae, lacrimae. Hos quum osculamur, animum ipsum videmur attingere. Animo videmus, animo cernimus: oculi ceu vasa quaedam visibilem ejus partem accipiunt atque transmittunt. Morientibus illos operire, rursusque in rogo patefacere Quiritum magno ritu sacrum fuit, ita more condito, ut neque ab homine supremum ejus spectari fas sit, et coelo non ostendi nefas. Uni animalium homini depravantur. Unde cognomina strabonum et paetorum: ab iisdem, qui altero lumine orbi nascuntur, coclites vocabantur, qui parvis utrisque, ocellae. — Quae partes quum supra tum infra oculos obvelant, palpebrae appellantur, quas et genas vocari, et ex motu ita dictas scribit Lactantius [3]). Ab earum oris qui pili prodeunt, Graece ταρσοὶ sunt et βλεφαρίδες, Latine cilia, de quibus idem Lactantius in hunc modum scripsit: ut [4]) oculi munitiores essent ab injuria, eos ciliorum tegminibus Deus occuluit: unde oculos dictos esse Varroni placet. Nam et ipsae palpebrae, quibus mobilitas inest, palpitationi vocabulum tribuere, et pilis in ordine stantibus vallatae oculis decentissimum septum praebent. Earum motus assiduus incomprehensibili celeritate concurrens et videndi tenorem non impedit, et obtutum reficit. Quo loco annotasse diversum palpebrae et cilii usum apud Plinium [5]) operae pretium censemus. Is pilos per palpebras intel-

---

[2]) Plin. XI hist. nat. c. 37.
[3]) Lact. de opif. Dei 50.
[4]) Lact. de opif. Dei 50.
[5]) Plin. XI de hist. nat. c. 37.

lexit e genis prodeuntes, quae nos cilia diximus; cilium vero dixit ambitum superioris genae extremum. Ejus verba haec sunt: palpebrae in genis homini utrinque, mulieribus vero etiam infectae quotidiano. Tanta est decoris affectatio, ut tingantur oculi quoque. Alia de caussa hoc natura dederat, ceu vallum quoddam visus et prominens munimentum contra occursantia animalia aut alia fortuito incidentia. Defluere eas haud immerito Venere abundantibus tradunt. Ex ceteris nulli sunt, nisi quibus et in reliquo corpore, pili, sed quadrupedibus in superiori tantum gena, volucribus in inferiori. Et paulo post: struthio camelus animalium sola, ut homo, utrinque palpebras habet. De cilio autem loquutus haec verba protulit: extremum ambitum genae superioris antiqui cilium vocavere, unde et supercilia. — Sed jam reliquorum historiam persequamur. Genarum extrema, quae dormientibus nobis mutuo coëunt, Rufus χηλὰς et ungulas dici asseveravit. Horum superficies utrinque parumper introcedere videtur. Superius cavum, inferius subcavum vocant. Hoc in aqua intercute, in pravo corporis habitu, in diuturno haemorrhoidum effluvio et inveteratis mensibus, nonnunquam etiam in inchoante lippitudine intumescere consuevit. Quocirca id genus affectus, quoniam cavae partis tumor est, Rufo autore Graecis κοιλιδιᾶν dicitur. Pars palpebris communis, in quam oculis circumtensae et dispessae concurrunt, angulus et oculorum κανθὸς dicitur. Poëta noster hirquos eos appellavit:

Parcius [6]) ista viris tamen objicienda memento.
Novimus et qui te, transversa tuentibus hircis —

Bini sunt in oculorum utroque anguli, alter juxta nares, alter ad tempora: illum domesticum, et quod amplior sit, magnum, hunc silvestrem, externum et

---

[6]) Virg. ecl. 3, 7—8.

ob angustiam minorem dicimus. Ab superciliorum interstitio, quod glabellam appellant, deorsum nasus exoriens, aequali veluti porrectus jugo, utramque faciei aciem munit simul et discernit. Is altior [7]) homini tantum, neque alii animalium eminet, quem novi mores subdolae irrisioni dicavere. Ejus foramina ῥώθωνας et nares, Atticé quoque μύξας appellari scripsit Rufus Ephesius, quum tamen pituitosum cerebri excrementum, quod per ipsas destillat, μύξαν (Latine mucorem) Hippocrates [8]) vocaverit. Cartilagineum illud, quod foramina velut parietibus distinguit, ex munere nasi septum seu narium interseptum, et quicquid osseum est, quod promineat, nasi dorsum appellatur. Extrema hinc inde mobilia aliis pinnae, Galeno quandoque nasi alae dicuntur, quod positu et motione avium alas repraesentent. Hae in orthopnoicis, anhelantibus et alioquin valentibus nobis moventur. Nasi extremitas seu apex quum in sphaericam figuram conglobatus esse videatur, globulum anatomici dixere. Carneum illud ante nasi septum et in labia productum columna dicitur. Ossa insurgentia sub oculis subocularia et ὑπώπια sunt. Infra [9]) oculos malae collocantur homini tantum, quas prisci genas vocabant, XII tabularum interdicto radi a feminis eas vetantes. Haec pudoris est sedes, ibi maxime rubor ostenditur. Has Lactantius [1]) genarum nomine descripsit instar collium leniter exsurgentium. Infra malas, seu genas eas dixeris, buccarum regio consistit inflatione conspicua. In his quum hilaritatis tum risus indicia ex Plinio [2]) sese patefaciunt: et qui partem hanc

---

[7]) Plin. XI hist. nat. c. 37.

[8]) Hipp. de loc. in homine, ed. Foes. I, 411. — Galen. de off. et de muscul. dign. cap. 3.

[9]) Plin. VI hist. nat. 37.

[1]) Lact. de opif. Dei 10.

[2]) Plin. XI hist. nat. 37.

amplam habent, bucculenti homines dicuntur. Labra mox a naso habentur, carne praemobili, dentium integumentum et vocis organum. Rubent eo, quod habeant cutim subtilissimam, et motus gratia carni commixtam. Os prima est labiorum intercisio, et reliqua omnis usque ad fauces inanitas, quod oris antrum vocant. In superiori labro, sub columna nasi, levis quaedam cavitas instar vallis imprimitur, φίλτρον Graecis dicta, quasi amatorium vel amabile. Hanc lacunam vocavit [2]) Lactantius. Universum porro illud sub naso labri superioris spatium, ὑποῤῥίνιον Graecis est, Latino vocabulo vacat: labiorom extrema Graece πρόχειλα, Latine prolabia dici possunt. Sed qua parte concurrunt et committuntur, προστόμιον nuncupatur. Cavum illud, quod sub inferiori labio reconditur, nympham vocant. Pars muxillae inferioris, qua dextra cum sinistris ad anteriora velut vinculo quodam connectuntur, quod a gula promineat, mentum dicitur. Hoc [3]) praeter hominem, quemadmodum nec malae, nulli est. Inferius ita est conclusum, ut habet [4]) Lactantius, ut ejus acumen extremum signare videatur leviter impressa divisio. Ibidem Rufus [5]) carnosam partem λευκανίαν vocari dicit. Sed nonnulli parte hac carnea mentum, λευκανίᾳ vero cavum jugulo proximum innuunt. Mentum hominis manibus pertractare fidei et amoris argumentum est, quum apud nostrates tum apud antiquos. Hinc scriptum [6]) in sacris: tenuit Joab mentum Amasae, quasi deosculans eum. Brutorum si quis eam, quae mento respondet, partem velit apprehendere, abdito quodam naturae ductu refugiunt et aversantur. Nam quum in dentibus

[2]) Lact. de opif. Dei 10.

[3]) Plin. loco quo supra.

[4]) Lact. ut supra.

[5]) Ruf. 1 de part. hom. 7.

[6]) 2 Reg. 20.

maxillae inferioris ceu in basi defixis robur ipsorum consistat, itaque virium lapsum et armorum, quae natura dedit, detrimentum expavescentes regionem illam contrectari abnuunt. Barbae ratio incredibile est quantum conferat vel ad agnoscendam corporum maturitatem vel ad sexus discrimen vel ad virilitatis decorem. Hujus prima sub temporibus germinatio ἴουλος a Graecis, a nostris lanugo dicta est. Primus ejus in superiori labro exortus Graece προπωγώνιον, Latine probarbium, si nomina fingere liceat, dicitur. Pili post haec adaucti μύστακες, et qui sunt in summo mento, pappus appellantur. — Auris pars capitis est, qua audimus, ut scripsit [7]) Aristoteles, et hac voce non tantum partem extra prominentem intellexisse visus est, sed quicquid et in cavitate ossis petrosi continetur. Ut [8]) Lucretius ait:

Plenaequae sonoribus aures.

Aures nominari ea de caussa scripsit [9]) Firmianus; quod vocibus hauriendis essent praepositae. Unde [1]) Virgilius:

Vocemque his auribus hausi.

Aut quia vocem ipsam Graeci αὐδὴν ab auditu vocant, hinc facta literae unius permutatione, aures veluti audes dictas esse. — Nunc intrinsecis partibus neglectis, eorum nomina duntaxat referemus, quae extra conspicua sunt. Partem universam extimam auriculam vocant. Helix, Graece ἕλιξ, totum illud dicitur, quod auriculae extremam ambit oram. Particulae sparsae sive evolantes πτερυγώματα, id est alae nuncupantur; τὸ πτερύγιον vero suprema est latitudo et inflexa. Quae retro incurvata sunt, et suis extremitatibus an-

---

[7]) Arist. de hist. animal. I c. 2.

[8]) Lucr. libr. 6.

[9]) Lact. út supra.

[1]) Virg. 8.

trorsum replicata, κυβάδες, id est cubi similes appellantur. Sub his semicirculus in gyrum reflexus et in acutum desinens ξύστηρ sive ξύστριον nominatur. Quod in medio ex concavo assurgit, et cavitatem extollit, ἀνθέλικα, sicut concavum, quod subjacet, conchyliam aut concham dicunt; ὁ τράγος eminentia est juxta temporum fines, et ex opposito ἀντίλοβις, extremitas scilicet helicis. Foramen autem rotundum et in medio collocatum auditionis est meatus. Huic subjacet λόβιον seu λόβος, particula cornea, pinguis, quae in verecundia ipsa facie magis rubet. Hujusce partis perforatio cedit in fastum, et verecundiae vestibulum superbiae sedes evasit, quando [2]) nec in alia parte corporis feminis majus impendium margaritis dependentibus insumitur; quemadmodum et in oriente viris aurum gestare eo loci decorum existimatur. Et haec fere sunt, quae de faciei partium appellationibus, quantum ex antiquis colligere licuit, adscripsisse nobis visum fuit. Nunc ad faciem propius accedamus.

Capitulum secundum.

De dignitate faciei ex philosophiae, poëseos aliarumque disciplinarum fontibus.

Ut autem de faciei dignitate commodius agamus, ex re esse necessario duximus, ut principium ac scaturiginem, ex qua partium corporis nostri dignitas profluat, patefaciamus. Unde constabit, cur ab antiquis homini soli particula haec, non item aliis, adscripta sit, et quam ob caussam caeteras omnes dignitate et praestantia anteeat. Partium igitur dignitas a fine, ad quem nobis natura eas concessit, meo judicio petenda est, qui est, ut partes illae animae operanti tanquam instru-

---

[2]) Plin. II hist. nat. 37.

menta serviant. Nam et animae organum secundum Galenum [3]) corpus est. Et propterea multum inter sese differunt animalium particulae, quoniam et ipsae animae differunt. Quaedam enim sunt ferocia, quaedam timida, alia agrestia, alia mansueta, alia civilia veluti et negotiosa, alia solitaria. Omnibus vero corpus animae moribus accommodatum est et facultatibus. Nam fortibus ungulis instructum et rigenti juba ornatum equum esse decet, quod animal velox et superbum sit et generosum. Leoni autem, utpote animoso et feroci, dentes et ungues validi conveniunt, ut et tauro et apro, illi quidem cornua, huic vero exserti dentes. Caeterum, quum actionum plura sint genera, quarum aliquae nobiliores, aliae minus nobiles, nonnullae [4]) ad vitam necessariae sint, aliquae commodiori vitae conducant, caeterae utriusque conservationi studeant, equidem principes partes et caeteris digniores et praestantiores, quod sine iis vita nostra non consistat, merito existimemus. His enim notis judicamus, quae pars in animantis corpore princeps, quae secus habenda est. Reliquarum vero duarum, quae a primi generis praestantia discedunt, eae minus discedere sunt putandae, quibus hae principes facile, magis vero, quibus minus facile consentiunt. Veruntamen si ipsam dignitatis partium radicem inquirere velimus, non actiones solum expendendae sunt, sed et utilitates, quae has e vestigio subsequuntur, dignitate [5]) quidem priores, at constructione atque ortu posteriores. Quum igitur ab utilitate tanquam a fonte praecipuo partium nobilitas emanet, siquidem faciei praestantiam

---

[3]) Gal. I de usu part. 2 et 3. ed. Bas. I p. 367. Kühn vol. 3 p. 2 et 5.

[4]) Gal. VI de usu part. cap. 7. ed. Bas. I p. 431. Kühn vol. 3 pag. 434.

[5]) Gal. I de usu part. 12. ed. Bas. I p. 371. Kühn vol. 3 p. 32.

indagare velimus, actio ejusdem, et quae hanc consequitur, utilitas, atque an ea vel omnino ad vitam vel ad commodiorem vitam vel ad utriusque tutelam concessa sit, primum inquirenda est. Ut autem ordinata et perspicua sit nostra haec oratio, altius exordiendo dicamus: particularum humani corporis alias principalem quandam et universo corpori perutilem actionem obire: alias praestare quidem actionem, sed illa minus praecipuam, et quae uni tantum membro emolumento sit, quod praesertim in musculis atque jecinore, partibus functione diversis, apprime spectatur. Illi enim unicae actioni, partis nimirum, in quam inseruntur, attractioni praesunt: hoc vero in gratiam universi corporis indita vi oblatum chylum in sanguinem convertit. Sunt et nonnullae aliae partes, quae nec principalem actionem toti corpori, nec illam alteram ignobiliorem unicae parti conferentem, sed usus quosdam, haud tamen leves praestare videntur, vel ut caussae sunt, sine quibus actio prima et praecipua fieri non potest, vel ut primam partem, a qua actio praecipua provenit, conservent, vel ut eandem, quo commodius possit agere, adjuvent. Quae res pro exactiori notitia exemplo oculi recte declarari potest. Ejus enim [6]) actio, quae universo corpori magnopere ex usu est, ab humore crystallino perficitur, quae certe inter omnes oculi particulas principatum obtinet. Huic aqueus humor vitreusque et una cum musculis tunica ἀραχνοειδής, uvea, cornea modis jam supra dictis opitulantur. Caeterum facies ipsa, quum princeps quaedam corporis pars antiquorum etiam testimonio existet, eane actionis, an potius usus caussa statuenda erit? Si faciem omnibus instrumentis, quibus conjungitur, seclusis, seorsum consideremus, omnis eam actionis ex-

---

6) Gal. I meth. med. 6. ed. Bas. IV p. 41. Kühn vol. 10 p. 48.

pertem esse videbimus. Nam officii ratione caeterarum partium quasi receptaculum est, quas sinu suo saltem conclusas continet, in continendo autem non agit: e converso vero partes, quibus quid agendi munus delegatum est, necessario operari debent. Haec enim regula est ac norma secundum [7]) Galenum, qua usum ab actione dirimimus. Si igitur usum solummodo et non actionem faciei adscribamus, pars necessario ignobilis erit ac corpori minus necessaria. Sed meo judicio consultius fuerit, ut eam partem universam, quae inter collum et caluam posita est, atque ex antiquorum etiam descriptione quamplura instrumenta eaque diversa comprehendit, faciem esse dicamus. Quare sic nobis statuentibus, non usum simplicem, non unam actionem tantum, sed plures easque principales, vel ad vitae necessitatem vel ad commoditatem ejus spectantes, faciei tribuemus. Sunt enim, quae universum corpus gubernant, tria membra praecipua, ut multis in locis et copiose a Galeno expositum fuit, quarum unumquodque per destinata ad id officii organa vim suam caeteris particulis impertit. Etenim subsidio nervorum et spinalis medullae cerebrum, cor ope arteriarum, et venarum ministerio jecur ipsum virtutem suam, quasi per rivulos perennes, in quasque hominis partes demandant atque effundunt. Sed ut nulla est vel exigua particula, quae viscerum horum vel primaria vel secundaria opera impressiones non sentiat, ita nulla est, ubi magis vis eorum et potestas vigeat et innotescat, ac in facie ipsa, utpote conspicua et sensibus nostris exposita. Caeteris enim partibus vestimentorum opera absconditis, una facies honeste detegitur, et sine pudoris labe oculos hominum subit. Sed quomodo visceri-

---

[7]) Gal. 17 de usu part. 1. ed. Bas. I p. 550. Kühn vol. 4 p. 246.

bus istis consentiat, paucis declamare oportet, ut ex his praecipue faciei actiones elucescant. Eam igitur nervi, arteriae atque venae subeunt, et ventriculus cum pulmonibus per oesophagum et asperam arteriam in consensum trahuntur, unde et visus et auditus et odoratus organa, loquendi ac masticandi instrumenta, respirandi et alimenti assumendi loca in unica facie spectanda nobis exhibentur. Quare per faciem videmus, per faciem audimus, per faciem odoramur, per faciem gustamus, per ipsam effamur et mandimus, per eandem respiramus et cibum assumimus, quia scilicet oculis cernimus, auribus audimus, naribus odoramur et spiramus, ore loquimur, masticamus, ex quibus particulis omnibus faciei moles compingitur. Quum itaque tot et tantae faciei sint actiones, ut huic nullo pacto caeterarum aliqua comparari possit, jure omnibus reliquis, conspectui nostro obviis membris dignitate praestantiorem atque nobiliorem eam esse affirmabimus. Quapropter haud admirabimur, si faciei dotes adeo eximias aliisque partibus corporis nostri denegatas natura justa elargita sit. Ea enim situm [8]) sublimiorem obtinuit, et instar arcis in editiori loco collocata est, atque id maxime propter oculos, quorum actio eminentiorem sedem, nequaquam ut aliorum depressam postulabat. Illi enim velut ab alta specula, si quid mali immineat, a longe prospiciunt, et signo dato, caetera membra de periculo commonefaciunt. Quae caussa est, quod cancris, balaenis, scarabaeis, testudinibus et omnibus animalibus, quae careant capite, cervicibus longis natura sollers oculos imposuit. Sed redeamus, unde digressi sumus. In facie etiam est generis indicium, ex facie invicem homines distinguuntur, in facie totius corporis mensura

---

[8]) Gal. 8 de usu part. 5. ed. Bas. I p. 454. Kühn vol. 3 p. 631.

latet, facies praecipua physiognomiae fundamenta continet. Haec aetatem, haec pulchritudinem demonstrat, haec sexum separat, haec dignitatem hominis explicat, haec tandem certissimum animi nostri est exemplum, et amplissimum eorum, quae in abscodito latent, theatrum. Quoscunque énim tam animi quam corporis affectus una facies demonstrat, atque licet occulti sint, nobis tamen ob oculos collocat. Quae omnia, quantum fieri poterit, expendamus, quo faciei nobilitas et excellentia longe illustrior fiat atque clarior. Quare ut ad primum accedamus, apparent in facie parentum *firmissima indicia*, quae conjunctionem sinceram et maxime concupitam attestantur: visuntur in filiis patres, et verae prolis verissima deprehenduntur argumenta. Hinc Poeta:

Ut te fortissime [1]) Teucrum
Accipio agnoscoque lubens, ut verba parentis,
Et vocem Anchysae magni vultumque recordor.

Et rursus: [2]) Gaudentque tuentes
Dardanidae, veterumque agnoscunt ora parentum.

Est etiam innumera ac pene infinita facierum varietas, ut certis eam atque finitis particulis constructam esse, merito quis dubitaverit. Quod ideo factum a natura prudenti censendum est, ut singuli propriis quibusdam notis et signis non fallacibus interstinguerentur, ne corporum similitudo quendam in oculis hominum errorem pareret. Quod quanto fuisset incommodo, in communi vita facile unusquisque perspicit. Tanta vero et tam multiplex facierum est diversitas, ut prodigii loco censeatur, si qui duo indiscretae speciei (quorum exempla [3]) Plinius describit et [4]) Valerius Maximus) repe-

---

[1]) Virg. Aeneid. 8.
[2]) Virg. Aeneid. 5.
[3]) Plin. 7. nat. hist. 12.
[4]) Val. Max. 9. cap. 17.

riantur, atque etiam in illis ipsis, quorum primordia ex parentibus sunt communia. Quapropter haud immerito facierum diversitatem veram et evidentissimam discernendi invicem homines notam esse dixerimus. Tradunt praeterea sapentiores aliqui, exacta adeo harmonia et symmetria constare faciem nostram, ut ex ipsius magnitudine, cognitione percepta universi corporis mensuram et proportionem conjici posse credant, cum caeteras partes ad illius normam commensuratas esse appareat. Quo sane pacto faciem ipsam symbolum universae longitudinis, latitudinis et profunditatis humani corporis extare volunt. Opportunum vero fuerit, ut haec, quae diximus, corroboremus, clarissimorum virorum de faciei dimensionibus in medium adducere testimonia. In primis tamen illud praefandum est, dimensiones hujus generis symmetras symmetro corpori convenire, haudquaquam monstruoso. Primum autem faciei quantitatem sic dimetiuntur. Quicquid est a summo frontis, qua capilli enascuntur, ad mentum usque, id faciei longitudinem asserunt. Haec ex mente eorum tribus rursum constat partibus: una est a summo frontis sub capillorum exortu ad usque intercilia: mox ab interciliis ad imas nares secunda: tertia vero et inferior a naribus in mentum concedit. Partium harum priorem sapientiae, mediam pulchritudini, postremam honestati dicarunt. Sed qua longitudinem humani corporis colligunt, talis est ratio. Tres illas faciei in longum dimensiones primum ponunt, eas in se ductas, ut in quadratis numeris fit, totam hominis longitudinem, nempe facierum novem, conficere statuunt. Quas portiones Pomponius Gauricus [5]) sic describit. Prima est facies ipsa; secunda a summo jugulo seu clavibus summis ad xiphoidis apicem; tertia hinc ad umbilicum; quarta ab umbilico ad summum femur.

---

[5]) Pomp. Gaur. lib. de symmetria.

Binas continent coxendices ad poplitem usque, et totidem ab hoc ad malleolum crura. Pars autem inferior ab malleolo ad usque summam plantam, et quod est a summo pectoris ad summum gulae, quod guttur vocant, ut et ille semicirculi arcus, qui fit a summa fronte ad verticem capitis, aliam conficiunt portionem atque ultimam, caeteris aequalem. Nam juncturae partium, nodi, poplites, tanquam interfinia et limites a natura positi, nullis suum ius cedunt. Novies itaque facies in se ducta perfectam hominis longitudinem complet. Quamquam alii octo, alii, quod rarius, septem ferme, alii decem [6]) fecerint partes; nos medium et quid frequentius usu venit secuti sumus, ac de adulto loquimur vero. Facies praeterea ad latitudinem, quae est ab uno latere ad alterum, rationem subduplam obtinuit. Continetur enim facies in latitudine bis, singulis mammillarum pro facie inclusis. Brachiorum [7]) vero singula invicem diducta sesqui alteram habent ad faciem proportionem, et tota manuum longitudo septem faciebus continetur. Itaque dispessae manus rectam ipsius corporis longitudinem definiunt, sive retrorsum, ut aliqui, sive prorsum, ut alii metiamur. Cumprofunditate autem sive altitudine, cujus mensura ab imo dorsi recta est ad summum ventrem, eam rationem inaequalitatis majoris obtinuit, quae super particularis sesquinona vocatur. Nam faciem continet profunditas semel cum parte ejus nona, itaque et latitudinem ipsa longitudo continet quatuor vicibus cum dimidia, et altitudines paulo minus octo unam explent longitudinem. At humani corporis latitudinem longitudini collatam habere proportionem sextuplam, et decem altitudines unam constituere longitudinem, refert D. Aug. [8]), dum Noae

---

[6]) Vitruv. 2. de architect.

[7]) Pomp. de Symmetr.

[8]) Aug. 15. de civ. Dei 26.

arcam, reliquiarum humani generis promptuarium; ad hanc perfectissimam coeporis normam esse constructam affirmat. Quae ratio Vitruvianae [9]) potius dimensioni quadrat, quae longitudinem faciebus decem, et latitudinem cum longitudine comparatam sex aequalibus latitudinis partibus circumscribit. Sunt praeterea qui diversas harum proportionum describant rationes, quod eo referendum est, quoniam diversa ab autoribus inter se partium fit collatio; nam aliqui septem, alii octo faciebus hominem constare dixerunt. Unde et varie posthaec partium, quae conferuntur, resultant symmetriae, quae aliquod inter autores dissidium facere videntur. Nos tamen Gauricam supputationem potius recipere voluimus, tanquam experientiae communi magis conformem. Sed haec πάρεργα mittamus: properemus ad alia. Dignitatem faciei, et sane haud exiguam constituerunt inter physiognomos metoposcopi, cum naturales, tum astrologici (eadem enim est metoposcopiae cum principe sua physiognomia divisio), qui animi nostri cum corpore mutuam conspirationem, et in passionibus alterutrum summittendis, arctissimum foedus esse advertentes, illud ausi sunt profiteri, quod ex capitis, frontis, oculorum, narium, labrorum et breviter omnium faciei partium qualitate designata de animi impetu et propensione, rebus penitus abditis, callidi homines judicare vellent. Exemplo est ille metoposcopus, de quo scripsit Appion Grammaticus, teste Plinio, [1]) qui non modo ex viva hominum facie, sed ex picturis, scite adeo et affabre ad vivum ab Apelle delineatis aut futurae mortis annos, aut praeteritos pronuntiavit. Naturalem hanc Metoposcopiae partem clarissimi admodum viri maxime excolueruut, scilicet Pythagoras, Socrates, Galenus, Pole-

[9]) Vitruv. archit. 2.

[1]) Plin. 35. hist. nat. 10.

mon Atheniensis philosophus, Arthemidorus Ephesius, Melampus, Adamantus sophista, Avicennas, Razes et alii sane quam plurimi. Veruntamen omnes longo admodum intervallo superavit Aristoteles, qui hanc divinationis physicae portionem doctissime persequutus est, proprio huic rei libro dicato. Ut autem illius esse nobis ostenderet, duabus praesertim rationibus usum eum fuisse novimus, quas enarratione dignas censemus, quod metoposcopiae aut physonomiae assertio dignitatem faciei plurimum illustret. Rationes ergo tales sunt. Si animae quidam cum corpore nostro consensus est, ut a motibus corporeis afficiatur: et e contra impellentibus animae affectionibus quomodocunque corporis statum immutari licet, haudquaquam absurdum erit aut impossibile de internis hominum moribus certi aliquid effari. Sed animas secundum se non impatibiles, sed passionibus esse obnoxias, atque a corporis affectibus impelli, satis abunde demonstrant, quibus cerebrum largiori vino maduerit, aut qui diuturno et vehementi cum morbo aliquando conflixerunt. Sic plurimum corpus ipsum immutant animae impulsus et affectiones, nempe amor, tristitia, timor, dolor, voluptas caeteraque passionum genera, ut minime dubitemus, quin ex notis incognita, ex conspicuis abdita, ex corporeis lineamentis de animae constitutione quaedam praedici possint. Amplius etiam in his, quae a natura fiunt, hoc magis apparet, quod in sese corpus et anima habeant quid congeniti et nativi, ut mutuo conveniant, et quam plurimarum invicem passionum sibi ipsis causae sint. Quis unquam animal factum vel productum esse meminerit, quod unius formam sortiretur animalis, animam vero obtineret alterius, et non semper idem corpus eadem anima praeditum fuerit? Quare consequi tale corpus talem formam necessarium est, atque eorum tam arctam esse necessitudinem, ut ex unius natura cognita alterius conditio facile elucescat. Sed quid? Nonne sunt quamplurimi rerum periti, ut veterinarii, agasones, venatores, qui ex corporis conformatione generosa animalia ab imbellibus, robusta ab imbecillis, fructuosa ab inutilibus certis quibusdam notis et signis efficacibus discernunt? Quae certe si vera sunt, ut semper vera sunt, scientiam quandam necessario dari, quae sagaci conjectura ex corporis figura de animarum motibus divinet, atque eam explorandis hominum mentibus esse peraccomodam, haec inquam ab Aristotele tradita, liquido ostendunt. Quam Aristotelis sententiam et Galenus docuisse videtur, dum a corporis temperie animi mores proficisci diceret. Mores autem non intelligamus eos, qui ad rationem virtutis et vitii referuntur, sed animi passiones, Graecis πάθη dicta, ut etiam doctiores sentiunt interpretes, qualia sunt odium, ira, amor, spes, gaudium et hujus generis alia. Nihil tamen firmi hac de re atque certi, ut mihi videtur, asserendum est. Anima enim hominis, utpote divina, a corpore hoc mutationi obnoxio longe seclusa est, et potestas illa arbitrii nostri soluta atque libera, ut nullis unquam corporeis vinculis mancipari possit. Animus persaepe simulatione obtegitur, et naturalis, si qua adfuerit, inclementia studio, legibus et disciplina edomatur. Non est igitur, ut corporeis notis persuasi, et praecipue in hominibus, de moribus internis aliquid affirmemus, cum a corpore tanto hiatu animus sejungatur, tantumque sit animae in corpus imperium, ut non modo id, quo impetu fertur, retrahere, sed conatus ejus omnino in oppositum possit inflectere. Nisi id verum esse dicamus in illis, qui naturae prava semina insequentes, sensuum et cupiditatum vilia mancipia evasere. Sed hactenus circa physiognomiae principia consulto digressi sumus, cum ex hac facultate faciei dignitatem evidentissimis argumentis eruamus. Facies enim totius physiognomiae pars est praestantissima, quod, quae ab ejus partibus signa depromantur, caeteris potiora sint atque firmiora. Totus enim homo in capite vultuque consistit, ut sentit Apulejus. Ibi [2]) ratio viget et sensuum instrumenta locata sunt. Sic Aristoteles [3]) in electione signorum: alia aliis magis propositum declarare ait; at quae ex principalibus locis petantur, ea omnium esse manifestissima. Locus autem maxime principalis est, ubi oculos, frontem, labia et totum caput conspicimus. Huic succedit, qui est circa pectus et humeros et post haec circa crura et pedes. Ventris autem regio caeterarum infima est et abjectissima. Conveniret vero pro amplificanda faciei dignitate, ut singularum partium judicia, qua ratione ex physiognomiae fontibus petuntur, in medium afferremus, sed quia ad altiora nobis properantibus id operosum est et benigno lectori taediosum, de vultu saltem et facie communia quaedam atque praecipua capita ab metoposcopis mutuata, et quantum huic nostro negotio ex usu fuerit, paucis attingemus. Vultus igitur, ut ab eo exordiamur, nil aliud est, quam peculiaris quaedam faciei figura et constitutio, ex animi passionibus momento prodiens. Vultum doctiores dictum esse volunt, quod voluntatem detegat, et quod appetimus portendat. Habitus enim sive status faciei est, qui ob diversos animi affectus diversas etiam mutationes induerit. Hinc facundissimus oratorum Cicero: non [4]) enim nos color iste senilis, ait, non pilosae genae, non dentes putridi deceperunt: oculi, supercilium, frons, vultus denique totus, qui sermo quidam tacitus mentis est, hic in fraudem homines impulit, hic eos, quibus erat ignotus, decepit. Et rursus: imago [5]) animi vultus

[2]) Apulejus apol. 1.

[3]) Aristot. de physiogn. c. ult.

[4]) Cicero in Pison.

[5]) Cicero 3. de orat.

est, indices oculi: hic apud oratores vectis praecipuus ad evertendos judicum animos, et hominum voluntates coercendas. Quintilianus [6]) etiam de vultu haec scite protulit: dominatur autem maxime vultus, hoc supplices, hoc minaces, hoc blandi, hoc tristes, hoc hilares, hoc erecti, hoc summissi sumus, hoc pendent homines, intuentur, hunc spectant etiam antequam dicamus, hoc quosdam amamus, hoc odimus, hoc plura intelligimus, hic est saepe pro omnibus verbis. Multiplex igitur et varia apud homines peritos (nempe ex multis et variis animi motibus) vultus est descriptio. Dicitur enim subtristis, varius, meticulosus, bonus, humilis, remissus, gravis, temerarius, iracundus, elegans, liberalis, venerabilis et austerus. Ex hoc quasi speculo aversum Labani animum Jacob conspexit, cum ad uxores suas conversus diceret, cognovi [7]) ex facie patris vestri, quod non est amplius erga me ut heri et nudiustertius. Sed his non temere assentiendum est, fallaces quandoque ac dolosos persaepe esse hominum vultus, notant viri perspicaces et in rebus politicis versati. Quare Platonicus ille orator: mens [8]) humana, inquit, multis simulationum involucris et quasi velis quibusdam obtegitur. Uniuscujusque naturae frons, oculi, vultus persaepe mentiuntur, oratio vero saepissime. Sed haec de vultu. Nunc de facie, ut diversos nobis animi mores atque abstrusas oculis inclinationes patefacit, agamus. Differentiae autem faciei, quemadmodum a physiognomonibus traduntur, in primis recensendae sunt. Petuntur vero ex magnitudine, vel justa, vel excedente, vel ex parvitate cum moderata, tum nimia. Differt non minus facies, si sit carnulenta, carnosa aut macilenta: si brevis, longa, si ossea, si

---

[6]) Quintilianus 3.

[7]) Genes. 31.

[8]) Cicero de orat.

plana, si rotunda, aut rugosa, atque horum omnium instar Polycleti regula, si mediocri. Facies magna, quod ea sit asinorum et boum, ignaviam refert: excedens magnitudine stoliditatem: perpusilla simiae et feli similis, animi abjectionem indicat: parva calliditatem atque assentationem, ex Polemonis et Adamanti sententia. Veruntamen si colore croceo suffusa sit, hominem pessimum, vitiosum, deceptorem, vinosum arguit. Facies carnosa, qualis boum, inertiam et pigritiam praedicit: carnulenta, ut sentiunt Polemon et ipse Adamantus, jucundum ac vegetum ingenium ostendit. Si fuerit gracilis et macra, cautum atque circumspectum rerum suarum ac curiosum hominem indicat. Si ossea, non tamen praeter modum, quod asinis et cervis sit peculiaris, timiditatem: si nimis, simiamque repraesentet, laboriosos, timidos ac insulsos demonstrat. Oblonga facies, quod ad canes viliores possit referri, injurios ac inverecundos animos portendit. Plana facies malorum est seminarium; nam hominem litigiosum, iracundum, morosum, invidum significat. Rotunda iracunda est ex Polemonis mente, et fatua opinione Rasis. Rugosa facies, quod in lugentibus contrahatur, moerenti ab Aristotele adscribitur. Facies autem mediocris veracem, amantem, sapientem, prudentem, ingeniosum, et ut brevibus dicam, in omnibus mediocrem et congruum ostendit. Non igitur minimum lucis et splendoris ad faciei commendationem afferunt, quae physiognomones et natura et experientia edocti hac de parte tradiderunt. Facies enim viva animi imago est, et plurimarum cogitationum alias abditarum non incertus index. Sed haec dicta sufficiant.

Capitulum tertium.

In quo aliae adhuc faciei dotes in gratiam suae praestantiae explicantur.

Supersunt quamplures adhuc faciei dignitates, de quibus et nunc brevibus agemus. Itaque haud contemnenda est ea faciei dignitas, quod argumentis certissimis aetates hominum ex illa colligere possumus. Quae sane dignotio tanto majores faciei praeconii parit cumulos, quanto minus admiratione assequi possumus, quomodo in ea aetatum flexus et annorum decursus, quasi quibusdam suffragiis, deprehendantur, et velut in ea descripti sint, agnoscant. Nam pueritiae, adolescentiae, juventutis caeterarumque aetatum quam minuta etiam intervalla ex facie agnoscimus. Hinc poeta [1]) ait:

Facies tua computat annos.

Sed non postremo loco ponenda est illa faciei dignitas, quod fulgur ille eximius pulchritudinis et peraccepta omnibus formae species in ea enitescat, quam actioni atque partium utilitati dignitate esse proximam, semper existimarunt philosophi. Natura enim [2]) postquam ea, quae magis necessaria sunt, recte administraverit, ad ornatum operis, pulchritudinem etiam, atque ut Galenus ait ἐκ περιουσίας adjungit, et quasi elegans auctarium venustatem in membra imprimit. Tanta enim ejus est benignitas, ut nullam partem neque impolitam neque illaboratam, aut sine rhythmo et lepore instructam relinquat. Quod praeter operis institutum non raro boni etiam faciunt artifices, qui artis ostentandae gratia in clathris seu obicibus, in clypeis, in ensium capulis, nonnunquam in phialis opus quoddam statuarium aut

---

[1]) Juvenal. Sat. 6.

[2]) Gal. 11. de usu part. 13.

haederam, aut vites flexuosas, aut cyparissum, aut id generis emblemata, praeter tamen artis regulas, pro ornamento insculpunt. Verumtamen duplex adhuc esse pulchritudinis genus recte observandum est. Unum [3]) verum et nativum, non diversum ab optima corporis constitutione et temperie, quod actionibus metiri, secundum Hippocratem, vere possumus. Haec pulchritudo non albedine, non mollitie, non corporis laevore, non aliis quamplurimis lenociniis ostentatur. Altera est neque nativa neque vera, sed fucata, adulterina et arte accersita, ad faciendum quaestum mangonibus et mulierculis de forma plus nimio solicitis familiaris. Quo fit, ut alia quidem corpora Toranius, alia Hippocrates laudaturus sit. Neque vero apud Xenophontem jocari Socratem fortasse existimandum est, ambigentem de pulchritudine cum illis, qui aetate sua formosissimi videbantur. Is si simpliciter loqueretur, neque referret ad actionum constantiam speciei decorem, forsan utique solum jocaretur. Sed quoniam toto illo sermone particularum pulchritudinem in actionis bonitate et virtute collocat, ipsum non tam joco quam serio loquutum esse credamus. Haec namque Socratis musa fuit et industria, ut seria jocis semper immisceret. Triplicem igitur ex hisce, quae a nobis dicta sunt, pulchritudinis speciem colligimus. Unam quidem et veram Hippocrati ascriptam, quae optimus est partium status et symmetria, et quae ex actionibus tantum bonis innotescit. Alia est quae ex naturae benignitate atque in fabricando solertia accedit, et priorem illam individuo passu consequitur, quae [4]) in quibusdam partibus per se manifesta est: in quibusdam ab utilitatis splendore obscuratur. Tertia tandem est, quae Graecis *κόμμωσις, καλλωπισμὸς*, Latinis lenocinium, comptus, ele-

---

[3]) Gal. de usu part. 1. c. 9. 9.

[4]) Gal. 11. de usu part. c. 13.

gantia, fucata et adulterina pulchritudo vocatur, naturae simia, viscus et hamus miserorum amantium. Formae igitur decus maxime cum partium utilitatibus est conjunctum, atque id in facie, tamquam in praecipuo domicilio resplendet. Quod vicinum esse sanitati atque maxime ab hominibus expeti Atheneus docet, dum Platonicum illud [5]) de pulchritudinis censu, in publico hominum congressu decantari solitum, hunc in modum recenset.

Utinam [6]) qualis sit unus quisque videre, discissoque
Pectore et animo prospecto, ubi post rursum clauseris,
Amicum sincera mente hominem aestimare.
Bene valere optimum est mortalibus.
Deinde pulchrum nasci: post sine fraude ditari.
Quartum vero cum amicis pubescere.

Hoc divine [7]) pulchritudinis dono ornati divinis olim ministeriis ascribebantur, quod acceptiores fore victimas, si a speciosis manibus proficiscerentur, existimarent. Hujus examen in Elide fiebat, Athenaei testimonio. Sic Archidamum regem, quodcum hinc formosam mulierem spectasset, illinc deformem, sed divitem, et ad hanc animum applicuisset, ab Ephoris mulctatum objurgatumque severe legimus, quia potius Spartiatis regulos quam Reges procreare mallet. Formae siquidem liberali augustum quid et regium inesse homines volebant, sic ut pulcherrimis viris plurimae gentes regnum detulerint. Sic Euripides egregiam pulchritudinem et quae alias dotes vincit, regno dignam esse ait. Si praeterea ea, quae Homerus de Helenae, Polyxenes aliarumque illustrium faeminarum forma tradit, recensere velimus, pro-

---

[5]) Scholion.

[6]) Athen. De ipnos. 10.

[7]) Athen. De-ipnos. 13.

fecto pulchritudinem rem divinam ab antiquis esse habitam, et caeteris humani generis dotibus longe illustriorem et digniorem, facile demonstraremus. Sed nimis extra propositi cancellos digrederemur, quare haec de pulchritudinis dignitate satis dicta sunt. Ejus, ut antea dictum, praecipua sedes (quamvis per universi corporis molem blande et suaviter sese effundat) omnium sane testimonio facies existit. Nam et hac in parte anima nostra, saltem secundum medicos, si non philosophos, tamquam in domicilio suo collocata est: hic vim suam, potestatem atque imperium ostendit: hic sensuum sunt receptacula, qui velut apparitores et satellites jussa domini excipiunt, ferunt, referunt, et molestias et injurias, siqua ingruant, a rege suo propellunt. Accedit quod hoc loci forma, quam caeteris, multo difficilius acquiratur, ubi tot, tantae et tam diversae membrorum dimensiones, et harmoniae in unam eamque aptissimam figuram concurrunt; ideoque naturam divitias suas hic potius quam alibi ostentare voluisse, certo credendum est. Frons enim et supercilia suam habent venustatem, suam decentiam oculi, suum nitorem nares et malae, suum itidem splendorem labra atque mentum obtinent. Quarum partium elegans delineatio et symmetra constructio ad hanc unam admirandae pulchritudinis speciem exstruendam solummodo conspirant. Propterea faciei honorem praecipuum in suo philosophico poemate Lucretius tribuit. [8])

Condere caeperunt urbes, arcemque locare
Praesidium reges ipsi sibi, perfugiumque,
Et pecudes et agros divisere, atque dedere
Pro facie cujusque et viribus ingenioque.
Nam facies multum valuit.

---

[8]) Lucret. l. 5.

Accedit [9]) et barbararum foeminarum consuetudo, quae faciem fucis illinere, formae conciliandae gratia, asseverant, more ad nos etiam propagato. Accedit et auctoritas Poppeae Domitii Neronis conjugis, quae asinino lacte in facie dealbanda et exornanda usa fuit. Sed quorsum haec: nonne id sensus ipse, veritatis magister docet? Unica facies est, quae primo spectatur, prima visum percellit, prima placet, prima displicet; haec hominum oculos commovet, haec allicit, haec animum subit, haec prima et praecipua amoris semina conjicit. Sit enim quantumcunque corpus bene compositum et affabre factum, ut neque ad perfectionem etiam quam sagacissimus naturae aestimator aliquid desideret, tamen si paulo illiberalior et indecentior facies accedat, haudquaquam pulchritudinis nomine, sed turpitudinis potius id designamus. E contra dummodo facies adsit elegantior et jucundior, quamquis plurimum corporis dispositio ab justitia sua et rhythmo deflectat, eam tamen praedicabimus, et ob formae decentiam laudibus extollemus. Quare summa cum ratione pulchritudinis et venustatis regionem, faciem ipsam describemus, cum vel non modo vulgus, quod affectibus rapitur, sed etiam sapientiores quamplurimi, quibus ratio imperat, idem senserint. Facies praeterea sexus inter se distinguit, cum in mulieribus depilis sit atque mollis, in viris hispida et aspera. Dignitatem vero virilem peculiari ratione maxime commendat, quae praeter caeteras notas in aetatis progressu genae pulcherrimo pilorum ordine undiquaquam circumseptae investigantur. Hoc enim [1]) ornatu mas ipsa foemina multo est venerabilior et aspectu gravior. Tanta fuit naturae in efformanda facie decoris affectatio, ut ob hanc unam pulchritudinis causam et malae et nasus pi-

---

[9]) Plin. l. 22. Hist. nat. 1.

[1]) Gal. 2. de usu part. cap. 14.

lorum expertia producta fuerint. Etenim si integra facies hominis pilis consita quasi sentibus quibusdam obhorruisset, haud certe mansuetum animal et politicum, sed agreste potius et ferum hoc pacto evasisset. Caeterum apud antiquos tantus honor, tanta dignitas, tanta reverentia faciei habita fuit, ut ejus decorem maxime intemeratum conservare niterentur, labefactatum quam ingenti precio solicito redimerent. Vt de claudio Tiberio narratur, qui ad delendum faciei lichenem quinquaginta millia coronatorum medicis impendit. Faciem [2]) gestare velatam virgines antiquitus, dum ad vota accederent, consueverunt, vel propter honestatem, vel propter verecundiam. [3]) Ingenui praeterea homines ac servi ex facie dignoscuntur secundum [4]) Plautum et [5]) Terentium. Quin et vitae institutum ex eadem facie deprehendi posse legimus. Huc etiam referuntur, quae a jurisperitis memoriae mandata sunt. tex. in l. si quis in metallum. c. de poen. Si quis in metallum pro criminum deprehensorum qualitate damnatus fuerit, minime in ejus facie scribatur, cum et in manibus et in suris possit poena damnationis una inscriptione comprehendi, quo facies, quae ad similitudinem pulchritudinis est figurata, minime maculetur. Addunt etiam aliud: si in pluribus locis corpus aliquod sepultum fuerit, principalis censebitur ille, ubi aderit caput, utpote in quo sit imago, per quam mortuum hominem dignoscere valeamus.

---

[2]) Q. Sept. stor.
[3]) Tertul. de velam. vir. 17.
[4]) Plaut. in pseudol.
[5]) Terent. in Eun. sect. 4. c. 4.

Capitulum quartum.

De faciei dignitate secundum medicos.

Constat ergo faciem inter alias corporis nostri partes plurimum excellere, et dignitate praestare. His tamen et rationibus et gravissimorum hominum testimoniis adjungenda sunt, qua ex medicinae ambitu hujus rei gratia in medium afferri possunt. Non enim nobis silentio praetereunda sunt, tum quae ad professionis nostrae limites spectent, tum quod institutum nostrum non aliunde accersitis, sed nativis coloribus exornent. Atque ut anatomicorum fontes primo gustemus, certe in partibus animalis efformandis naturam triplicem finem sibi ob oculos posuisse constat: nempe ut aliquae illarum vitam tueantur, ut per aliquas commodius vitam traducamus: per quasdam vero ut genus humanum ab interitu per propagationem vindicemus. Nequit enim substantia ex corporibus adeo dissidentibus extructa, quo ad naturae leges, perennem durationem sortiri. Ex primo censu cerebrum sunt cor atque hepar: secundi ordinis nares, aures, oculi: tertii vero generis testes, matrices et pudenda. Unumquodque autem harum particularum loco et sede convenienti natura docta et provida collocavit. Quanta igitur dignitas faciei accedit, quis honor, quae existimatio, si ordinem et positum caeterorum membrorum et praecipue, quae generis conservationi famulantur, cum illa conferamus? Taceo de reliquis, quoniam id demonstrare esset infiniti operis; agam saltem id, ut perspecto situ membrorum genitalium, quanta ratio habita fuerit excellentiae faciei atque nobilitatis, quodque membra haec justissimo architecti consilio non exiguo interstitio inter se dirempta sint, exacte cognoscamus. Nam cum cerebri sit propago quaedam facies, ad quam sensuum omnium organa deflectant, quo in loco animae virtus divinas suas vires exerat, quid inconvenientius fuisset et protoplasta indignius, quam membra illa pecuina et abjecta cum partibus adeo nobilibus et divinis confundere? Hoc enim dominum esset cum mancipio eodem loco ponere. Namque munia sensuum turbaret talis constitutio, mentis aciem obtunderet, et rationis imperium everteret. Innata enim hominibus cupiditas, levi etiam de causa instigata ac indomita bestia, multoties in rectorem suum insiliret, et, habenis excussis, de sede sua eum dejiceret. Non dicam quantum obfuturum sit decori et venustati, quantaque loci fuerit iniquitas et laboris dispendium, si omnino membra illa eo locari debuissent. Quare ea procul hinc abrepta natura sapiens discrevit, et faciem alta in sede et conspicua collocari, membra vero genitalia, instar vile pecus, in stabula, locum vilem et depressum detrudi jussit. Ut enim rationi cum cupiditate haudquaquam convenit, sic neque membris, quibus facultates hae imperant, nulla est affinitas, nulla conjunctio, nulla penitus cognatio. Sunt [1]) autem in maribus aeque ac foeminis partes genitales ea ratione dispositae, ubi locus cum ad sperma rejiciendum recipiendumque, tum ad foetus incrementum atque enixum omnium est aptissimus, qua neque sensuum operationes, neque mentis officia interpellari, neque splendor ille pulchritudinis obtenebrari potest. Quae omnia in faciei praestantiam ejusque dignitatem manifesto cedunt. Eam tamen non imminuit, quod [2]) cerebrum et quae ad faciem spectant non prius efformentur, quam brachia jam et crura ad suam perfectionem devenerint. Id enim ea ratione fieri existimamus, quod natura, quae magis necessaria sunt, in primis peragat, quae minus, posthac efficiat. Nam quo pacto viris illustribus aliquo accessuris

[1]) Gal. 14. de usu part. cap. 3.
[2]) Gal. de foet. form. 3.

prius quae usui futura sunt, adornantur, sic natura prudens ante omnia apparatum earum rerum instruit, quae accedenti parti principi ad obeundas actiones commoda futura sint. Neque foetui opus est cerebro, quando vel videre, vel audire, vel olfacere, vel gustare nequaquam eum oportet. Sic teste [3]) Aristotele praestantiora et perfectiora generatione ignobilioribus atque imperfectis longe posteriora sunt. Maxima igitur faciei dignitas est, tam quod in loco adeo eminenti et singulari posita sit, quam quod, constitutis jam caeteris partibus ministris, ipsa postrema omnium tamquam domina perficiatur. Illud etiam inter initia protinus certissimum excellentiae faciei argumentum est, quod in ea, ac in tabula, temperiei signa, cum totius corporis, tum ipsus cerebri nobis exponantur, per quae velut manu ducti in universi corporis cognitionem pervenimus. Cutis enim cum laxa sit et tenuis, neque plurima carne suffusa, naturam humorum affluentium atque essentiam nulla cum difficultate prodit. Protinus enim color succorum subiacentium, nisi compulsi retrocesserint, per cutem efflorescit. Sic roseus color in calidis et humidis, citrinus in calidis et siccis, niger, fuscus atque lividus in melancholicis, albus et pallidus in corporibus humidis et frigidis et faciem et caeteras partes undiquaquam perfundit. Itaque quocunque humore corpus proluatur, ejusdem semper indicia, eaque certissima facies ipsa afferet. Confert etiam facies maxime ad cerebri intemperiem indagandam, si illius magnitudinem [4]) et parvitatem, figuram, sensus ibi collocatos, oculos, aures, nares atque alia consideremus. Etenim haec mutuo sese indicant et principii, quae a principiis oriuntur et quorum a principiis ortus est, principium, virtutem et imbecillitatem attestantur. Suggerit

---

[3]) Aristot. 3. de part. anim. ult.

[4]) Gal. de art. med. 11.

etiam facies indicia ad nonnullos morbos maxime efficacia. Ut enim a cerebri affectibus exordiamur, videmus veternosos cerebro oscitare, labiis deductis hiare, non desistere, sed diu sic torqueri et palpebris connivere. Hinc Aëtius [5]), qui catoche aut catalepsi prehenduntur, ait, inter caetera indicia facie quoque manifesto sese produnt. Adeo mente occupati sunt, ut fixos veluti oculos et palpebras habeant penitus immobiles, aliquando et easdem apertas, aut nictent, aut intense videant, sic ut neque oculos claudant, si quis manum iis obtendat. In pneumonia peculiarem signi efficacis rationem habet malarum rubor, quod ad pulmonum anathymiasin tussiendo expressam volunt attinere. Certum est ob venarum angustiam, quae sanguinis perfusionem ab majoribus vasis excipiunt, halitus illos et vapores illic subsistere neque expirare. His additur, quod ex colore [6]) faciei laborantes morbo regio nullo cum negotio deprehendantur, praesertim vero ex oculis, in quibus quod album est, luteum fit et virosum. In quam sententiam et Galenus [7]) oculorum alba et faciei partes temporibus propinquas itemque malas pallore quodam suffundi refert. Accedit reliquis faciei dignitatibus eximium illud atque pene omnium consensu caput, quod ex ea in pluribus affectibus evidentissima et efficacissima de eventu morbi argumenta eruamus. His maxime suffragatur omnis antiquitas, hoc quotidiana experientia testis locuples confirmat. Nam omnium bonorum auctor et parens Hippocrates unam faciem ante omnia paulo exquisitius in morbis acutis explorandam esse docet, atque illud praesertim in ea circumspiciendum, num aegrorum facies cum sanis conveniat, et an sibimet ipsi suaeque naturae consentiat.

---

5) Aet. lib. 6. cap. 4.
6) Cels. 3. c. 24.
7) Gal, 5. loc. aff. 7.

Sed liceat ipsius verba nobis subscribere. Considerare [8]) porro hoc modo convenit in morbis acutis: primum quidem faciem aegroti, an similis sit his, qui in sanis sunt, maxime vero an ipsa sibi ipsi: ita enim optime fuerit: si vero maxime contraria simili fuerit, horrendissima est. Itaque, ut videmus, ex facie morborum signa depromuntur, quae non solum prima sunt eorum, quae medico occurrunt, sed caeteris fere potiora, quaeque acrius examinata insignem in morborum prognosi certitudinem pariunt. Cum vero haec sententia sit Hippocratis tanti viri, ea nobis sicco pede nequaquam transeunda, sed diligentius ruminanda est, ut quid velit et qua ratione velit optimus Hippocrates, recte intelligamus. Tria igitur perlustranda jam nobis proponemus. Primo, quod Hippocrates dixerit in morbis acutis primum quidem faciem aegri attendendam esse, numquid similis sit his, quae in sanis sunt: videamus ergo, quaenam sint illa, quae in sanis conspiciantur. Deinde cur considerari velit, an ipsa sibi ipsi similis sit: negligere enim praecepto hoc sanorum faciem videtur. Postremo cur efficacia adeo argumenta et ad praedicendos eventus in morbis acutis utilia facies nobis exhibeat. Considerare igitur oportet, quae ad partium faciei spectant colorem, molem, situm, substantiae rationem, splendorem et quae ex his omnibus resultat, quasi ad unum scopum collimantibus, pulchritudinem. Haec autem colligimus ex horrendissima illa faciei hypotyposi, cum inquit: nasus [9]) acutus, oculi cavi, collapsa tempora, aures frigidae et contractae et eorum extremitates aversae, cutis circa frontem dura, circumtensa et arida et color faciei pallidus aut niger aut lividus aut plumbeus. In primis igitur aegri facies cum sanis conferenda est et videndum, numquid partes illius

---

[8]) Hipp. praen. text. 2.

[9]) Hipp. praen. text. 2.

a colore bene valentium, figura, mole, forma et aliis ejus generis et quantum desciscant. Sed cum sanitas in unoquoque sit, quod sibi secundum naturam inest, et quantum quisque ab nativo illo tenore et typo discrepet, tanto vehementiorem et acriorem morbi vim existere necesse sit: ideo faciem ad semetipsam collatam exactius perpendendam esse censebat Hippocrates, ut singulis quid nativum sit et familiare, quid morbosum et alienum pernoscamus. Quae praeceptio certe firmiter memoriae mandanda est, ne turpiter quandoque decipiamur. Contingit enim, quamplures aspectu a sanis differre, et habitu mortuos potius quam vivos exprimere, praecipue vero senes et melancholicos atque illos, qui in diuturnis vinculis, paedore et squallore confecti, aut ad transtra damnati fuerunt. Qua in re Cardani historiam lubet recensere. Is famulum quendam suum, ait, qui per decem et octo annos apud Afros ad remigia devinctus fuerat, cum oculos clauderet, neque ullam sui corporis partem moveret, in nullo mortuis absimilem potuisse dici, adeo pallor, macies, extensa cutis, arctae nares, color plumbeus ac ferrugineus, cum tumore quodam, oculi vix occlusi mortis speciem referebant. Sciscitandum itaque primo, dum aegro occurrimus, haeccine sibi facies connata sit, an secus, ne in dijudicandis morbis eorumque successu in errorem impingamus. Caeterum illud profecto dignum est inquisitione, cur ex facie certa adeo indicia salutis vel perniciei, vitae vel mortis eruantur. Potiora enim sunt eorum, et prima medici oculos feriunt. Cardanus subtilis tres causas proponit, cur facies potius ac caeterae particulae virium lapsum et morbi magnitudinem ostendant. Prima est partium minutissimarum copia et praecipue forma dissimilium, oris, menti, maxillarum, nasi, oculorum, frontis, palpebrarum, temporum, aurium, quae facilius noxam subeunt et evidentius et citius a nativo statu recedunt. Est et cutis tenuitas, ut facies quam primum tendatur, palleat, contrahatur. Multis in locis cartilago subest, ut in naribus, in auribus: suntque frontis musculi tenues admodum et exangues. Cerebrum praeterea faciei proxime adjacet, cujus affectionibus si percellatur, ut in maerore, in laetitia, quamplurimum et subito eam mutari contingit. Etenim morbis concusso corpore, actu tum incalescit, contrahitur, humoribus gravatur, flatu et vapore distenditur, abscessibus opprimitur, sanguine et spiritu destituitur, et aliis quampluribus malis corripitur. Itaque non admirabimur, cur ex facie aegri inspecta aut salutem, aut interitum pronuntiare possimus. Sunt et aliae causae, non tamen usque principales, nempe sanguinis copia, in quibusdam locis et regionis laevor, quorum gratia multo facilius et expressius impressiones factas a partibus internis facies demonstrat. At ego Cardani acerrimo certe viri ingenio diligentiam in his maxime desidero, cum jejune admodum et vix summis, quae ajunt, vestigiis rem adeo praeclaram et scitu dignam attigerit et pertractarit. Tentabimus itaque nos, ut pro majori negocii intellectione quaedam in medium afferamus, et effectus hujusce causam pro virili discutiamus. In primis hinc evenire censemus, ut facies caeteris partibus evidentiora mortis, atque vitae argumenta praebeat, quod nulla sit corporis nostri pars, quae ex tot ac tantis differentibus specie particulis conglutinata, consensum adeo evidentem atque efficacem habeat cum visceribus atque artubus aeque ac ipsa facies. Atque hoc duplici modo. Non ignoramus, conjunctam esse inferiori ventri faciem, ut supra dictum fuit, per oesophagum, qui communi vinculo universis infimi ventris partibus annexus et recto tramite ad superiora elapsus in fauces et in os ipsum definit. Scimus praeterea, et ventri medio cohaerere faciem, quod aspera arteria innumeris fere propaginibus per pulmones dispersis atque in amplum caudicem aliquando collectis, non secus atque oesophagus, eodem ductu ad fauces emergat et inde cum ore participet. Videmus tandem, et cerebrum indissolubili foedere cum facie conjungi, atque id per portiones illas, quas vocant mammillares, quae ex intimis cerebri penetralibus in faciei centrum, nares ipsas, recto passu producuntur. Maxima igitur faciei cum membris praecipuis, ut videtis, necessitudo intercedit. Si etiam nulla corporis pars, quantumvis exigua, ab viscerum consortio disjuncta est, sed communi providentiae vinculo connexa, certo certius fateamur necesse est, cum prima viscera cum facie ipsa conspirent, singulas etiam vel abjectissimas corporis universi particulas, ob commercii legem, cum eadem convenire et colligari. Eructat praeterea venter infimus ac viscera eodem ambitu contenta per oesophagum quicquid amplitudine continet, seu vaporis, seu halitus, seu reliquorum morborum fomitis. Spectatur hoc in iliacis, in nephriticis, in ictericis, in hepaticis affectibus nec non in uteri morbis. Quam expurgandi rationem et thorax, venter medius, insequitur. Saepe enim pulmonibus destillatione turgentibus seu alterius mali alluvio conflictatis, non sine vehementi cruciatu, per asperae arteriae tubum hic sua in os recrementa effundit. Non secus et cerebrum, quandocunque afficitur, in universas faciei particulas colluviem exonerat et feces suas deponit. Hinc tantus ad aures, ad oculos, ad nares, ad os, ad cutis superficiem superfluorum effluxus. Tantus igitur est consensus, tanta connexio, tanta faciei conspiratio, ut jam dictum est, et universis corporis nostri partibus. His succedit et alia ratio societatis mutuae membrorum, superiori illa multo prior atque illustrior, in cujus cognitione in memoriam revocanda sunt, quae a Galeno multis in locis fuere declarata: Quod nimirum tria sint viscera, penes quae corporis nostri sit arbitrium; et quod illa per peculiaria organa, quasi per canales et aquaeductus, vim suam in singulas partes demandent atque effundant. Quapropter uti nulla est nostri corporis pars, quantulacunque etiam, quae affectiones a principiis transmissas non suscipiat, ita penitus nulla est, ubi citius fiat et facilius atque in facie, ob arctam adeo cum membris principalibus consuetudinem. Sed videamus, qualis haec consuetudo sit, atque cordis consensum prius explicemus. Patet manifesto, truncum arteriae magnae, eumque altiorem, per cavum thoracis assurgere, et ut ad primam juguli regionem accesserit, in ramos binos, eosque crassiores findi. Eorum alter in partes penitiores sese insinuat, et in cerebri culmina conscendit: alter vero cutis regionem extimam perreptans, universam capitis peripheriam circumquaque discurrit, et jugulares, quas vocant anatomici exteriores, constituit. Harum igitur arteriarum flagella exigua in ambitum faciei desinunt, quibus internunciis, si quid in corde, si quid in proximis vasis novitatis contingit, id statim faciei enuntiatur. Patet hoc in affectibus animi, in ira, in gaudio, seu tenuiori sanguine promptius in altum evolante, seu lege naturae id expetente, ut reconditi hominum mores his tacitis delatoribus patefiant. Succedit his jecinoris per venas cum facie communicantia, quae a cordis consortio haudquaquam discrepat. Vena namque regia, quamprimum ex hepatis convexo egressa est, in binos ramos, eosque quam maximos discinditur, quorum alter statim reflexus in depressas partes dispergitur, alter vero, per phrenes, incumbendo thoracis vertebris, in altum attollitur. Hicce ramus, postquam ad usque thymum unico stipite progressus fuerit, in duas et amplas sese scindit propagines, quarum intima cerebri sedem subit; at extima per capitis regionem disseminata partes externas alit. Ab hinc surculi quidam non contemnendi ad faciem concedunt, et praecipue per musculos et per musculosas ejus particulas disperguntur, ea de causa, quod frequentius agitatae ampliori sanguine pro alimento indigent. Tertius tandem connexus faciei est cum cerebro, longe omnium clarissimus ac efficacissimus. Nam et cerebri germina et sensuum domicilia in ambitu hujus consistunt, et parum abest, quin partes hae ob viciniam concurrant, ni interjectus cranii paries obsistat, adeo tamen pertusus, ut undiquaque exitus et aditus ultro citroque concedatur. Quare fieri non potest, quin vel minimarum turbarum, si quae animae arcem concutiant, manifesta in facie indicia appareant. Hinc ira excandescit, metu pallescit, verecundia erubescit: maerore contabescit: haec tristitia obscurat, haec spe extollitur, invidia contrahitur, haec gaudio explicatur. Itaque cum e multis adeo atque diversis partibus facies constructa sit, quaeque cum praecipuis corporis visceribus manifesto ita et multifariam connectatur, quid mirum, si tot et tantas suggerat praedictionis et reconditarum affectionum notas? Facillime enim faciei partes ob societatem cum reliquis noxam incurrunt, quae cum in aliis largius, in aliis parcius sese prodat, ob multitudinem tamen et diversitatem substantiae membrorum, hic minime omnium latere potest, sed quam promptissime perspici. Quod fieri contingit, cum per qualitates primas frigoris et caloris secundasque aspectabiles, tum per molem, per figuram, per situm et per substantiae modum, quae omnia faciei typum exprimunt, et in aegrorum examine considerantur. Harum occasione quamplurima oracula, ex quibus varios morborum eventus licet praedicere, divinus ille senex prodidit. Talia sunt: in [1]) magnis malis, facies si bona fuerit, bonum signum est, in parvis autem contraria malum. Item: albae [2]) oculorum partes in principio morborum denigrari solent, si invaluerit morbus: hae igitur si purae fiant, perfectam sani-

---

[1]) Sext. de morb. sect. 2.

[2]) Hipp. de dieb. judic. text. 3.

tatem indicant, leviter quidem tardius, vehementer autem citius. Item: si quid [3]) albae partis oculorum subapparuerit palpebris non commissis, si id non ex alvi profluvio aut medicamenti potione fuerit, aut aegrotus non ita dormire consuevit, malum signum et valde lethale est; si vero retorta aut contracta fuerit palpebra, aut livida, aut pallida, aut labium, aut nasus, cum aliquo ex signis aliis, morti esse proximum sciendum est. Lethale est etiam habere labia resoluta et pendentia et frigida et albicantia. Talia etiam sunt: si [4]) lacrymentur oculi involuntarie, aut distorqueantur, aut alter altero minor fiat, aut altas partes rubentes habeant, aut sordes circa oculos appareant, aut mutabiles, aut imminentes, aut cavi vehementer facti, aut squalentes et obscuri fuerint, aut color totius faciei obscuratus, haec omnia mala et perniciosa putandum est. Rursus vero sic refert: facies, [5]) quae ex tumida humiliatur et vox levior et debilior evadens et spiritus rarior et levior remissionem in sequentem diem significant. Item: si [6]) partes circa faciem gracilescant, et venae in manibus et oculorum angulis aut superciliis quietem habeant, cum prius non quievissent, huic si vox fuerit debilior et levior, spiritus rarior et tenuior, sequenti die remissio morbi contingit. Item: si febre [7]) tenente partes circa faciem graciles fuerint, in die impari, sequenti die solvetur. Et rursus: qui faciem [8]) decolorem habent, et ubi comederint, paulo post eructant cruda, et acor in nares serpit, his corpora pura non sunt, et plus est qui de carne colliquatur prae labore, quam quod depurgatur prae

---

[3]) Hipp. l. praenot. text. 3.
[4]) Hipp. l. praenot. text. 2.
[5]) Hipp. coac. praen. text. 2.
[6]) Hipp. de dieb. judic. text. 2.
[7]) Hipp. 2. de morbis vul. sect. 2.
[8]) Hipp. 3. de diaet. text. 14.

circuitu. Item: faciei totus [9]) color alteratus malum. Item: faciei [1]) bonus color et torvitas malum. Item: circa [2]) faciem color bonus et sudores non febrientibus stercora vetusta subesse significat aut victus rationem inordinatam. Facies flores habens, cum alvo liquidiori, suppurationes pulmonum indicat. Itaque ut aliquando nosmet ad pensum revocemus, atque sententiam nostram aperiamus, censemus faciem in aegris ideo curiosissima inquisitione dignam, quod unus sit et peringens principum et caeterarum partium cum ea consensus, et quod oculorum obtutu exposita, quam plurima indicia de robore et languore praecipuorum membrorum in sese contineat. Quae cum plura numero, tum cognitu faciliora sunt, quod non paucas particulas, easque dissentaneas in ambitu suo facies recipit, quibus singillatim nota quaedam et character impressus est, quem leviter equidem affecta facie, quam primum immutari, et in contrarium statum traduci contingit. His Cardanus cutem raram atque glabram, sanguinis multitudinem, et nos ejus tenuitatem addidimus. Quibus notis non modo singulae faciei partes, sed etiam ipsa tota definitur et constituitur, quae conditionibus iis, si quae aliae ab aliis tradi possunt, annumerari debent. Hic autem faciei status, cum suus unicuique similis sit et congeneus, quare Hippocrates non solum eam in sanis, verum etiam in aegris advertendum esse admonet, ut quod unicuique consuetum et familiare sit, quod insuetum atque inimicum, primum omnium pernoscamus. Nam licet facies a sanis diversa sit, si tamen secum conveniat, et pristinum statum obtineat, intra sanitatis limites hominem illum consistere significabit: (unusquisque enim ab eo, quod sibi proprium

---

9) Hipp. l. prognost.

1) Hipp. coac. praen. text. 2. et 2. praedic. 6.

2) Hipp. 2. coac. praenot. 2 et 3.

est et amicum minus laeditur) si vero a se ipsa discrepet, vel leviter, vel nimium, tum aut gravem morbum subesse, aut levem, liquido ostendet. Haec igitur sunt, quae secundum philosophos et medicos, quantum in genere fieri potuit, in expendenda dignitate faciei declarasse nobis visum fuit.

Capitulum quintum.

De narium dignitate.

Absoluta sunt ea omnia, quae aliunde accersita ad declarationem curtarum partium videbantur aliquid facere. Nunc agite propius accedamus, et primo, quicquid de narium praestantia et utilitate consideratione dignum fuerit, in medium adducamus. Illa vero nobis praemisisse visum fuit, quod ex iis rationibus, quasi perpetuis fontibus et argumenta nobis essent derivanda, et quia longe dilucidior tractatio haec atque perfectior futura sit. Nares igitur, ut earum dignitatem consideremus, quantum pulchritudini splendoris afferant, id satis explicari non potest. Quamvis enim cuique faciei partium suus honor, sua gratia adsit, quae suavi rythmo disposita in augustissimam formae speciem conspirent, peculiaris tamen nasi ratio est, ut concinnus si fuerit, summopere faciem commendet; distortus vero aut pravus aut simus aut vulnere notatus, totam formae honestatem evertat. Hinc oblongus nasus inter deformitatis convitia refertur, ut Horatius:

Depygis, nasuta, brevi latere et pede est.

Ei rursus:

Aemylium [3]) circa ludum faber imus et ungues
Exprimet et molles imitabitur aere capillos,

---

[3]) Horat. in Poet.

Infoelix operis summa, quia ponere totum
Nesciet: hunc ego me, si quid componere curem,
Non magis esse velim, quam pravo vivere naso,
Spectandum nigris oculis nigroque capillo.

Sic Terentius ex naso formae decorem metitur, dum ait: illamne [4]) rufam virginem, caesiam, sparso ore, adunco naso. Testantur id exempla, et in primis optime cognovit, quantum pulchritudini ex naribus accederet decederetque, purpuratus ille, qui [5]) abreptae ab Roberto, filio Petri Antisidoriensis, nares sponsae praecidit, ut qua causa allectus fuerat Robertus ad sponsae raptum, eadem spoliatus graves aculeos doloris persentisceret. Sic sancta Eba regii sanguinis Angla [6]), Colymbaviensis monasterii praeses, ut funestam irruentium Danorum libidinem, a corpore suo averteret, una cum caeteris religiosae illius vitae comitibus nares sibi obtruncavit, quo vulnere non tam indecoro quam honesto castitatem Deo promissam casta foemina redemit. Etenim narium apice abscisso, panduntur sinus et partium internarum recessus, vasti patent hiatus et cavernae, instar antri Tryphonii obscurae; horrendum certe et abominandum aspicientibus spectaculum. Inest praeterea naso nescio quid augustum et regium, an quia forma corporis et animae decoris index sit, an quia peculiaris quaedam imperandi dexteritas et prudentia in eo eniteat. Sic in [7]) rege suo Persae nasum aquilinum admirantur: sic in veteri lege, qui vel parvo [8]) vel grandi vel torto naso erant, sacerdotio et sacrificiis arcebantur. Tantum tribuitur honoris ipsis naribus, ut iis, qui careant, ad gubernacula penitus non ad-

---

[4]) Terent. in heaut. act. ult. sc. ult.
[5]) Bapt. Egnat. lib. 2. propr. cap.
[6]) Anglorum chronica.
[7]) Iov. in enc. 1.
[8]) Levit. 21.

mittantur. Id Hircano [9]) Iudaeorum regi obtigit, qui mulctatus a fratre naribus et auribus imperio cedere coactus fuit. Sic Martina Constantini Heraclii Imperatoris noverca, dum Heracleoni filio regnum astrueret, interfecto venenis priuigno, una cum filio a senatu expellitur, alteri quidem, ut ineptus esset ad gubernacula, resecto naso: alteri vero lingua amputata, quo justas in filium coedis poenas lueret. Sic Imperatores duo Justinianus [1]) et Leontius easdem ob causas hoc supplicium subierunt. Ille enim, pravi vir ingenii et ab orthodoxa fide alieni, factus invisior suis, tam ob crudelitatem, quam quod Synodum sextam revocare, et Sergium Papam repugnantem e sede Pontificia demoliri ausus esset, conspirantibus Leontio patricio et Gallinico Patriarcha, naribus spoliatur, atque in exilium pellitur, Leontius autem, cum imperii habenas arripuisset per Absimarum, quem praefectura exercitus ornarat, solio dejectus et in vincula detrusus, suae erga dominum perfidiae pari supplicio poenas dedit. Nasus ergo tantae est existimationis, ut ex ejus decore ornatuque summa sacerdotia, amplissima imperia et regna latissima pendere videantur. His accedit, quod peculiarem praebeat cognitionis notam, mutuaeque discretionis characterem sibi impressum habeat. Quare apud inferos Aeneas haesitat, cum deformem et mutilam Deiphobi faciem ex improviso intuetur. Sic enim ait Poeta:

Atque [2]) hic Priamidem laniatum corpore toto,
Deiphobum vidit lacerum crudeliter ora,
Ora manusque ambas populataque tempora, raptis
Auribus et truncas inhonesto vulnere nares.

Atque tunc subjungit:

---

[9]) Joseph. 24. antiquitatum.
[1]) Bapt. Egnat. lib. 2.
[2]) Aeneid. 6.

Vix adeo agnovit pavitantem et dira tegentem
Supplicia, et notis compellat vocibus ultro.

Idem refert Cassandra apud Senecam:

Te sequor nimium cito
Congresse Achilli Troile; incertos geris
Deiphobe vultus, conjugis munus novae.

Dubia certe redditur facies et omnino incerta atque a priori statu dissimilis, si quae vis aut injuria nasum e medio abstulerit. Quare et supra omnes noxas hoc unum maxime tetrum est et abominandum, si aliqua partium harum accesserit defaedatio. Atque vix majori ignominia afficere aliquem homines existimant, quam si particulam hanc decoris et honestatis imaginem conspurcent. Quare Plautus inquit: namque [3]) aedepol si adires propius, os denasabit tibi mordicus. Et in sacris [4]) literis aurium et narium amputationem interminatur Deus Hierosolymae et Samariae, sub typo Ohollae et Oholivae, quod, neglecto pio cultu et repudiata avita religione, ad gentilium Deorum spurcitiem deflexerint. Vult autem mysteriis hisce Deus innuere, quod interfecto rege et datis internecioni sacerdotibus, urbes illas misere sit eversurus, summo dedecore affecturus, et gentium omnium ludibrio expositurus. Naribus igitur abscissis nil quicquam est indecentius, nil inhonestius. Narium etiam praestantiam commendat, quod Pythagorei nonnulli in partis hujus efformatione monadem atque dyadem a natura expressam contendant, cum binas narium cavitates, unius dorsi vinculo colligatas videant, atque hinc ad encomia horum numerorum materiam arripiant. Sed haec umbrae potius et simulacra rerum sunt. Non minor est aestimatio, quae ex principiis physiognomicis atque ex mystica Aegyptiorum disciplina ipsis naribus accedit.

---

[3]) Plaut. in capt. 1.

[4]) Ezech. 23.

His [5]) nasi Hieroglyphico sagaces homines notabantur, et Festus sagaces nasutos appellat. Qua ratione et obesae naris et emunctae quosdam dicimus, dum altero stupiditatem, ingenii perspicaciam altero significamus. Sic nasus aduncus homines irrisores et qui alios prae se contemnunt, indicat. Ut Horatius habet: [6])

Nec quod avus tibi maternus fuit atque paternus,
Olim qui magnis legionibus imperitarent,
Ut plerique solent, naso suspendis adunco
Ignotos, ut me libertino patre natum.

Et desumto simili ab rhinocerote animali nasuto: [7])

Et pueri, ait, nasum rhinocerotis habent.

Physiognomonica vero haec sunt. Nasi summum gracile si fuerit, facilem iracundiam; si crassum et depressum, consceleratos mores; si plenum, solidum et obtusum, qualis leonibus et molossis, fortem et jactabundum indicat. Sic nasus oblongus, gracilis, rostratus, ejus generis mores dabit. Nasus adclinans vitae morumque honestatis signum est. Nasus rectus linguae intemperantiam, acutus iracundiam, obtusus molliciem, aduncus, qui et aquilinus, regalem animum et magnificentiam, simus immodestiam et scortationem, qualis fuit in Socrate, minor fraudem, rapacitatem, adapertus animi vim et corporis robur, angustior et rotundior obstructusque stoliditatem, socordiam, vesaniam, obliquus et intortus mentis et animorum obliquitatem portendit.

Capitulum sextum.

De narium dignitate secundum philosophos et medicos.

Diximus jam, quae sit narium praestantia, depromptis argumentis tam ex sacris, quam ex profanis rheto-

[5]) Pierii hierogl. 9.
[6]) Horat. 1. sat. 6.
[7]) Mart. lib. 2.

rum, poetarum et aliarum disciplinarum fontibus, sed agite videamus et ea, quae ex philosophiae et medicinae campis deprompta, atque potius nostri muneris sunt, nostrum de naribus negocium explanare possunt. Nares igitur unus omnium Averrhoes [8]) olfactus organa esse voluit et decrevit, dignitatem certe amplissimam, quam sententiam inter juniores clarissimus Valesius [9]) sopitam resuscitavit. Haec tamen cum omnium consensu sit explosa opinio et penitus repudiata, in re futili confutanda citra fastidium non immorabimur, sed quid priscorum hac in parte stabiliet auctoritas, et quid ratio persuadebit, de membri hujus natura et praestantia indicabimus. Plures itaque narium sunt utilitates applausu medicorum confirmatae. Ea enim est naturae [1]) solertia atque amplitudo, ut in instrumentis condendis confusam multitudinem fugiat, cum plures actiones ab uno membro rite administrari queant. Quare prae caeteris longe nobilior narium usus est, ut in aëris attractione efflationeque spiritum hinc inde tam ad cerebrum, quam ad pulmones deferant. Nam [2]) respirationi subservientium nasus ex ordine primus est. Et ridiculum plane est, quod [3]) Archilaus vel Alcmaeon, teste [4]) Aristotele, caprarum genus non per nares, sed per aures respirare dixerit. Fit autem respiratio haec, quod ad palatum nares pertusae sint, sapienti naturae decreto, ne recta ad arteriam asperam impurus aër deferatur, sed transiens per ambages sinuosas et angustos tubulos, defecatus in pulmones illabatur. Haud enim difficulter ex circumfluo nobis aëre vel intemperato vel impuro vel

[8]) Aver. collectan. 1. c. 11.
[9]) Vales. 1. controv. 24.
[1]) Gal. 8. de usu part. 6.
[2]) Gal. 11. de usu part. 11.
[3]) Varro 2. de re rust. 3.
[4]) Arist. 1. hist. animal. 55.

aliena qualitate infecto cor atque pulmonem laedi contingit. Sic illapsa per incuriam et fortuito rerum exiguarum corpuscula, qualia sunt cineris atque pulveris, spiritui transitum praepedirent et intercluderent, quae in ipso meatuum flexu, in partium humore et excrementorum uligine subsistunt, vel praetergressis his obstaculis ad gargareonem adhaerent. Quod iis, [5]) qui in multo pulvere luctantur, atque magnum iter aestate squallida emensi fuerint, usu venire solet. Hi enim emungunt paulo post, atque per screatum pulverem reddunt. At nisi narium pori recta prius caput peterent, et inde ad palatum reflexi oblique reverterentur, atque nisi columellam ad faucium ingressum pro tutela positam haberent, nil obstaret, quin haec omnia in respirando incommoda contingerent. Hoc unusquisque, si ore respiraverit, facillime experietur. Quamobrem luctantes in arena athletae sese succubuisse saepius retulerunt, ut Galenus [6]) ait, quod attractis per validam inspirationem ex circumvolitante pulvere minutissimis atomis, de suffocatione periclitati fuerint. Tunc enim animalia per os tantum spirant, siquidem recte se habuerint, aut cum vel phlegmone vel scirrho vel polypo nares obturatae sunt, aut si febris, asthma, pleuritis et caetera vitalium partium vitia oborta fuerint. Magnus etiam Aristoteles respirationis gratia a solerti natura nares constructas esse hoc modo habet: Nasus [7]) pars faciei, quae meatum praebet spiritui; aërem enim ea parte reddimus et accipimus. Sternutamentum quoque eadem parte agitur, quod flatus universi eruptio est. Signum augurale et unum ex spirituum generibus sanctum et sacrum. Et rursus: tum etiam spiritum trahi in pectus, et inde reddi

---

[5]) Gal. 11. de usu part. 11.

[6]) Gal. ibidem.

[7]) Arist. 1. de hist. animal. 11.

necesse est, quod fieri non potest, nisi naribus spiremus, cum reciprocatio spiritus de pectore per gurgulionem, non de capitis parte aliqua actitetur. Neque contrarium opinatur Aristoteles, [8]) dum oris naturam ad certa quaedam officia, et in animalibus, quae spirant et ab extra refrigerantur, respirationis gratia adjunctam esse scribit. Hoc enim oris praecipuum officium non est, ut respirationi serviat, sed quasi accessorium quid a prudenti natura concessum, quod solummodo praestatur, cum ordo naturae interruptus fuerit, et ob exercitationem calore in visceribus efferuefacto, subitaneae et confertae inspirationis pro refrigerando corde necessitas ingruat. Itaque enarratis puris partibus, hoc postremum tanquam auctarium, et quo extremis rebus natura abutitur, ipsi ori datur negocium. Sed evidentissima testimonia sunt, quod adaperto ore quae fit respiratio, praeter naturae institutum fiat, quae scilicet naribus detruncatis atque per os inspirantibus symptomata superveniunt. Siccitas enim oris, sapor pravus foetorque ingratus, nec non aër justo frigidior et pulmoni cerebroque infestior haudquaquam ore respirandum esse docent. Itaque respirandi munus ipsis naribus, dummodo naturae ordo postulet, et non aliis primo adscribendum est, referendumque id ad earum dignitatem et praestantiam non infimam, quam multo ampliorem reddit, quod eorum opera odores etiam percipiamus. Etenim dum aërem attrahimus, per narium canales in caput odores evolant. Nares ergo odores ad principia sua deferunt, non tamen percipiunt, si Galeno [9]) credimus, dum eorum opinionem expugnat, qui interiori narium tunicae hanc olfaciendi provinciam delegabant. Nam sive partium constitutionem, sive ea, quae in odorando solent contingere, respiciamus, abducimur omnino,

[8]) Arist. 3. de part. animal. 1.

[9]) Gal. de instr. odor. 3.

ne principes odoratus, sed ministros in odorum delatione nares ipsas statuamus. Quandoquidem ossa narium odorandi munere fungi nequeunt, cum sensu communiori et ignobiliori, nempe tactu careant, tantoque minus singularem eum atque praestantiorem obtineant. Neque referendum est id officii ad tunicam narium, cum illius essentia ad odorum naturam non accedat, et tantum nervi habeat, ut non modo qualitates tactiles non bene percipiat, ne dicam alias, quarum ratio excellentior est et remotior. Etenim natura observavit, ut sensus organum ei, quod sensum movere debet, sit substantia quam simillimum. Sic oculus splendidus et lucidus est, quia lucida splendidaque agnoscit: et lingua humida atque spongiosa, quoniam sapores, quorum ratio est in humido bene digesto, percipit. At narium tunica sicca est et dura minimeque consentiens odoribus, qui halitus quidam sint aërei, et aëreum et halituosum organum exposcunt. Nervum vero tunica sortita est perexiguum, et talem, qui injurias, si quae offendunt, saltem percipiet, non amplum neque ejus conditionis, cui sensum adeo nobilem et peculiarem dicari conveniebat. Etenim natura et visum et auditum et gustum nervis amplissimis et ab aliorum natura diversis insignivit, quorum illi quidem olfactum praecedunt, hic vero dignitate subsequitur. Quapropter merito erroris damnari posset, quae suae oblita prudentiae digniores partes non pro dignitate construxerit, et vilioris rei quam praestantioris majorem rationem habuerit. Quare partium constructio haudquaquam nos cogit, ut naribus odorandi officium adscribamus. Si praeterea rem a propriis actionis effectibus indagemus, nullum odoris sensum, nisi spiritu naribus attracto, cieri videbimus, quamquam ipsae nares quandoque vapore etiam vehementius redolente repletae sint. Si quis enim in cubiculo admodum angusto bitumen casiamve aut myrrham thusve aut styracem in suffitum colliquaverit, ut undique circumfusum aërem odore vehementi repleverit, mox eundem sic naribus exceperit, ut attrahere per longa intervalla conetur, hic rei veritatem intellexerit, siquidem tantummodo, dum spiritum adducet, odorem sentiet; interjecto tempore cum spiritum continebit, odorem nullum percipiet, licet copiose satis olentem vaporem nares hauserint. Hoc idem eveniet, si aliquid vehementis odoramenti in ipsas instilles: quoniam ita quoque solo attracti spiritus tempore odorem senties. Quod igitur nares odorem saltem deferant, non ipsae percipiant, ex his manifestum est. Cui sententiae nec ipse Aristoteles refragatur, dum [1]) olfaciendi sensum in his, quae nares obtinent, per spirationem effici, et odores [2]) per nares sumministrari contendit. Annumeratur autem jam primum a nobis relatis et alia narium utilitas illustris sane et praeclara, quod earum subsidio vox hominis clarior atque sermo explanatior fit. Naribus enim aut humoris copia obturatis, aut tumorum crepidine angustatis, aut fatali injuria compressis, aperte minus et perspicue, sed colliso quasi ad concavum locum aëre, obscure quosdam loqui comperimus. Hoc Persius innuit:

Sonat [3]) hic de nare canina.

Et:

Hic aliquis, cui circum humeros iacynthina léna est,
Rancidulum quiddam balba de nare loquutus.

Sed ut rationem hujusce rei intelligamus, sciendum est, vocem fieri ex allisione ad laryngem fuliginosae expirationis, per asperam arteriam et musculis laryngis, ut necessitas postulat, vel dilatatis vel contractis. His auxilio gargareon et oris coelum accedunt, quorum ille

---

1) Arist. l. 2. de part. animal. 10.
2) Arist. 1. de part. animal. 11.
3) Pers. satyr. 1.

vocis plectrum est, hoc vero aërem, ut recta per os efferatur, refringit. Harum vero partium omnium et debita temperies et recta conformatio justaque compositio necessario requiritur, siquidem integra et perfecta vocis actio obiri debet. Sic trachea arteria, si vel dura nimis vel sicca fuerit, vox aspera fit et clangosa; si mollis et humida, levis atque exigua. Ut vero loquutio fiat, jam vocem in gutture efformatam tanquam materiam lingua excipit, exceptam colligit, collectam ad dentes impellit, impulsam in syllabas et dictiones effingit, ex quibus constat oratio. Non tamen mediocre momentum afferunt ipsa labia vel compressa vel dilatata vel collisa. Nares autem, de quibus jam nobis sermo est, non minimum subsidii conferunt, ut actiones illae, quarum paulo supra mentionem fecimus, recte administrentur. Prima enim sunt inspirationis et expirationis postrema organa, sine quibus vox nequit consistere, quam in gutture confictam velut e carceribus in externum aërem emittunt, illudque, ut patet, praestare possunt, ut vocem si minus auferant totam, imperfectam tamen et inexplanatam maxime reddant: patet hoc in iis, quibus meatus hi obturati vel ex catarrho inaequaliores facti, vel nares ipsae penitus ablatae fuerint. Quare ut clara vox atque expedita fiat, moderata quantitate, figura, temperie, mollitie, duritie, asperitate, levore et aliis, quibus partium sanitas terminatur, nares praeditae sint oportet. Quod et sentiendum est de loquutionis organis, si sermonem planum et perspicuum, non impeditum et imperfectum edere velimus. Hoc tamen addendum est, quod sine vocis instrumentis actio haec salva et constans esse nequeat. Nam orationi vox locus et sedes est, atque ex voce, velut ex auro statua, loquela conficitur. Itaque si quis error in ea efformanda contigerit, ob organorum praecipue noxam, eundem sermoni etiam non impertiri certe impossibile est. Secus autem fit, si loquela vel depravata vel ablata fuerit, quoniam ablatis postremis, prima non aufferri possibile est: at deperditis primis posteriora perire necesse est. Cum igitur nares ipsi voci famulentur, ut jam vidimus, illarumque moderantia, si alia non impediant, vocis concinnitatem adjuvet, intemperantia vero destruat; quare loquutionem claram fieri et concinnam, si sese recte habuerint; obscurius vero et inconcinnius, si narium aequalitas vel impedita vel sublata fuerit ex jam dictis perspicuum est. Sed cur tandem est, quod naribus non valentibus vox et sermo corrumpantur? Quoniam in omni actione debita mensura et debitus agendi modus requiritur. Dum enim vel sermonem vel vocem edimus, efferri alteram aëris partem per nares, alteram vero per oris cavitatem impelli contingit, quorum illi si non pateat transitus, vel adeo exiguus, ut tantum spiritus, quantum ratio naturae dictitat, non possit egredi, quare ad obicem allisus, et obstaculi vi retroactus, in oris antrum aër ille illabitur, et una cum voce confunditur, quam confractam et in sese conversam ex hisce impedimentis atque tamquam ad loca concava impulsam reddi necesse est. Impedit enim haec reciprocatio, quo minus recta et aequali motu ipsa vox oris partes praeterlabi possit. Idem videmus usu venire in tibiis, in quibus, ore inferno vel obturato vel coarctato omnem concentus suavitatem et elegantiam perire experiemur. Quare ad vocis venustatem et sermonis perspicuitatem conducere nares, nemo certe inficiabitur; quam utilitatem ex symmetra meatuum constructione accedere illis credendum est, quod et Cicero cognovit, dum modum et rationem, qua in nobis sermo fit, fusius explicavit. Etenim ut ipsius verbis utar, incredibile est, quanta opera naturae machinata sit. Primum [4]) enim usque ad os internum a pulmonibus ar-

[4]) Cicer. 2. de nat. Deorum.

teria pertinet, per quam vox primum a mente ducitur et funditur. Deinde in ore lingua sita est et finita dentibus, quae vocem immoderate profusam fingit et terminat. Haec sonos vocis distinctos et pressos efficit, cum et ad dentes et ad alias oris partes pellit. Itaque linguam plectri, chordarum dentes, nares cornibus iis, qui ad nervos resonant in cantibus persimiles dici solent. Nares igitur edendae voci et sermoni exprimendo non leve emolumentum praestant, cui inter caetera accessoria commoda quoddam accedit, ni fallor, praecipuum, cum e saevissima morborum labe atque ex orci faucibus illius ope nonnunquam eripiamur. Si enim vel ob languorem virtutis concoquentis vel ob irrumpentium aliunde vaporum colluviem, pituita adeo succrescat, ut commode per palati secessus ejici atque absumi nequeat, ideo natura hoc ex abundanti machinata est, ut in expurgando cerebro choanae caeterisque expurgationi destinatis membris opem amicam nares afferant. Quod profecto si non constitutum esset, dum aut ad nervos humor decumberet, aut in cerebri penetralia regurgitaret, nos certe paralysis, epilepsia, carus, apoplexia, lethargus et alia symptomata perniciosissima conficerent. Qua in re natura benigna singulari in animantibus procreandis providentia usa fuit. Haec enim [5]) naturae ex maximis et praecipuis curis ea est, ut nutrimenti residua ex omnibus corporis partibus purget: idque potissimum, si, quomodo cerebrum, principes fuerint. Nam succi, qui partibus affluit, pars quaedam utilis adeo est et benigna, ut corpori, quod nutriri debet, assimiletur, qui re vera alimentum est; quaedam vero ad membrum quidem pervenit, sed illo, quod benignius est, apposito, quamprimum segregatur, quam ut deponat, meatus natura opportunos requirit. Hi autem si non obtigerint, humor ille coa-

[5]) Gal. 9. de usu part. c. 1.

cervatus, instar oneris primum quidem gravat, mox vias occupat, tandemque prohibet, quo minus succi affluant, et membrum, ut prius factum, nutriant. His tamen utpote levioribus majora multo incommoda accedunt, dirissima morborum instrumenta, in quae incidere tandem corpora impura necesse est. Ut enim animalia famelica lutum, glaream aliudve hujusce generis arripiunt, si quidem melioris non suppetat copia; sic partes accommodato alimento destitutae, ob ingenitos appetentiae stimulos, vel ex ipsis pravis succis aliquid attrahere coguntur. Currumpuntur praeterea et computrescunt excrementa illa in cerebro collecta, atque hoc pacto acriora et calidiora herpetas, inflammationes, erysipelata, febres, carbunculos, innumeramque morborum turbam exuscitant. Ne quid igitur ejusmodi accideret, et maxime in primis partibus, insigni cura et exquisita diligentia natura provida usa fuit, atque in id sedulo incubuit, ut superflua excernerentur. Quae cum genere sint duplicia, alia quidem vaporosa ac fumosa, alia velut aquosa et limosa, atque illa quidem suo impetu in sublime ferantur, haec vero deorsum suopte nutu ac pondere delabantur: quare duplices etiam excretioni meatus secuit, et eos, qui levia vacuaturi erant excrementa, in altum duxit, qui vero gravia et deorsum repentia, et declives et amplos admodum fecit. Hi enim multorum certe et crassorum humorum rivi et canales futuri erant, cum e contra foramina quaedam eaque angusta, ex ratione tamen ejus, quod excerni debet, efformata, id quod tenue est educant. Caeterum meatus ejus illi cerebri procliviores, cum per palatum in os, tum per narium corpus efferuntur, et insignibus atque conspicuis orificiis crassa ac sensibilia excrementa eructant. Quare inter alia hoc nares praestant, ut non secus atque ipse palatus redundantem pituitam evomant et educant. Quod etiam alibi Galenus [6]) testatur, dum ventriculorum cerebri anteriorum et magnitudinem et positum et figuram diligentissimus auctor perpendit. Hi enim primo animalem spiritum conficiunt, et inspirationem expirationemque e cerebro moliuntur; infernis autem partibus, quae ad nares spectant, olfaciunt, et simul ductus quosdam et tubos ad superfluorum effluxum accommodatos efficiunt.

Capitulum septimum.

In quo pro Galeno pugnatur de expurgatione cerebri per nares et palatum, et reliquae narium dignitates recensentur.

Sed ab re non erit alienum, si per quos meatus atque vias excrementa pituitosa cerebri eluantur, breviter ostendamus, cum quod nostro de naribus curtis negotio id fore utile censeamus, tum etiam quoniam inter Galenum et Vesalium de positu horum ductuum non levis controversia intercedat. Ego tamen tenuitatis meae et literarum angustiae mihi conscius, arbitrii partes subire nolim inter viros hosce omnium fama clarissimos et praestantissimos, sed unusquisque sibi persuadeat, me veritatis indagandae gratia, non contradicendi furore, ut a multis hac tempestate factitatur, compulsum hanc operam suscipere. Nam et praeter haec singulis liberum de his judicium esto. Sed jam rem aggrediamur, et primo Galeni sententiam proponamus. Cerebrum igitur, [7]) ut Galenus habet, repurgatur a pituitoso excremento canalibus quibusdam ad opus ejusmodi a natura destinatis, quorum alii in palatum desinunt, alii vero in nares secedunt. Dum enim e cerebri ventriculis pituita propellitur, ea recto ductu per tabulos duos in infundibulum demanda-

---

[6]) Gal. 8. de usu part. 50.

[7]) Gal. 9. de usu part. 1 et 3.

tur, quam rursus glandula quaedam, quae internae cavitati ossis sphenoidis, quam sellam vocant, insidet, stillantem excipit, et sensim per eam delapsam et transcolatam ad meatus, in osse jam dicto insculptos transmittit, per quos pituita transfusa in palatum tandem decumbit. Cum vero id genus colluviei adeo exundaverit, ut palati foramina huic excretionis muneri nequaquam sufficiant, quare natura singulari ingenio molita est, ut ecphyses quaedam et processus cerebri, quos mammillares caruncula appellant, subsidium afferant, et peccantem materiam e cerebro simul educant. Hae in os capitis octavum desinunt, quod rarum est et laxum, atque ob foraminum copiam [8]) spongiae aut rectius [9]) cribro persimile, per quod fex illa pituitae sensim stillando pellitur, et tandem propulsa ad nares emungitur. Atque haec est sententia Galeni [1]), quam unicuique ex locis supra notatis colligere et nobiscum conferre licet. Veruntamen repudiata aliqua ex parte doctrina hac, diversum sentit Vesalius, quamque recte, quam juste id fiat, post haec videbimus. Primum autem opinionem ejus et dogma in medium afferamus, quod verbotenus ab auctore excerptum hic ascribemus, ut unusquisque per sese mentem illius introspicere et perscrutari possit. Vesalius igitur, [2]) postquam de infundibulo et glandula, quae cerebro expurgando praeposita sunt, sermonem habuisset, hunc in modum de caeteris ductibus, quibus eadem cura legata est, scriptum reliquit. Glandula autem quadam substantiae familiaritate defluxus impetum sustinens, et quantum conjicere possum, os forsan ab injuria vindicans, pituitam hanc admittit, sensimque citra stillicidium a la-

---

[8]) Gal. 8. de usu part. 2.

[9]) Gal. 8. de usu part. 8.

[1]) Gal. 9. de usu part. 1. et 8. 10. et 10 et 7.

[2]) Vesal. 3. de hum. corp. fabr. c. 11.

teribus suis eam undiquaque defluere sinit per omnia foramina, hic in caluariae basi tum venis tum arteriis tum venis ipsis exculpta. Non enim hic cum Galeno in nono de usu partium libro, in quo de cerebri excrementorum purgatione potissimum et serio agit, fateri queo, capitis basin cavernosam et pumicis in modum extructam, nullaque continua squamma obductam esse, hacque ratione a frontis, verticis, occipitii et temporum compositione multum differre, ut per illam veluti per spongiam pituita longiori mora, et nescio quo tandem raro at peculiari naturae artificio transcolaretur, neque per patentia, alioquin hic necessaria foramina, non amplius conservanda, recta difflueret, ut in primo libro, cum ossis cunei referentis fabricam persequerer, diffuse propter quosdam scripsi, qui me cavernosam illam et multis foraminibus spongiae in modum obsitam ossis struem etiam nolle contueri fingunt, et propter alios quosdam, qui voce cribri aut coli cunei in vocem unico in loco transposita aut immutata, Galenum non secus atque ego sentio, de pituitae per ossa ductu totaque adeo ossium compositione judicasse colligunt. Decumbit itaque pituita et in palatum per ea, quae palatum spectant foramina, et non minima profecto portione per foramen secundi paris nervorum ad oculorum sedis radicem, hincque per amplum foramen, cum aliis quamplurimis foraminibus, caeteris ignotum anatomicis in narium amplitudinem fertur. Verum non ambigo, aliquem et hic admiraturum, quamobrem nullos hactenus meatus pituitam ad olfactus organorum sinus deducentes cum Galeno in octavo potissimum et nono de usu partium enarraverim: quod sane non ob aliud accidit, quam quod nullam prorsus pituitam per hos sinus octavumve os capitis expurgari autumem: mirorque Galenum, per tenues illos ac nervis non absimiles cerebri processus, quos olfactus organo tribuimus, ab anterioribus cerebri ventriculis pituitam qualitercunque tandem excidentem ad nares deduci scripsisse, cum nullus in ipsis omnino meatus sit, neque etiam in hominibus ea constent crassitie, ut vel meatum, quo pituita deduceretur, continere possint. Adde nullum prorsus pituitae ductum ad olfactus organorum sinus imaginari posse, nisi fortassis anteriorem corporis callosi regionem, quae pituitam sibi influentem in illam sinuum olfactus organorum amplitudinem demittere queat, uti fortassis accidit, si quando cerebrum nimia omnino pituita vexatur, unde et prorsus non naturalis per nares pituitae fluxus tunc perficitur, et pruritus, calor, dolor et odorandi virtutis noxa ejusque generis symptomata suboriuntur quamplurima, quemadmodum indies destillationibus, quae ad narium summa pertinent, ac gravedines nuncupamus, accidere experimur, adeo sane, ut si ad amussim singula perpenderimus, necessario per olfactus organorum sinus foraminulave, aut cribri aut spongiae modo forata, cum lege naturae homo dispensatur, nil pituitae defluere fatendum erit: et si quid forte casu defluat, longe magis praeter naturam fluxum ipsum esse donabimus, quam cum foramina, quae ad glandis cerebri pituitam excipientis sculpuntur latera, totam pituitam non plane deducunt, haecque deorsum versus foramen dorsali medullae transmittendae paratum decumbit, ac cum dorsali perlabens in dorsum, et dein secundum nervorum ductum modo in brachia, modo in crura, modo in lumborum musculos, modo alio quovis permanat, ut nunc taceam, quam graviter natura veniat incusanda, quae tam patentes amplosque expurgandae pituitae in cerebro et ejusdem membranis, dum scilicet adhuc tenuis aqueaque est, ductus fecisset, adeo aut retortos angustosque et inflexos, in octavo capitis osse aut etiam in cuneiformi osse perduxisset. Sed quoniam Vesalius in primo libro hac de re propter quosdam se diffuse scripsisse refert, ideoque et ejus verba inde translata haudquaquam supprimenda esse duximus. Sunt autem haec: de totius caluariae foraminibus sinubusque duodecimo agam capite, hic autem ossis cuneiformis historiae (gratia levis haec quorundam) necessario incidit mentio, ut constaret, id os mihi in sua ad cerebrum superficie non videri cavernulis obsitum, aut citra squamae levisque ossis obductionem, pumicis aut spongiae talem referre speciem, qualem proponit effracta appendix aut verticis os inter suas squamas. Cum interim nonnulli auctorum potius placitis quam veritati addicti, me ejusmodi foraminula non velle conspicere nugentur, existimantes pituitam debere per cavernulas et foraminula spongiae fabricae respondentia, ut Galenus docuit, transcolari, cumque insuper aliqui, dum meam de repurganda pituita sententiam expendunt, Galenum ita non sensisse arbitrantur, qui libro de usu partium nono, vocem ἠθμῦ, quod est cribri vel coli, pro σφηνὶ, quod est cuneo, a librariis aut scriptoribus illis positam sibi persuadeant, ubi Galenus pituitae ad palatum egressum docens, inquit glandem, cui cerebri pituita instillatur, ab osse cribrum referente excipi, perinde ac si Galenus per tortuosa et non recto ductu pervia foramina cavernulasque pituitam in cuneiformi osse transcolari, ne per somnium quidem (ut ipsi ajunt) cogitasset, si Galenus legeretur, ab osse cuneum referente glandem eam excipi. Verum hic in cuneiformis ossis descriptione, uti neque unquam alias unius aut alterius dictionis, quae forte depravata esset, occasione, a Galeno non dissentio. Utcunque enim nuper dicta vox immutetur, non tamen totius libri series, ita ut Galeni sententiam non aliquo adhuc modo assequamur, poterit vitiari. Galenus namque cum in octavo de usu partium, olfactus organa, processus nervi similes, ab anterioribus sedibus priorum cerebri ventriculorum enasci, et meatuum duorum instar, pituitam, cum paulo amplius justo excedit, ad foraminula odoribus transmittendis exculpta diffundere, (at non vere interim) docuisset, ac illam per ea transcolari dicens, sedulo transcolandi moram a transitus tempore distinxisset, quo per cribrum recta pertusum aliquid transfunditur: in nono inquam de usu partium libro, sermonem universum de excrementorum cerebri purgatione absoluturus, primam causam perquirit, cur verticis, frontis, occipitii et temporum ossa ad fuliginosorum adeoque tenuium excrementorum purgationem debuissent esse cavernosa et foraminulenta; dein cum ejusmodi, utpote asperam constructionem inibi fieri non potuisse deducit, suturas ad eam auxiliari expurgationem reperit, et sensim rationes texit, quamobrem in capitis basi ad pituitae expurgationem ossa oportuerit esse cavernosa et foraminibus plena, non vero continua squama interius et exterius incrustata, atque ita cum ejus compositionis necessitatem, ut ipse quidem existimat, admodum callide invenit, mox ut pituitam ad illam usque compositionem deducat, subjungit, se in octavo libro meatus duos (ipsa nimirum olfactus organa), quibus ad nares pituita deducitur, tractasse, hicque alios duos insuper enarrandos, qui in cerebri substantia exculpti et suis finibus mutuo coeuntes pituitam in cyathum et infundibulum, a tenui membrana cerebri pronatum deferunt, per quod illa deinceps in glandem quandam defluit. Galenus itaque haec commemorans pituitam usque ad osseam illam deducit fabricam, quam pituitae occasione cavernosam et foraminulentam esse debere, suis argumentis collegit. Deinde rursus de transcolandi modo ita agit, ut sermonem octavi libri cum nono communem faciat, neque aliam descensus pituitae ad palatum, quam per foraminula odorum nomine velata rationem describat. Cum igitur cavernularum, quam toto hoc contextu Galenus proponit, substantia pumicis et spongiae imagini respondeat, cum tam studiose colandi per spongiosum corpus modum, quem in Venetorum vocatis cisternis fieri videmus, ab eo, qui per cribrum fit, discernit, veteresque quasi illius usum ignorassent arguit, cuique constare debebat, quae Galeni sit sententia, et qui per magna et recta seu utrinque pervia foramina, quae nobis in cuneiformi osse occurrunt, pituitam citra ridiculam et prorsus inartificiosam moram deduci non existimaverit, quovis tandem pacto illa dictio, cujus prius memini, legeretur. Quod autem Galenus in libro de usu partium undecimo, ubi os cuneiforme, quod alias in illis libris palati os, et si palatum vix contingat, undique vocavit, quodque ex ipsius sententiae vulgus medicorum os colatorii nuncupat, cuneo assimilans, durum ac tensum esse tradidit, et nihilominus foraminulorum suorum pituitam expurgantium inibi non est oblitus, ejusmodi censetur, ac permulta quae in Galeno occurrunt. Quod enim taceam, quam pulchre sibi consentiat ossis cuneiformis vacua inanisque sedes et antra totiusque adeo ossis hic fabrica, attestantur, quam sua veritati sint consona, qui propter robur sibi confictum, et in cerebri substantia et infundibulo, tenuique membrana et glande pituitam excipiente, et aliis partibus innumeris, potius quam in osse statuendum, hic quaedam rara et peculiaria imaginatur, non expendens occipitis os, qua cuneiformi coalescit, nullibi quam illic rarius et minus densum durumque evasisse, et appendicum quodammodo substantia iccirco extrui, quae inibi crassum, non tamen ideo quoque durum et densum esse debuit. Haec igitur Vesalii est opinio, quibus ductibus et meatibus et qua ratione pituita a cerebro excernatur. Videtur autem in quamplurimis a Galeno discedere, nec non nova quaedam effingere. Nam pituitam per nares expurgari omnino negat, sed si quid per palatum non excidat, illud ad oculorum radicem, quo loci foramen est secundi nervorum paris, detrudi et per aliud foramen, insigne illud quidem et minime cognitum anatomicis in nares deferri confirmat. Negat praeterea Galenum aliter expurgandi rationes docuisse, quam quae fit per processus cerebri et ossa cribosa, transsumpta materia, a quibus pituitam tandem in palatum abire existimaverit; non secus etiam illud sugillat, quod os cuneiforme densum et durum simulque cavernosum esse dixerit, quod experientiae non consonet et rationi repugnet. Nam quod cavernosum est, haudquaquam densum durumque esse poterit, neque densum atque durum cavernosum. Nam certum est densa esse, quorum partes admodum invicem conjunctae sint et compactae; at cavernosa rara sunt, et plurimum inter sese distant. Si ergo os cuneiforme cavernosum est, et quod tale est, rarum est, quare os cuneiforme rarum potius quam densum atque durum vocabitur. Sed non video, cur contra Galenum Vesalius negare possit, quominus pituita per processus cerebri atque ossa cribrosa, deducta in nares materia, expurgari queat. Quamvis enim processus illi sint perquam exigui et nervis haudquaquam absimiles, tamen si excrementi tenuitatem, si caloris actionem, si spiritus remeantis e cerebro impulsum, si etiam cerebri mollitiem et raritatem aspicies, quid impediet, quin excrementa hac recte et commode possint ejici. Nam pituita ex coctione reddita est benignior et adeo attenuata, ut quocunque extendi, discindi et dissipari possit, quam digestam vis caloris, praecipuum functionum organum, excipit, et instar oneris a membris abigit. Accedit, quod cerebri corpus non retineat, sed cum rarum sit et laxum, facile transitum materiae concedat. Hanc haerentem protrudit ab ventriculis cerebri aer egrediens, et ob lentorem non penitus mobilem vi etiam propellit. Et cur natura, quae nihil unquam frustra facit, menyngem utramque ad nares perforavit, nisi odoribus et excrementis aere multo densioribus, hac aditum atque egressum dari voluisset? Si praeterea situm respiciamus processuum, quomodo non dicamus, huc potius quam alio pituitam posse decumbere, si quidem ea nutu suo et momento deorsum feratur? Sed neque id Vesalius negare potest, quamvis dissimulet. Etenim in suo olfactus organo sinus esse ait, et viam dari, quae a calloso corpore in sinuum illorum amplitudinem pituitam deferat, quin id re vera fieri, ut hac pituita excidat, siquidem plus justo in capite eluxuriaverit. Nec enim causa est, cur non unicam, sed quam plures alias machinata sit natura vias, quae pituitam e cerebro derivent. Praevidit enim sapientissima, haud integra valetudine animalia semper frui posse, sed multoties ob peccata victus atque aeris morbos subitura fore: quare sedulo curavit, ut omni ingenio excrementa, potissima invaletudinis organa, et praecipue a membris nobilioribus separentur. Qua ratione Hippocrates [1]) septem vias cerebro expurgando legatas tradit: et a processibus mammillaribus per ossa cribrosa in nares pituitam transfundi Galenus [2]) scribit, non equidem, quod haec praecipua, quam natura instituerit, pituitae defecandae via sit, sed illi, quae per palatum sternitur, auxiliaris, atque tunc in usum veniat, cum cerebrum affectum sit, neque cibum perbelle concoquat. Quare haec expurgandi ratio non damnanda est, neque quod omnino praeter naturae leges fiat, incusanda, quasi eodem loco, imo abjectiori ponenda sit, ac si ad nervos pituita decumberet, et epilepticos, apoplecticos, lethargicos efficeret. Quis enim est, qui non millies pati malit coryzam, ac semel attonitus et convulsus decidere? Quis unquam obiit, quem calor, dolor et odorandi noxa oblaesis gravedine naribus affecerit? Eadem opera et excretionem par palatum rejiciemus, cum copiosissimam multoties pituitam aliosque humores deferat, qui gargareonem relaxent, inflamment, fauces exulcerent, coctionem ventriculi

---

1) Hippocr. de locis gland. 8. et de locis in homine 18.

2) Gal. 8. de usu part. cap. 6.

evertant, in pectus decumbant, phthisin, asthmata suscitent, innumeramque turbam secum morborum trahant. Atque licet meatus narium ossis tortuosi inflexi et inaequales sunt, non ob id negandum est, eos recte pituitam deferre posse. Ut enim natura noluit, quo recta ex pelui in palatum pituita decideret, sed adenem interposuit, qui humorem excidentem cavitate sua exciperet, exceptum sensim percolaret, percolatum tandem diffunderet, sic in ossibus spongiosis molita est, ne recrementa primo impetu erumperent, sed lente quasi ex spongiis, spirituum vi expressa, sine molestia exciderent, quo continuo neque excreare, neque emungere, quod abhorrendum est, cogeremur. Potior [a]) tamen ratio est, quam mihi Vesalius videtur ignorasse, cur adeo obliquos et errantes natura sibi invicem meatus imposuerit, quod ea de causa factum est, ne alias aër paulo frigidior integris viribus in ventriculos cerebri sese insinuet, et principium illud, animae sedem, illapsus graviter affligat. Etenim decebat ossa haec rara et pertusa esse, ut spiritum celeriter et vapores odoros admitterent, atque ut excrementa repente ac semel evacuarent. Hanc compositionem sequebatur cerebri offensio, quod aër impurus atque immoderantior attrahebatur, quare natura caute excogitavit, ut per loca sinuosa et anfractuosa prius suam malitiam aër ingrediens exueret, atque limpidissimus simul et mitissimus illaberetur. Non ergo dubitemus, quin recte functionem excernendi pituitam e cerebro, dimisso Vesalio, narium ossibus una cum Galeno ascribamus, cum haec ratio admodum commoda sit, et excretioni per palatum subsidiaria, atque cum modus ille, quem Vesalius tradidit, haudquaquam naturae rei conveniat. Primum enim id mihi ostendi velim, qua via pituita illa tam copiosa, ad foramen secundi nervorum paris perveniat, quomodo permeet,

---

[a]) Gal. 8. de usu part. 6.

quomodo nullam noxam inferat. Etenim nullum esse existimo, qui non autumet, maximopere musculorum operam in oculi remorari, et in motu segniores effici, cum pituitae crassities et lentor partes illas oblineat et incrustet. Adde quod id sine visionis detrimento fieri nequeat, sed ex pallore et humoris tenacitate splendor omnis oculorum atque nitor pereat. Egregium ergo naturae artificium, quae non tam incommodo, quam animalium saluti providit, o praeclaram providentiam et insignem potentiam, quae vilioribus partibus de damno cavit, ut nobiliores et excellentiores injuria et incommodis afficeret. Sed quomodo pituita tanta transiet, corpore adeo duro et foramine angusto, quod vix exigunm nervum recipit? Si Vesalius in cerebro molli et laxo, impellente calore et spiritu, excipientibus ossibus raris et perforatis, pituitam excerni posse non concessit, neque ego jam concessero, quod hac quam dixit, excrementis iter pateat. Tanta adest viarum angustia, tantus est corporum, quae transitum concedunt, renixus, neque ulla vis praesto est, quae superflua illa a tergo impulsa ex cerebro ejiciat. Quid? quod neque ex se ipsis, suo librata pondere, excrementa effluant, neque ullibi aditus pateat, qua ad oculorum radicem pervenire possint. Nisi id qua secundum par nervorum sua vestigia ducunt, concesserimus, quod ut impossibile, ita plane absurdum est, et a naturae solertia alienum. Sed quam egregie excrementa in nares ferri scribit Vesalius? scilicet per amplum quoddam et alia multa foramina, quae hactenus neque unus quidam anatomicorum cognovit. Etenim id recte dixit Vesalius, quod meatus illi, de quibus somniat, anatomicos lateant, nam neque ibi sunt, neque unquam etiam post multa annorum millia inveniri poterunt. Quoniam si ossium, quae oculos circumfluunt, compositionem eorumque connexionem formam atque exquisitam videamus, absurdissima mihi haec videtur opinio et rationi experientiaeque dissentanea minimeque digna, cui quis respondeat, ut et hoc pacto malim Vesalium non amplecti, quam Galenum non defendere. Sic enim hujus dicta cum veritate videntur esse consona, illius vero absona, ut neminem diversum dicturum esse existimem. Hoc loco ponendum est, quod Galenum accusat Vesalius, quasi eam saltem, quae ex cerebro per nares fit, expurgandi rationem, non aliam, cognoverit, eamque in palatum desinere tradiderit. Sed in claro sole vir ille mihi caecutire videtur, aut ob contradicendi vesaniam insanire, quorum hoc non affirmaverim, illud vere dixerim. Nam quoties et quam sedulo Galenus [4]) inculcat, quod duo sint meatuum genera, quibus crassa et sensu conspicienda excrementa e cerebro dejiciantur, horum alii et palatum, alii ad nares desinant, magnis et patentibus orificiis conspicui. Non tamen intelligi velim eos canales et rivos, qui ex medio et tertio ventriculo explantantur, et in choanam desinunt, sed alios diversos in osse cuneiformi exculptos. Etenim utrorumque meminit Galenus, et eorum, [5]) qui effundunt in pelvim pituitam, et qui [6]) eam e pelui in adenem delapsam atque hinc transfusam in palatum eructant. Quod et ipse Vesalius affirmare videtur, si ejus verba recte perpendamus. Etenim quasi a capite suae opinionis, pituitam ex processibus cerebri ad nares, ex Galeno deduci ait, et eo loci tandem qualitercumque excidere. Quod si verum est, alii sunt hi meatus a palato, habebitque palatus sua foramina ab his diversa. Sed quod in errorem Vesalium impulerit, vocula quaedam est vel scriptorum vel librariorum incuria immutata. Vere enim, ut annotat quidam *σφηνὶ* pro *ἠθμῷ* reponendum est, quamvis clamitet Vesalius. Hoc enim

---

[4]) Gal. 9. de usu part. 1 et 5.

[5]) Gal. 9. de usu part. 3.

[6]) Gal. 8. de usu part. 6.

ipse docet orationis contextus. Nulli enim ossium, praeterquam ossibus narium, hanc spongiae et cribri similitudinem Galenus tribuit, quin id non recte cribrosum, sed secundum Hippocratem spongiosum appellari mavult, ob rationem, quam in expurgando observat, et nos supra diximus, eamque argutissimam nec anatomicis priscis perspectam. Cum autem admonitus Vesalius a sententia sua obstinate nollet discedere, aut mentem Galeni non bene percepisset, ut sese tueretur, mirum in modum Galeni verba inflexit et a veritate ad ingenium suum controrsit, ut Galenum suo ipsius gladio conficeret. Sed quam male. Quaecumque enim de ossium spongiosorum forma et de percolandi modo Galenus tradidit, ea omnia suo cuneiformi ossi Vesalius applicat, et quasi spongiae aut cribri figura huic conveniat, quodque per id sensim pituita destillet, ratione quadam priscis anatomicis incognita, quae ossibus narium conveniunt, praedicat. Nullibi tamen Galenus, quod memini, os cuneiforme spongiosum vel cribrosum vocat, neque quod cum mora pituita illac transeat, quin ne statim ob meatuum brevitatem, per illud os [7]) praecipitetur, adenem illum interpositum esse affirmat, qui pituitam sinu suo excipiat, sensimque ex corpore suo transfluere permittat. Duos enim percolandi modos tradit Galenus, atque in duobus organis, nempe in glandula et in narium ossibus, quorum utilitas antiquos anatomicos fugerat, quae omnia Vesalius in unum contrahit, et negocio suo accommodat. Sic in cuneiformi adesse [8]) scribit foramina, non struem ossium spongiosam et cavernosam, quemadmodum vult Vesalius, et cujus ratio male admodum ex Galeno colligitur. Non enim quia caluae pars superior cavernosa est atque rara, itaque basin ejus cavernosam esse atque foraminulis ple-

[7]) Gal. 9. de usu part. 3.

[8]) Gal. 9. de usu part. 1. et 11. de usu part. 1.

nam Galenus autumat, sed propositio prius osse cuneiformi, cur natura quidem ossa capitis superna cavernosa effecerit, non tamen ut palati os pertuderit, sed squamis duabus obduxerit, ipse auctor interrogat. Veruntamen ratio non ea est hujusce structurae, quam Vesalius adscribit. Etenim non ad excrementorum tenuium evaporationem, sed ad ponderis levitatem, si Galeno [9]) credimus, capitis compagem cavernosam natura construxit. Quare neque perforari cranium necesse fuit, cum per suturas, quas vocant, fuligines perspirent, neque aliud subsidium vel cavernarum vel foraminum requirant, quae laminis natura intexuit iisque quam levigatissimis, ne membranas [1]) circumjacentes asperitate sua offenderent. Immerito igitur oculatissimo omnium et perspicacissimo Galeno imponit Vesalius, qui et palati foramina et narium meatus recte cognovit, eorum officia natura et loco distantia perspicue sejunxit, modum denique expurgandi cerebri non omnibus perspectum, admodum tamen callidum, plane et distincte conscripsit. Quare neque Galenum mihi attigisse videtur Vesalius, aut aliud agens obiter saltem et vix summis labris degustasse, quemadmodum etiam in ossis cuneiformis censura male mea sententia de tanto viro judicat. Quamvis enim aeque omni ex parte os illud haud densum sit atque durum, tamen neque id necessarium est, siquidem elapsum pituitae concedere debebat, sed suffecit robustum esse iis in locis, quibus cum caeteris ossibus et praecipue cum osse occipitis per symphysin coalescit. Hac enim parte satis firmum atque densum est. Et quamvis necessario id Galeno exprimere velit Vesalius, quod adducta structura ossium capitis, quae cavernosa sunt, eandem etiam compositionem in osse illo observare voluerit, id ut supra dixi non recte conclusum

[9]) Gal. 9. de usu part. 2.

[1]) Gal. 9. de usu part. 1.

fuit, neque haec unquam fuit Galeni sententia, ideoque male a Vesalio explicata. Quare una cum Galeno,[a]) os cuneiforme, diversas tamen ob partes, densum durumque affirmabimus, eo, quod cerebro velut cuneus injectus ejusque basis fit atque fulcrum, atque ne facile computrescat. Ut neque ab eo discedemus, dum multa et diversa expurgando cerebro loca constituit, atque eam, quae per ossa cribrosa fit, pituitae excretionem, ex descripto naturae institutam esse, suaeque sapientiae plurimum convenire nobis commendavit. Interim etiam taceo Vesalii inconstantiam et dictorum suorum repugnantiam, quodque in indagandis utilitatibus partium non infrequenter hallucinetur. Quomodo enim glandula pituitae, quae cuneiformi insidet, id ipsum os ab injuria defendet? Quasi vero imbecillus robustum servet, et Herculem Hylas puer custodiat. Sed haec jam satis dicta sunt, pro tutela Galeni, viri in medicina consummatissimi, in quibus id praecipue spectavi, ut ad investigandam rei veritatem, ingenia acutissima incitarem, et ineptos illos secluderem, qui nescio quam leviter, satis oscitanter, non in hominibus, sed in brutis illa spectari referunt. Animum etiam et calcar addere volui, ut discant, qui vere medicinam colunt Hippocraticam, ne levi de causa infirmave sermonis suada a veterum sententia discedant, sed quantum poterint, eos amplectantur, admirentur, et a calumniis defendant. Etenim suspicienda est antiquorum sedulitas et perspicacia in indagandis et aestimandis naturae operibus, a quorum diligentia et acumine plurimum, vel ob imbecillitatem ingenii vel ob vitae angustiam, haec aetas nostra discedit, et si quid ex sese profiteatur illorum carpendo vestigia, exiguas quasdam spicas easque evanidas saltem colligit. Quare eos potius veneremur, imitemur et tueamur. Vere enim antiquissimum quodque verissimum esse, vulgata jam et vera paroemia dici solet.

[a]) Gal. 11. de usu part. 19.

Jam vero rursus insequamur propositi nostri orbitam, et quae supersunt de narium dignitate expediamus. Adjicitur ergo caeteris partium harum utilitas, quod contra impetus noxarum occurrentium, ob molis protuberantiam, velut obice quodam interjecto, olfactus organa tuta atque secura reddantur. Natura enim [3]) sensuum instrumenta operit, alia quidem ne cerebrum, quod ejus est propinquum, laedatur, nonnulla vero, ut ipsamet a periculis et injuriis vacua sint. Ejus generis os est olfactui praepositum, quod ἠθμοειδὲς nuncupant, atque etiam nasus totus hujus sensus propugnaculum esse dicitur. Caeterum non minimus omnium usus est, quod excrementa pituitosa, quae ad internum oculi angulum accurrunt, et illic imposita glandula reprimuntur, foramine quodam peculiari in narium tubos excipiantur et deducantur. Etenim duplici de causa [4]) narium ossa natura trajecit, ut et nervos transmitterent, et oculorum excrementa susciperent. Nam non raro accidit, ut medicamina injecta oculis alii quamprimum emunxerint, alii expuerint. Quoniam ad eundem usum, quo nasus in os, ita meatus hic ab angulo in nasum perforatus est, quandoquidem emungentibus nobis per nasum, excreantibus vero, quod confluit, per buccam excidit. Attamen ne per angulos excrementum effluat, neve assiduo lacrymentur, arrodantur aut afficiantur oculi, natura carnosa corpora imposuit, quae prohiberent quidem, ne oculorum excrementa per angulos elabantur, ad proprios autem meatus propellantur. Haec igitur nares cavo suo excipiunt, et una cum reliquis cerebri fecibus deducunt, quae tandem velut cucurbita quaedam aut tubo allicimus, et digitis injectis emulgemus. Est igitur et haec narium postrema numero utilitas, ex earum prolixitate desumpta; ut etiam, quod cavae sint,

---

[3]) Gal. 11. de usu part. 12.
[4]) Gal. 10. de usu part. 12.

atque honestum delabenti humori latibulum praebeant. Hoc autem quantum pulchritudini et hominis civilitati conveniat, ostendunt ii, quorum facies turpi hoc humore, ingrato quodam pallore conspicuo, et abominanda tenacitate pendulo conspurcatur. Usum hunc scite protulit auctor libri de vivorum anatome, cujus haec verba sunt: tertium nasi emolumentum est, ut sit emunctorium superfluitatum cerebri, unde longam et eminentem formam habet, scilicet, ut mucilagines a cerebro exeuntes caelet et contegat. Atque hae omnes sunt narium utilitates, ex quibus earum dignitas et praestantia mire elucescit. Id autem pro coronide hujus capitis dicendum videtur, quaenam tandem harum utilitatum prior sit et natura illustrior. Sed ut in caeteris egregius maxime omnium naturae interpres Galenus fuit, ita neque hic diligentiam ejus desideramus, qui quid nobis sentiendum sit, non minus accurate quam perspicue ostendit. Cum enim [5]) ea sit naturae solertia, quam fere observare solet, ut nunquam instrumenti cujuspiam ullam actionem praetermittat aut utilitatem, cum multae ab uno probe administrari queant, proinde hic quoque observavit, ut multae actiones simul concurrant seseque excipiant, quarum omnium unicum organum auctor est atque opifex. Cum enim ventriculi cerebri loco depresso siti sint, atque ex partibus propinquis necessario excrementa affluant, quare viam effluxui eorum accommodam in naribus natura texuit, quae ne melior excogitari quidem poterat, cum ampla simul et declivis sit. Foras igitur ab intra per narium meatus excrementa feruntur; foris autem intro vis facultatis olfaciendi penetrat, duabusque his utilitatibus unicum inservit organum, altera quidem ad vitae tutelam, ad vitae commoditatem altera necessaria. Sed odorum cognitionem in vitae necessitatem Galenus prae excre-

[5]) Gal. 8. de usu part, 6.

mentorum expulsione retulit: nam gustantis facultatis vicem olfactus subit, dum exhalante nidore gratos cibos allecti prosequimur, ingratos vero abacti exhorremus, et quae sine inspiratione olfactus nequit perfici. Sic excrementorum eductio, quae per nares administratur, multo aliam, scilicet cui palatus praeest, antiquiorem habet. Quare prima narium utilitas, propter quam potissimum factae sunt, non superfluorum est excretio, sed ea quidem ex abundanti cerebro male affecto auxiliatur. Antecedit enim hanc odorum perceptio, et hac adhuc antiquior est et ad vitae incolumitatem necessaria, aëris in cerebrum inspiratio. Quae cum ita sese habeant, si reliquas narium utilitates his adjecerimus, profecto illas omnes in commoda quaedam vitae peculiaria ferri, non tamen adeo praecipua, facile perspicimus, qualia sunt sermo explanatus et perspicuus, odoratus securitas, recrementorum oculi expurgatio, mucorum integmentum et emunctorium; atque unicam inspirationem, ut vitae maximum praesidium, locum obtinere principem, omnibusque praeferri, recte dicemus.

Capitulum octavum.

De narium conformatione, figura, situ et caeteris, quae in membri organici disquisitionem veniunt.

Enarrata narium dignitate et utilitate, jam ad structurae expositionem accedimus, partem ipsis manu operantibus et utilem et necessariam. Insequemur autem Galeni [6]) vestigia, qui ad substantiam, ad temperamentum, ad figuram, ad magnitudinem, ad numerum, ad situm et connexionem, tanquam ad capita praecipua omnem quaestionem explicandae membri cujusdam essentiae re-

[6]) Gal. de usu part. 9.

vocat. Quare primo narium substantiam, posthac caetera consideremus. Haec minime simplex est, sed varia, atque e diversis partibus longe simplicioribus extructa. Habet enim ossa, cartilaginem, carnem, membranam atque cutim, ut illam osseam esse et cartilagineam et carneam et membranosam et cutaneam haud immerito dicere possimus. Omnia tamen singillatim consideranda sunt, et in primis quot ossibus et quibus narium compages construatur. Parte igitur ea, quae ex fronte enascitur, et oculos instar sepis media dirimit, ossa singula atque ex utroque latere naribus addita sunt. Etenim et illae ad totius corporis normam in dexteram et laevam partem dissecantur. Haec simplici harmonia mutuo sibi occurrunt, et supra cum osse frontis per συνάρθρωσιν junguntur; et cum primo et quarto supernae maxillae osse et a lateribus compinguntur. His processus ossium spongiosorum subjacent, qui nares ea parte dirimunt, et ab officio septi appellationem sortiuntur. Duritiem processus hi et densitatem haud insignem crassitiemve obtinent, sed cum moderata mollitie tenues sunt et graciles, cum [7]) quod minimam iis affectis animalia noxam subeant, tum quod loci conditio laevitatem potius, quam robur atque pondus desiderare videbatur. Iniquum enim fuisset atque a naturae prudentia prorsus alienum, in summa corporis parte sarcinam praegravem animali gestandam imposuisse. Accidit etiam, quod ossa ea ab circumjacentibus oculorum orbitae ossibus perbelle muniantur. Quare neque opus fuit peculiare iis robur et constantiam addidisse, quae alibi diligens natura diligenter observavit. Ossium horum usus est, ut illis tanquam basi et fulcimento nasus innitatur; ut commodius materiam cartilaginibus suinministrent, atque ut labiorum nasique musculis sua principia suppeditent, qui apparatum

---

[7]) Gal. 11. de usu part. 19.

quendam fibrarum ligamentalium expetebant. Narium cartilagines quinque sunt, quarum duae priores ab inferna sede nasi ossium enascuntur, et deorsum ad anteriora exporrectae invicem coeunt. Hae sensim emollescunt, atque ubi in extremo naso, in communis ligamenti naturam abierint, totam anteriorem nasi regionem constituunt. Tertia cartilago ab osseo septo exoritur mollis atque plicabilis. Haec ab anteriori septi sede ad interiora cedit, et in interna regione cum duabus primis cartilaginibus concurrit, qnibus per ipsarum longitudinem conglutinatur. Ejus usus est, ut quemadmodum processus ossium cribrosorum supra, ita cartilago haec ab inferiori parte nasi foramina pariete quodam intersecet. Tribus autem hisce cartilaginibus binae aliae accedunt, utrinque singulae, quae in ligamentorum substantiam potius transeunt, et in orbem naribus circumfusae alarum juga constituunt. Praestitit autem e cartilagine extrema narium efformata esse, quod ob mollitiem facilemque impulsum vim rerum ingruentium atque impetum eludant, quodque illa substantia motui non minimum non inepta fit. Etenim odorum et respirationis gratia oportebat cum inflexione et mollitie quadam nares esse mobiles, non duritie atque immobilitate rigentes, neque nimia ex tenuitate complicabiles atque flaccidas, quales fuissent, si vel ex ossibus vel ex carne tantum construerentur. Quamobrem nasum natura neque totum osseum neque totum carneum extruxit, sed mollitiem cum duritie, rigorem cum flaccescentia ita temperavit, ut tam custodiae quam necessitati partium consultum esset. Illa enim substantia, quae ex cartilagine componitur, ad injurias extrinsecus evitandas aptissima est, et ad capescendum actionis munus maxime opportuna. Sunt etiam nares carneae propter musculos, quorum duo, ut odores tetros et virosos pro voluntatis imperio ambigamus, nares constringunt, alii vero duo ad excipiendos odores suavitate gratos, et ut aëri attracto iter pateat, illas aperiendo dilatant. Origo et finis singulorum hic est. Qui ampliandis naribus serviunt, positi sunt extra, et a malis erumpunt, proprium pone labii superioris musculum, principio carneo, tenui ac membranoso. At ubi modice priora versus declinaverint, in duas secantur portiones, quarum altera radici nasi alae infigitur, altera vero in superioris labii partem implantatur. Musculorum horum exortus et propagationis modum sapientissima natura actionis etiam dignitate et necessitate examinavit. Qui vero astringendis naribus addicti sunt, non extrinsecus, sed in interna narium amplitudine exoriuntur, proceduntque in exteriori latere cavitatis suae, sub tunica succingente reconditi, tenues atque membranosi, et tandem interiori alarum regioni inseruntur, quas dum retrahunt ad sua principia, exinde recludunt. Cavitatem etiam narium investit tunica crassitie mediocris, subrubra, mollis, durae menyngi annexa, palato ac faucibus continua, et nervis ex tertio jugo ditata. Hi delati [8]) per foramina oculisque nasoque communia, atque in minutissimam dispersi sobolem, in totam narium tunicam excurrunt, et sensu exquisitissimo non sine ratione illam impertiunt. Ex his itaque partibus jam enarratis universa narium moles consistit, quam commune corporis tegumentum investit ipsa cutis, quae pro partium, quibus annascitur, ratione et crassitie et tenuitate differt. Supra enim mollior est et tenuior, et quae haud difficulter avellatur; e contra ad extremum nasum, qua cartilaginibus proxima est, tanta contumacia adhaeret, ut eam a subjectis partibus vix adsit copia segregandi; crassiorque ibi est et solidior, quod illam ob globulum, quem eo loci natura efformavit, tam altiorem quam firmiorem esse praestabat. Depilis fere universa est, praesertim penes

---

[8]) Gal. 9. de usu part. 8. et de instr. odor. 2. et 5. de usu part. 16.

frontem inter oculos, quanquam uti hic et infra aliquando, praesertim in corpore calidiori, pilis eam operiri contingat. Sed nasi temperies quaenam sit, ex partium vi atque efficacia facile deprehendimus. Cum enim praeter carneam musculorum substantiam, quae calore et humore perfusa est, caetera quaeque ad frigiditatem inclinent, (frigida enim sunt ossa, cartilago, membrana et cutis) cumque quod ad patientium qualitatum συζυγίαν spectat, siccitas humiditati dominetur, quod ex partium natura constat, itaque nasi temperiem procul dubio frigidam et siccam esse constituemus. Hujus figura oblonga est, parte inferiori latior, arctior superiori, sed non praeter summum naturae artificium. Etenim quod longae sint nares et prolixae, haud dici potest, quantum conferant vel ad occultanda vel ad exprimenda cerebri excrementa. Sic in frontis confinio coarctantur, quoniam ampliorem explanationem in summa parte oculi longe nobiliores omnino prohibebant, ne aciem illorum et obtutum, si quando ad latera visus inflectendus erat, obex interjectus everteret. Etenim sic partes ignobiliores ex naturae instituto principibus solent loco cedere. Quamvis autem loco pulsae et in angustias nares coactae videantur, id tamen ne minima quidem actionis aut utilitatis noxa comparatum est, quod tantum internis proportione partibus additur, quantum extremis justa de causa demitur, tantaque sit et tam efficax narium operatio, quanta illis supra protuberantibus vix esse poterat. Optimum vero fuit in partibus proclivibus eas amplas esse et capaces, ut et aptius apprehendi, et quae spiritui subeunti viam praecludunt, inepta sua tenacitate et mole excrementa prolici et emungi possint. Quo loco referendum est, quod etiam aëris circumflui magna copia illis exhaurienda erat, quam orificiis suis exceptam cerebro atque pulmonibus suppeditarent. Sitae autem sunt nares in faciei meditullio, circumpositis undiquaque auditus, visus gustusque organis. Id factum [9]) est respirationis gratia, quam linea quadam fabrili atque norma ad nares directam esse decuit: etenim respirationi famulantur, cujus actio sedem inter alia mediam exposcebat, et praecipue, cum in superna narium parte priores cerebri ventriculi incumbant. Cum enim in illis spiritus animalis elaboretur, cui subsidio et alimento est aër inspiratus, itaque recta nares illis subdere convenit, ne spiritus ob itineris flexum evanesceret, aut alio distractus parcius accederet, sed expeditius et copiosius cerebrum subiret. Observavit natura alibi, ut minimo viae cum dispendio recta partibus iis, quibus famulentur, ductus suos immittat, nisi propter ingentem utilitatem sinuosos et inflexos, ut fit in vasis spermaticis, et quae mammillis dicantur, circumduci eos oportuit. Eundem positum et odorum et excrementorum natura requirebat, ut illos quamprimum ad sensoria sua nares deferret, haec vero e loco, in quo provenerant, absque mora educerent. Nasus igitur recto ductu prioribus ventriculis cerebri subjicitur, ut tam aërem et odores subministret, quam excrementa in cerebro collecta abducat. Hujus constructio, si quis acrius intueatur, gemina esse videbitur. Nam utrinque, qui aërem excipiunt, haud contemnendi canales sunt, uno integumento eoque continuo circumdati. Quare, quod ob viciniam arctius compacti sint, simplex organum atque uniforme non recte consideranti videri possit. Includuntur autem nares hisce angustiis, quoniam si aliter sitae essent, et [1]) quemadmodum aures distractae, haudquaquam suo officio fungerentur, neque sensuum objecta ex instituto administrarent. Atque cum ventriculi priores cerebri gemini sint, et angusto adeo loco sicuti nares conclusi, itaque et hasce aemulari, quarum partium ministrae sunt, con-

---

[9]) Arist. 2. de part. anim. 50.

[1]) Arist. 2. de part. anim. 10.

structionem decebat. Adde quam decenter et facile elabentem pituitam hoc pacto subtrahamus atque una opera, quod naribus invicem diremptis fieri non licuisset. Summa igitur cum ratione natura nares aliqua ratione arctas et arcto loco positas hominibus addidit, quarum magnitudo, considerata faciei amplitudine, pars ejus tertia longitudine est. Id autem in corporibus haud monstrosis, sed natura symmetris credendum est, atque si quid vel excesserit vel defecerit, id extra naturae limites censendum. Connectuntur tandem nares cum partibus undique circumjacentibus, oculis nimirum, ossibus cribrosis, maxillae superiori, ossi frontis, palato et linguae membranae succingentis subsidio. Nervis vero tertii paris quasi catenulis ex cerebro appenduntur, et postremum genis atque labiis cute ipsa, communi corporis amiculo, conjunguntur. Atque de his hactenus.

Capitulum nonum.

De labiorum dignitate et compositione.

Proxime a naribus labiorum historia sese nobis offert, cum quod haec partibus illis vicina et nonnumquam subsidio sint, tum etiam quod non infrequenter digladiantibus, altius adacto ferro, laesiones incurrant. Maxima igitur, ut rem aggrediamur, et prima labiorum dignitas est, quod locutioni, praestantissimae hominis actioni serviant. Haec enim nobis sola propria est et menti proxima, a qua velut splendidissimus a sole radius aut limpidissimus ex fonte rivus promanat et derivatur. Hinc Pimander intelligentiam [a]) sermonis sororem esse ait, et utrorumque mutua officia. Nam neque sermo absque intellectione pronunciatur, neque in-

[a]) Her. Tris. in Pim. c. 9.

tellectio absque sermone ad homines propagatur, solaque sunt, [3]) quae Deus soli homini ex omnibus animantibus largitus est, ejusdem cum immortalitate praemii, et quibus si quis recte utatur, nihil ab immortalibus discrepat. Certe haec actio animae nostrae est praecipua, quoniam eorum, quae mente concipimus, interpres est atque nuntia, cui praestandae subsidio sunt labia, quae caeteris animalibus dentibus et sanguine praeditis licet concessa sint, ad eum tamen, ut in homine, perfectionis apicem, quamvis singulis pro animae suae ratione apte conformata sint, nequaquam devenerunt. Ergo propter hoc labiorum officium in sacris literis verbi divini nuntii sub labiis comprehenduntur, quae sponsae ecclesiae singulari et commodo et ornamento sunt. Sic in cantico [4]) habetur: sicut vita coccinea labia tua: et favus destillans labia. Nam per eos [5]) populo suo Deus loquitur, per hos aeternae vitae verba proponit, si ad fidem parvulos erudiunt, si ad constantiam adultos confirmant, per hos errantes reducuntur, haesitantes stabiliuntur, his scriptorum occulta et mysteriorum arcana manifestantur. Eundem labiorum usum praeclare philosophus [6]) innuit, dum in haec verba prorumpit: homini mollia, carnosa et quae separari possunt labia adjuncta sunt, cum dentium tuendorum gratia, tum etiam potiori causa, ut illi bene esset; nam ad usum sermonis ea quoque faciunt. Sermo enim, qui voce promitur, ex literis constat. Ergo si lingua talis et labra humida atque agilia non essent, maxima harum pars exprimi non posset, quippe cum literae partim lingua perducantur, partim labris comprimantur. Verum quoniam literae

---

[3]) Her. Tris. in Pim. c. 12.

[4]) Cant. cantic. 3.

[5]) D. Greg. Mag. supra cant. cant. 4.

[6]) Arist. 2 de part. anim. 56.

omnes certo quodam labiorum motu proferuntur, illae profecto evidentius operam eorundem requirunt, quae aut compressionem aut in orbem circumductionem desiderant. Hujus generis sunt Q. et V., alterius vero B. F. M. P., quorum illa labiis in orbem effiguratis exprimuntur, haec compressione eorum eliduntur. Talis igitur labiorum dignitas est et utilitas, ut sapientissimo et prudentissimo animalium homini conveniant, quoniam et eorum actio sapientiae et prudentiae index est et internuntia. Unde recte locutionis organis annumerantur, qualia sunt os [7]), vas generale organorum sermonis in homine et vociferationis in brutis, dentes, labia, palatum, lingua, columella et tonsillae. Verum in gratiam tantae actionis natura non satis admiranda quam plures musculos eosque summa diligentia et jucunda varietate connexos implexosque constituit, de quibus infra fusius agemus. Non autem postremo loco ponendus est ille labiorum usus, quae scilicet dentes contegant, et quodam quasi vallo muniant. His enim vis occursantium corporum eliditur, et aëris paulo intemperatioris impetus refringitur. Unde dentibus non minima securitas accedit, et praecipue quod illorum candor et venustas conservetur, quem aëris foeditate et immoderantia perire alias necessum esset. Cum enim gingivae ob molitiem injuriis propulsandis non satis firmae sint, itaque pestis haec altius sese insinuaret, et serpendo intimius partium illarum sanitatem destrueret, ni Deus et natura hunc obicem interposuisset. Quare illa vehementer admiranda est, quod uni organo tot actiones adjunxit, et plures actiones quam organa extruxit, cum ab uno organo multae actiones recte proveniant, et pluribus actionibus organum unum probe sufficiat. Si enim tot nobis, quot actionibus opus est, essent organa, nonnulla partium con-

[7]) Auctor libr. de anat. vivor.

fusio sequeretur, unaque alteram in operando impediret, quod cum declinare natura voluerit, quoniam id suae prudentiae non conveniebat, quare partes non actionum numero, sed eorum pondere et valore commensa fuit. Quapropter labiorum natura [8]) cum ad tutelam et salutem dentium adjuncta est, tum in hominibus potiori de causa, ut illorum ope verba fari possimus. Ut etiam lingua haud similis atque aliis animantibus homini data est, sed idonea, qua [9]) ad duplicem actionem uteretur, tam ad perficiendos sapores, quam ad formandum sermonem. Dentium etiam foeditatem atque immunditiam summovent labia, quo nihil aut inhonestius aut turpius esse potest, si quidem oculos hominum subeat. Quid enim detestabilius est, quid odiosius, quam dentes scabros, exesos, putidos, ferrugineos et rostratos in communi hominum societate detegere? Hoc vitium ingens certe est et abhorrendum, quod plurimum ab nostra consuetudine homines arceat, cui natura provida et quae semper quod melius est perficit, hoc velamine labiorum opposito, remedium attulit. Ejusdem ordinis utilitas est, quod [1]) dentes hos cooperiant, et adductis invicem oris aëris ingressum prohibeant, dummodo ex naturae decretis homo gubernetur. Etenim quam ingens noxa actionum vitalium, si per os respiratio fieret, impedimentumve accederet, supra satis declaratum fuit; ut et indecorum [2]) et invenustum esset, si per dentium interstitia saliva hinc inde profusa difflueret. Namque et haec labiorum utilitas est, ut salivae effluvium reprimant atque coerceant, quod quam ingratum sit, quam abominandum, infantes in cunis salivantes, et qui arida ora nequeunt contrahere

---

[8]) Arist. 2. de part. anim. 56.

[9]) Arist. ibidem.

[1]) Avicen. libr. 3. fen. 8. tract. 1.

[2]) Avicen. ibidem.

senes ostendunt. His additur alius usus, quod exertis labiis atque ad superiora valide propulsis nares occludimus, atque quó minus cerebrum feriant, funestos odores ab ingressu prohibemus; sic [3]) cibum jam dentibus contritum et huc illuc in palato circumvolutum labiis probe continemus, et eorum opera in masticandis et conterendis dapibus útimur. Non minus evidens atque necessaria est labiorum utilitas, quod ex maternis mammillis, ubi solidioris cibi nondum capaces sunt, quasi per quosdam tubulos infantuli lac alliciant et valide exugant. Huic actioni haud absimile est, quod adultiores dum potum sumimus, extrema poculi arcte et concinne apprehendimus, et liquorem illum, alioquin lubricum, pro voluntate nostra vel abigimus vel emulgemus. Quo pacto non incommode delapsum a cerebro humorem, eumque e pectore sublatum harum partium ope eructamus et longe a nobis rejicimus. Quae utilitas sane non aspernanda est, sed ut alia naturae opera magnifacienda, quae ut neque caeteras partes, ita neque labia leporis sui et venustatis reliquit expertia. His enim et decor suus inest et pulchritudo, additamentum operis et naturae luxuriantis spectaculum, quae quidem nullibi [4]) neglecta jacent, sed tamen in membris quibusdam, ab actionis praestantia observantur. Non enim formae decus non manifeste apparet in auribus, in praeputio, in natium carnibus, quarum turpitudinem, si excarnes sint, simiae demonstrant, quod tamen in oculis adeo ab actionis nobilitate et usu superatur, ut rationem ejus natura minime videatur habuisse. Sic multis in partibus ornatus negligitur, ut in naso, in labiis et in aliis sexcentis. Non tamen adeo pulchritudo hoc loci abjecta et profligata est, quin sese suismet prodat indiciis. Norunt labiorum de-

---

[3]) Gal. 10. de usu part. 16.

[4]) Gal. 11. de usu part. 13.

corem praecipue amantes, quibus osculis nihil carius, nihil suavius, nihil optabilius; denotant id, quibus labia excisa sunt; id demonstrant tumentes ora Aethiopes, patet id ex aliis labiorum vitiis, quibus [5]) aliqui proici, labernes, aliqui labeones et chilones dicuntur. Veruntamen omnia haec unica oratione princeps Avicennas comprehendit, dum haec verba habuit. Duo [6]) labia, ait, creata sunt ad os et dentes cooperiendos, ad decorem, ad retinendam salivam, et ut hominibus ad efformandum sermonem auxilio sint. His etiam addit vir ille clarissimus, quod animorum affectus et naturales inclinationes eadem labia nobis praenuntient, quorum ratio ex physiognomonicis fontibus petita talis est. Quibus in ore majori labra tenuia sunt, ut inferioribus adjiciantur superiora, his magnanimitatem et leoninam fortitudinem significabunt; in minori vero ignaviam, inhumanitatem, molestiam, impietatem et perfidiam. Quibus ex ictu labra supra dentes caninos attolluntur, hi pessimorum morum sunt, acclamatores, injurii, conviciatores et mordaces. Quibus totum os protenditur, labraque sunt pinguiora, rotunda, extrinsecus inversa, unde chilonum labeonumque cognomina, hi moribus et operibus suini sunt. At inferiori labro si superius super adjicitur, hi prudentiores sunt; ut et non prorsus mali, quibus labro labrum prominet, sed vani et stolidiores. Labiorum igitur venustas gratissima est, utilitas excellentissima, dignitas amplissima. His autem addere convenit, quo pacto natura sagax eorum actioni ex partium compositione callide prospexerit, in quarum numero primo labiorum substantia est, extructa ea ratione et compacta, ut illam [7]) aut musculum pro cute aut cutem

---

[5]) Plin. 11. hist. nat. 34.

[6]) Avicen. libr. 3. fen. 8. c. 11.

[7]) Gal. 11. de usu part. 15. et 5. ejusd. 15.

musculosam juste vocaveris. Nam et moveri ipsam motu voluntario, et multo duriorem esse aliis musculis oportebat, unde ex cute atque musculo totis inter sese mixtis et confusis labia animalium conflata sunt. Quam naturam [8]) adeo singularem et eximiam hac de causa obtinuerunt, ut ea contrahi, distendi, constringi, laxari, deflecti, a situ suo averti, ac tandem ea converti, quocunque vel edentium vel bibentium vel loquentium vel aliam quandam functionem obeuntium usus vocaverit. Huic autem actioni natura varios praefixit musculos, cutaneae labiorum substantiae usque adeo implexos et in fine confusos, ut oculatissimi cujusque et peritissimi diligentiam effugiant. Quam compositionis rationem observatam esse credimus, ut absque mora et celerrime in suo officio labia sint, et ut motus eorum haud cunctanter alter alterum excipiat. Videntur tamen musculi illi, si quis sedulo operetur, a principiis suis distincti et regione separati esse, quorum numerus juxta [9]) Galenum et Vesalium [1]) quaternarius est, at secundum Fallopium [2]) novenarius, cui autori meo judicio major fides adhibenda est. Primum ergo musculorum par ortum habet a membrana carnosa, quae in regione cervicis, spinae, scapularum, clavicularum, ossis pectoris, carneam naturam sensim induit, et fibras recta sursum ductas emittit. Musculi hi lati sunt, tenues, ex utroque latere singuli ad faciei medium exporrecti, in mentum labiaque inserti, nonnunquam tamen in ossa malarum et in radicem nasi, quandoque etiam ad aurem usque implantati, qui quemadmodum illas, ita partes has, ubi ubi hi ductus musculorum adsint, movere possunt, eo scilicet motu,

---

8) Gal. 4. de anat. adm. 3.
9) Gal. de muscul. diss. 2.
1) Vesal. 2. de hum. fab. 3.
2) Fallop. instit. anat. cap. de musc. fac.

quo labrum proclive, existente interim inferiori maxilla penitus immobili, deorsum attrahimus. Hic ille musculus est, quem peculiari nomine μυῶδες πλάτυσμα Galenus [3]) vocavit, cujus particula quaedam, eaque caeteris paulo crassior, in maxilla inferna ad mentum inseritur, ut caeteros musculos, qui huic parti imperant, in agendo promoveat. Secundum musculorum par aeque ac primum membranosum est, varioque fibrarum carnearum implexu intertextum, quod totam, quam inflamus, buccarum regionem complectitur, oriturque a maxillae superioris longitudine, porrigiturque ad radicem gingivarum secundum maxillae infernae longitudinem. Hos musculos oblinit, quae oris amplitudinem investit tunica, tam valide partibus connexa, quam quod nunquam illacera avelli possit. Moventur illis malae nunc sursum, nunc deorsum, nunc antrorsum, nunc retrorsum. Tertium vero par musculorum ab osse maxillae superioris oritur carneo principio, qui oblique descendit, et in labii superioris latera inseritur, quas partes etiam sursum oblique contrahit. Quartum par ab inferiori maxilla prorumpit, deduciturque post haec in eam labii partem, quod frenum appellant, quam deorsum trahendo movet. Quintum par, quod labii superioris partem una cum ala nasi sursum revellit, ab osseo ambitu oculi nec non ex cavitate circa nasi dorsum educitur, et recta progressum partim in alam descendit, partim in labium superius, ubi genae sunt, implantatur. Ssd ab extremo narium osse sexti in ordine musculi exordium sumunt, qui membrana interna suffulciuntur, et in ultimam alam desinunt, quam ad sua principia sursum retrahunt; hi musculi aliis nequaquam cogniti fuerunt. Diversum est ab illis, qui tertiae et quintae musculorum regioni interjecti sunt. Septimum par musculorum, quorum principium est a

[3]) Gal. de diss. muscul. 1.

cavitate illa quae malis subjicitur, unde ad labium superius deferuntur, et qua parte frenum est tandem inseruntur. Octavum par carneum est, explantatum circa radicem pinnarum nasi. Has, dum ascendit, amplectitur, et sublatum ad angulum narium immittitur. His musculis cum sexto pari alas nasi expandimus. Nonum tandem musculorum par atque ultimum constat ex indigesta illa et carnea mole, ex qua utrumque labium conformatur, circa cujus examen, ut et de reliquis, diversa est et multiplex auctorum opinio, cum quae labiorum motus ob varietatem non aeque pateant, tum etiam quoniam tantus invicem fibrarum complexus est, tantaque cum ipsa cute musculorum affusio et coalitus, ut et oculorum aciem et manuum promptitudinem effugiant. Voluimus tamen musculorum horum enarrationem ex Fallopio petere, quod ea magis ad veritatem accedat.

Labiorum vero temperies calida et humida est, cum quod musculis calidis et humidis, tum quod ex cute, partium omnium temperatissima, extructa constent. Sunt autem cuti quadantenus molliora et musculis reliquis duriora, quorum extrema summa rubent, vel propter sanguinis copiam, vel quoniam illa indefesso moveri contingit. Nam dum edimus, dum potamus, dum loquimur, dum excreamus, quam primum partes excalescunt, quibus excalefactis et spiritus et sanguis, rubedinis sedes allicitur atque attrahitur. Accedit praeterea, quod tunica, quae labia extrema investit, tenuissima simul et pellucida sit, ut musculorum splendor velut per vitrum aut lapidem specularem transpareat. Sunt autem gemina labia, cum propter oris incisionem, tum quod duplici dentium ordini velamina et propugnacula sint. Sic etiam magnitudine variantur, quae quandoque tenuis et exigua est, quandoque tumens et crassa, ut et eorum figura, quam ob multiplices et diversos motus diversam etiam et multiplicem esse contingit. At in quiete dentium constructionem et figuram, quorum custodes sunt, recte aemulantur. Connectuntur tandem labia ad malas, ad nares, ad mentum membranis et ligamentis, vinculis certe tenacissimis et robustissimis. Atque haec est narium historia quantum potuit brevibus explicata.

Capitulum decimum.

De dignitate aurium et earum constructione.

Festinat jam sermo noster ad tractationis illius perorationem, quae est de partium praestantia et structura, quas restaurandas nobis proposuimus, si tamen, quae de auribus exponenda restant, prius absolverimus. Sed quoniam nobis de extima parte hujus instrumenti contemplatio constituta est, et quam philosophus [4]) auriculae nomine insignivit, quod operis nostri pars aliquota sit, attameu ut diu jam trita via incedamus, et lectionem hanc solita multarum rerum varietate condiamus, paucis quaedam de aurium dignitate atque in genere dicere decrevimus. Aurium ergo dignitas est eximia certe et illustris, quod scientiarum dogmata fideliter per eas instillentur, parvoque negocio virtutum praeceptiones probe inculcentur. Quare auditum Aristoteles [5]) et Plato [6]) disciplinarum sensum et ad philosophiae cognitionem concessum esse ingeniosissimi homines referunt Certum equidem est, visum sensuum omnium esse actione acerrimum, cognitione perspicacissimum, experientia veracissimum, at non omnibus occultarum rerum inventio data est, neque ad variam adeo et implicitam cognitionem aetas hominis sufficit. Ideo ad sa-

---

[4]) Arist. 1. de hist. animal. 11.

[5]) Arist. de sensu et sensil. 1.

[6]) Plato in Tim.

pientiam scientiamque capessendam ipsa visione auditus multo accommodatior est. Etenim per auditum prima semina doctrinarum in tenella ingenia injiciuntur; per auditum ex opinionum communicantia incrementa accedunt: per auditum quasi feruenti cultura, ob ingeniorum collisionem et disputationis concertationem, veritas excutitur, qua cognitio quaevis adolescit atque perficitur. Huic ergo sensui tam praestanti aures ipsae speculatores et ministri sunt, quod etiam Poeta ille innuit, cum ad sapientiae frugem officio aurium indoctos vocari disserit:

Nemo [7]) adeo ferus est, qui non mitescere possit,
Si modo culturae patientem accommodet aurem.

Ad haec etiam refertur, quod suavissimam illam harmoniam diisque hominibusque gratissimam, sonorum concentus et vocum modulos auribus percipiamus, quo quid jucundius, quid delectabilius, quid homini convenientius esse potest? His feros [8]) homines ad mansuetudinem Orpheus revocavit, his [9]) regem Saul ab immundis spiritibus David vindicavit, his [1]) medicorum opinione morbi abiguntur, his animalia bruta, quod Arion Mitylenaeus ostendit, alliciuntur, et ut semel dicam, haec summa salus, hoc optimum remedium, quo [2]) cor nostrum edentes curas, tristitias, sollicitudines, instar Pythagorei ex animo nostro explodimus, et ad tranquillitatem et laetitiam mentem revocamus. Tanta igitur aurium dignitas est, tanta utilitas, quantam nemo satis possit perstringere: quarum praestantiae et illud ex Aegyptiorum mysteriis accedit, quod eas [3]) obedientiae si-

[7]) Hor. Ep. 1.
[8]) Apollod. Rhod. 1. argonaut.
[9]) 1. Reg. 16.
[1]) Plutarch. in Mutiem. Homer. Iliad. 1.
[2]) Cicer. 4. Tuscul.
[3]) Pier. 7. hierogl.

mulacrum homines illi extare voluerint. Quod etiam ex sacra [4]) pagina constat, dum secundum antiquae legis solennes ceremonias, in sacerdotibus sacris initiandis, extremum auriculae dextrae Aroni et filii ejus immolati arietis sanguine ex jussu Dei Moyses contingebat, quo facto, velut signo quodam et monumento intelligerent sacerdotes, se divino dicto audientes fore, et munus hoc perpetuum coram Domino obituros esse. Ut enim ex inobedientia parentum nostrorum et paradiso expulsi et omnium rerum egeni facti sumus, sic ex observantia mandatorum Dei tum boni amissi pendet recuperatio, tum ad patriam, qua exulabamus, auditus patet. Auribus etiam apud Hebraeos illa indigna servitutis nota imprimebatur, ut ea maxime conspicua et oculis hominum subjecta esset. Si [5]) dixerit servus: diligo dominum meum et uxorem ac liberos, non egrediar liber, offeret eum dominus diis, et applicabit ad ostium et postes, perforabitque aures ejus subula, et erit ei servus in seculum. Voluit enim Deus, ut eo loci, quo potissimum nobilitatis et decoris argumenta, appensis magni precii gemmis, ingenui homines ostenderent, illi nempe, qui gratam adeo libertatis vocem audiri noluerint, haec turpia et illiberalia perpetuae servitutis stigmata circumferrent. Aures etiam memoriae consecratae sunt, quod applicato ad aurem digito antiqui significabant. Hinc Maroninum illud:

Cynthius [6]) aurem
Vellit et admonuit.

Sed inde hujus hieroglyphici ratio profluxit, quod testes in jus rapturi testium auriculam, memor esto dicentes, contrectabant. Huc allusit Ovidius:

---

[4]) Lev. 8.
[5]) Exod. 21.
[6]) Virg. ecl. 3.

Si [7]) quid erit de me tacita quod mente loquaris,
Pendeat extrema mollis ab aure manus.

Verum ex physiognomonicis, quae partem sane commendant, judicia haec sunt. Aures tenues, minores et veluti circumcisae fatuum, callidum, malitiosum denotant, crassae magnaeque surdastrum. Extantes praesentaneam docilitatem, mansuetudinem, benignitatem, ut pressae inscitiam et ruditatem significabunt, quadratae vero ac mediocriter magnae in audiendo argutissimum.

Sed aliquando accedamus ad eam partem, quae nostri operis est, auriculam scilicet, cujus dignitatem etiam singillatim perscrutari licet. Hujus utilitas est, ut ab externis injuriis auditionis organum tueatur, et ut sonos aliquo pacto excipiat, et exceptos ad meatum auditorium deferat. Nam [8]) quemadmodum superciliorum pilos supra oculos natura constituit, qui priores, si quid in ipsos deflueret, exciperent, ad eundem modum et auribus apponere voluit propugnaculum, quod tamen illius obicis magnitudinem excederet. Etenim in oculis, quos sublimi loco positos esse oportebat, non magnum adeo vallum apposuit, at econtra in auribus ingentem satis molem construxit, quoniam illud oculorum aciem magnopere obscurabat, hanc vero non modo sonos non illabentes prohibere, sed insuper etiam sonum aliquem fundere decebat. Hujus rei Hadrianus Romanorum consul testis est locupletissimus, qui, sensum hunc cum laesum haberet, manus cavas, quo audiret facilius, a posterioribus ad anteriora spectantes auribus obtendebat. Huc cedit, [9]) quod equi, asini, canes et animalia caetera, quae magnas auriculas habent, eas semper circumagant, ac ad sonos et voces inflexas convertant, earum partium usum ab

---

[7]) Ovid. heroïd.
[8]) Gal. 11. de usu part. 12.
[9]) Arist. 2. de part. animal. 11.

natura edocta. [1]) Harum substantiam natura elegit neque duram adeo, ut sunt ossa, neque penitus mollem, ut carnem, sed quod in medio horum est, cartilagineam. Alterum enim duorum accideret, ut aut rumperentur aures facillime, aut ut contunderentur, praeterquam quod id neque pulchritudini earum conveniebat. Nam si molles nimis et tenues essent, considerent exquisite, et qua flacci notantur noxam incurrerent, durae vero atque crassae arrecte semper et extentae rigerent. Hujus igitur generis substantia hoc peculiare habet, quod satis commode partes subjectas defendat, ut quae neque comminui neque contundi, quemadmodum dura et friabilia; neque incidi neque rumpi, ut mollia et carnosa queat, quodque nec collabendo subsidat, cum ad excipiendos sonos hiet continuo, nec usque adeo arrigatur, quo minus in adaptando pileo aut accommodanda capiti galea complicari, et sine offensione intorqueri possit. Quae omnia cum utilitate et pulchritudine earum partium maxime consentiunt. Sed non desunt anatomicorum, qui auribus, ut obscure moveantur, quandam musculorum substantiam adscribant, quod cum rarum sit atque insolens, itaque aures penitus cartilagineas et communi corporis integumento comprehensas omnique motu orbatas statuimus et recte decernimus; quoniam et praeter Galenum [2]) et Aristotelem [3]) immobiles homini factas esse aures Plinius [4]) etiam affirmat. Si praeterea ad temperiem respiciamus, aures certe siccae et frigidae fuerint, cum substantiae illius natura et ratio, quae cartilaginea est, id nobis persuadeat. Intersecant autem capitis orbem aequis portionibus, et medium ibi locum obtinent.

---

[1]) Gal. 11. de usu part. 12.

[2]) Gal. 11. de usu part. 12. et 16. ibid. 6.

[3]) Arist. 1. hist. animal. 11.

[4]) Plin. libr. 11. hist. nat. 34.

Auditur enim non modo per directum, sed et undequaque. Qua de causa non ut caeteris animalibus in vertice, sed in oculorum orbe positae sunt, neque ut reliqui sensus ex anteriori parte, sed ad latera atque e perpendiculo ipsis malleolis. Quarum numerus geminus est, cum quod [5]) utriusque lateris una sit species, tum etiam quod caetera [6]) sensuum organa duplicia sint. Illud enim venustatis speciem commendat, hoc vero hominem ipsum, cujus altera pars dextra est, altera sinistra, numeris suis absolvit. Verum enimvero effecit [7]) actionum perennitas, quod sentiendi instrumenta ex necessitate gemina et ex utroque latere singula posita sint. Nam cum actione vitam ipsam dimetiamur, qua illaesa vita constans est et superstes, et qua sublata protinus et necessario concidit; itaque ut saluti operationum consultum sit, ita corporis sensoria natura extruxit, ut si contingat noxam alterum incurrere, nihilominus in altero, quod illaesum superesset, actionum robur salvum et perenne permaneat. Nam prima [8]) et maxime communis gemini organi ratio est, ut si unum eorum affectum fuerit, affecti vicem reliquum suppleat. Quod Smyrnaei cujusdam juvenis exemplo, cui ad anteriorem cerebri usque ventriculum vulnus adactum fuerat, dilucido commonstratur. Aurium vero magnitudo talis est, qualem nemo quis effingere possit melius, adeo symmetra et apta suis usibus. Nam hominibus [9]) auricularum moles, quanta vel equis est vel asinis, incommoda fuisset, dum caput aut pileo aut galea aliisque integumentis obuelarent, quod non raro facturi erant; quandoquidem

---

[5]) Lact. de opificio Dei.

[6]) Arist. 2. de part. animal. 20.

[7]) Gal. 11. de usu part. 19.

[8]) Gal. 8. de usu part. 10.

[9]) Gal. 11. de usu part. 12.

et in equis bellicosis minores multo aures asinis habentibus ea magnitudo molesta est, si aliquando caput illis contegimus. Praestiterat igitur aures in hominibus sursum extendi, tantumque meatibus extare, quantum nunc extensae et explicatae sunt, ita enim simul adsonant meatumque operiunt, simul autem nihil impediunt, quo minus quidvis capiti injiciamus. Harum partium figurae duplex consideratio est, vel qua universae auriculae et anticam et posticam partem comprehendimus, vel qua adversam tantum respicimus. Etenim internorum voluminum ea ratio est, ut minus nocumenti, si quando complicari contingat, aures exciperent, quemadmodum et [1]) quod concavae simul et convexae sunt, si quid meatui incidit, ab ingressu prohibent, et peculiare quoddam in patiendo robur acquirant. Nam rotundum ab injuriis omnium remotissimum est. Igitur ad utrumque eorum multos aures anfractus habuere, cum eo modo magis convoluantur, atque in se ipsas residant, quam si simplex, tota et uniformis utraque fuisset. Connectuntur vero cum osse occipitis atque ossibus petrosis, in quorum centro meatus auditorius exculptus est, membrana simul atque cuti, communi totius corporis tegumento. Atque haec de auribus: quarum natura et structura considerata, tandem aliquando vela contrahimus, cum de dignitate et compositione, quarum partium nobis quaestio proposita est, satis superque verba fecerimus. Enim vero ad artis contemplationem, quae illas partes reficit, digitum propius admoveamus.

---

[1]) Gal. 11. de usu part. 12.

Capitulum undecimum.

Quae dicantur in humano corpore curta, in quibus curtorum chirurgia posita sit, quonam affectuum genere contineatur, et ad quam medicinae partem hic liber referatur.

Decurso igitur prope spatio universo de faciei dignitate et praestantia, atque mox enarratis narium, labiorum auriumque dotibus, agite nunc hujus de curtis chirurgiae vadosum mare et adhuc omnibus mortalibus intentatum ingrediamur, ubi pro ingenii nostri mediocritate ita cursum moderabimur, ne abrepti vastissimis hujus pelagi fluctibus incaute nosmet concredamus, sed ut terram prope, in tuto ac tranquillo vela facientes, iter nostrum emetiamur, atque ad vocatum tandem portum, laboris nostri metam, appellamus. Antequam vero ad declaranda hujusce chirurgiae principia accedamus, quibus nimirum primordiis prima artis hujus momenta caeperint ostensuri, postpositis caeteris, ea prius tradere decrevimus, in quibus totius nostri de curtis restituendis negocii cardo vertatur. Id autem summatim et suspenso pede peragemus, cum quae ad inita hujus artis referuntur, ea saltem digito, ut ajunt, commonstrasse sufficiat. Caeterum ne prima haec sine arte nostra sit emissio, quid curtorum nomine intelligamus, denuntiare oportet. Curta seu curtum, si Grammaticos consulamus, id plane est, quod breve est et pusillum est, ut apud Horatium:

Nunc [2]) mihi curto
Ire licet mulo vel, si libet, usque Tarentum.

At vocabulum hoc ad nonnullas corporis nostri partes mutilatas, et a nativa quantitate deficientes, a rebus parvis deductum et commode translatum fuit. Quod ex Galeno clarissime patet, qui ea [3]) quae in labiis in au-

[2]) Horat. Sat. 1. 6.

[3]) Gal. 14. meth. med. 16. et in med. 18.

ribus vel in narium alis desunt κολοβώματα Graecis latine vero curta vocari refert, cui interpretationi clarissimi quique [4]) medicorum non leve et spernendum suffragium ferunt. Nares igitur, aures et labia, quacunque tandem occasione detruncata fuerint, curtorum appellatione recte designari poterunt. Horum resarciendorum ratio in eo potissimum consistit, ut materiae apparatus et ejusdem locus in promptu sint, ut partibus mutilatis materia connectatur, atque ut connexa ad partium curtarum similitudinem aliquando conformetur. Materia est cutis simplex ante conjunctionem cum curtis delineanda prius et educenda. Locus et regio, ex qua eripitur, est humeri pars anterior. Copulatur autem cum decurtatis partibus ipsa materies, suturarum opera et pluribus constricta deligationibus, iisque idoneis recte conservatur, quo usque et cutis et curta coalescant. Postquam vero firmo coalitu invicem adhaeserint, recidenda est a brachio materia, et in partis exectae formam ducenda, sollicitoque tutanda, ut tandem robur et constantiam perfecte nanciscatur. Singula haec suis locis fusius et exactius prosequemur, quorum tamen exigua quaedam et obscura lineamenta ob oculos subjicere voluimus, ut ad inventionis momenta in arte nostra, quae ex agricultura depromuntur, commodius descendere possimus. Prius tamen locus videtur postulare, postquam quid curtum sit, et qui sint summi artis nostrae apices declaravimus, ad quam medicinae partem hic liber redigendus sit, ut ratione proposita explicemus. Verum cum non satis constet, quot et quales vere medicinae partes sint, tam ob ejusdem cum philosophia affinitatem, quam quod hac de re plurimum autores inter se distent, itaque ab initio medicinam ipsam partiri, et ad sua membra principalia reducere tentabimus, atque mox curtorum naturam expendemus,

---

[4]) Cels. lib. 7. c. 8. et Aegin. lib. 6. c. 26.

qua recte ventilata, cui nam medicinae parti subjecta sit, commode, ni fallor, videbimus. Nam tanta fuit apud antiquos et recentiores in partienda medicina dissensio, ut partes illius veras et germanas inventu non modo difficiles, sed plane impossibiles esse, aliqui non praeter rem affirmaverint. Non enim hucusque [5]) neque limitibus suis medicina circumscripta est, neque certis terminis a philosophia sejuncta, cum minime constitutum sit, an quae in usum cedunt medicis, medicae facultati genuina sint et propria, an vero ex philosophiae campis desumpta et in medicinae viridaria transplantata fuerint. Etenim causas morborum et sanitatis explicare rationes philosophorum est. Atque si hoc certum est, ut est, quanto magis cognitionem de elementis, de temperamentis, de facultatibus, de actionibus corporis, de re anatomica illis adscribemus. Sic plantarum vires, metallorum facultates, lapidum virtutes et caeterorum operationes, quorum uberrimus in medicina fructus est, non medicis inquam, sed philosophis indagandas relinquemus. Veruntamen omissa difficultatae hac, quae non tanta est, quanta prima facie videtur, quod tam philosophis quam medicis suus cuique finis praescriptus sit, hujus quidem operationis, illius vero cognitionis, clarum certe est, certos terminos atque proprios in arte sua medico a Galeno collocatos esse multis quidem in locis, praecipue vero dum libro peculiari, nunquid ars tuendae sanitatis ad medicam an ad gymnasticam facultatem spectet, accurate examinat. Tria enim [6]) sunt bonorum genera, quae medicae considerationi subjiciuntur, actionis nimirum robur, sanitatis constantia et pulchritudinis decus: quorum primum per se in corpore inest, secundum causa primi atque origo est, tertium vero ad haec duo consequitur. Princeps autem atque absolu-

[5]) Argent. comm. 1. in art. med.

[6]) Gal. an ars tuend. san. ad med. an ad gymn. spect. cap. 11.

tissimum, quo potissimum egemus, bonum actionum perfectio, cui bonus corporis habitus et formae elegantia succedunt, hoc quidem naturae quasi auctarium, illud vero non simplex neque per se corporis bonum, veruntamen a quo primum in ordine velut ex scaturigine profluit. Vertitur autem [7]) medica facultas primo quidem et praecipue circa sanitatem vel tuendam vel restituendam, cujus compos ubi facta fuerit, cum virium robur tum venustas e vestigio subsequuntur. Nam id certe artis finis est, cui artifex, si potiatur, acquiescit. Tale autem quid ipsa sanitas est. Quicumque enim aegri decumbunt, id saltem expetunt, ut sani fiant. Sanitatem igitur efficere videtur medicina, quam naturalis pulchritudo et operationum virtus sequatur necesse est. Quamvis autem unum illud sit atque praecipuum, quod a medico consideratur, nempe sanitatis habitus atque boni hujus correctrix, sed largius extento vocabulo, ipsa medicina vocetur, attamen ob diversas operationes et officia diversa, quibus opus est, ut fine suo potiatur, variae et multiplices hujus facultatis partes emergunt. Etenim medicina aut multum corrigit aut parum: et quae multum corrigit, medicativa curativaque vocatur, quae vero parum, conservativa. Haec rursus insignibus differentiis tripartito distingitur. Si enim exacte perfecteque valentem hominem susceperit, ut eum, quo accepit, sanitatis gradu conservet, hanc partem ἀλεκτικὴν, boni scilicet habitus conservatricem appellant. Quae vero medicinae pars illorum vires, qui jam morbi vim superarunt, reficiendas assumit, eam sane ἀναληπτικὴν, hoc est instauratricem seu resumptricem nuncupant. At inter utramque illud genus collocatur, quod proprie salubre, vulgo autem et conservativum simul et salubre dicitur, quae pars sanitatis, qualiscumque tandem fuerit, moderatrix et tutatrix est.

---

[7]) Gal. ibidem 16.

Quae vero multum corrigit, medicatrix appellata, ea etiam suam subdivisionem patitur, quam Galenus licet innuat, non tamen explicat. Hanc igitur ad illius imitationem, perspectis suae partitionis fontibus, ita partiemur, ut alia curatricis medicinae pars sit, quae leves morbos corrigat, alia, quae mediocres tollat, alia autem quae perniciosiores et lethales, si poterit, extirpet. Quemadmodum enim ad eam medicinae partem, quae exiguos [8]) errores eximit, tres illae nempe analeptica, salubris et evectica referuntur, atque saltem pro ratione majoris et minoris inter sese differunt, ita et curatricis species, si cum superioribus conferamus, magna vitia eradicant, et in eo tantum mutuo discrepant, quod vitiorum, quae pars medicatrix corrigit, non sit aequalis vehementia, sed unius magna, alterius majoris, tertii maxima. Quo pacto etiam parva analeptica, minora salubris, omnium autem minima evectica emendat. His aliqui adjecerunt *προφυλακτικὴν*, id est praeservatoriam, quae conservatrici parti facultatem habeat adversam, et homines ab imminentibus morbis vindicet. Sunt ergo medicinae quinque partes praecipue, nimirum *ἡ εὐεκτικὴ*, *ἡ ὑγιεινὴ*, *ἡ προφυλακτικὴ*, *ἡ ἀναληπτικὴ* atque *ἡ θεραπευτικὴ*, latinis boni habitus conservatrix, salubris, praeservatrix, resumptrix et curatrix dicta: quarum quatuor illa sub uno genere superiori continentur, ultima vero et ipsa genus est, illi quidem generi ex adverso positum, non tamen in sua membra dissectum, quod, quantum mihi constat, sint anonyma, et fines invicem diversos ut caetera obtinere non videantur. Sunt tamen et alia loca quamplurima, in quibus medicinam videtur partiri Galenus, et praecipue [9]) libro jam citato, ubi novem hujus artis partes recenset, atque quam Graeci *κομμωτικὴν*, latini comptricem vocant, illis

---

[8]) Gal. an ars t. s. ad med. an ad gymn. spect. cap. 30.

[9]) Gal. libr. cit. 9.

conjungit, quam tamen ille ipse partitionem rejicere videtur, quod comptricis pravitati et aliarum duarum, quae habitus athleticos moderantur, cum verae medicinae bonitate nil commune sit. Sic innumera pene hujusce artis membra recenset ex diversis fontibus petita, aliquando quidem novem, nonnunquam vero tria, eaque principalia, quae tandem in alia minora dispertiuntur. Etenim una [1]) medicinae pars indicatoria est, alia curatiora, tertia salubris. Distinguitur autem indicatoria in futurorum prognosin et praesentium dignotionem. Curatoriae alia est pharmaceutica, alia diaetetica, alia chirurgica. Salubris tandem partitur in salubrem, cum suo genere homonymam in boni habitus conservatricem, in praeservatricem, in analepticen et in eam, quae senum curam habet. Illa vero medicinae divisio haec membra habet, ut [2]) prius naturam corporis, cujus vitiis mederi debet, cognoscat, deinde [3]) ut affectionum et morborum genera perquirat, mox [4]) ea distinguere sciat, et quis eorum [5]) eventus futurus sit, praevisum habeat, post haec ut [6]) curationem recta ratione instituat, aptasque [7]) remediorum materias seligat, postea ut eos, qui [8]) ad morbos proclives sunt, ab imminenti labe vindicet, quique [9]) convalescunt, reficiat, atque tandem ut qui [10]) sanitate inculpata fruuntur, incolumes et integros ab omni noxa conservet. Atque ex hac medicinae partitione ego pro-

---

1) Gal. de subfig. empir. 4.
2) Gal. de constit. aër. 4. 5. 11.
3) Ibidem 6. 10.
4) Ibidem 15. 16.
5) Ibidem 18.
6) Ibidem 12.
7) Ibidem 14. 17.
8) Ibidem 19.
9) Ibidem 20.
10) Ibidem Gal. 20.

fluxisse crediderim illam jam usitatam et vulgo in scholis tritam, quod alia pars medicinae sit φυσιολογικὴ, alia παθολογικὴ, alia σημειοτικὴ, alia αἰτιολογικὴ, alia ὑγιεινὴ, alia θεραπευτικὴ. Etenim priores duae constitutionum corporum, tam juxta naturae praescriptum quam ubi limites sanitatis excesserit, considerant, et quae sint hominis principia, quae partes, quae affectiones, quo pacto laedantur, qui morbi sint, quae eorum causae, quae symptomata, explicant. Tertia vero quomodo unum quodque horum ex notis suis atque signis cognoscendum, et quid de uniuscujusque successu praesagiendum sit, praescribit. Posteriorum autem altera, postquam perspecta sit corporis habitudo, quomodo ejus incolumitatem tueamur indicat, altera vero, quo ea, quae labem contraxerunt, ad sanitatem reduci queant, quibus tandem illa, quae causas sanitatis et aegritudinis explorat, et idonea ad operis perfectionem auxilia subministrat. Est autem adhuc alia medicinae partitio meo quidem judicio omnium jam dictarum praestantissima, quam idem Galenus eodem libro prius citato innuit. Cum enim medicina sanitatis praeses et effectrix sit, utique praetermissis aliis, quae alibi apponuntur, in salubrem [1]) et curativam recte eam secabimus, ob duplicem quidem finem, eumque adversum, quibus sanitatis ratio in actionem cadit. Namque ea vel praesens vel absens est, itaque illa conservatur, haec vero reducitur, atque id equidem curatricis partis opera, ut salubris subsidio altera. Dividitur autem haec adhuc in alias particulas, quarum ratio ex diversa, quae medicinae subjiciuntur, corporum affectione petitur. Etenim corpora vel sana sunt, non tamen usque adeo firma, ut bonas et laudatas operationes obeant, vel firma quidem sunt et constantia, veruntamen ab ultimo perfectionis apice decedunt, vel tandem perfecta et consum-

[1]) Gal. an ars t. s. ad med. spect. an ad gymn. 40.

mata sanitate potiuntur. Posteriori itaque praeest evectica, priori analeptica, mediae vero salubris pars in specie sic appellata. Ad eundem modum et curativa pars dividi potest ex triplici morborum genere, quorum alii, ut Galeni verbis de sanitatis gradibus utar, sunt in habitudine, ut proxime a sanitate ad morbos inclinent, quibus debetur praeservatio, alii jam sunt in habitu et manifesto laedunt, alii vero non tantum ad habitum pervenerunt, sed pravi simul et perniciosi sunt, ut pravo habitu eos praeditos esse recte dixeris. His duabus morborum differentiis, curatrix pars, alia quidem a suo genere natura, nomine tamen nequaquam diversa, praeficienda est. Sed ut aliquando redeamus unde digressi sumus, videamus tandem, cuinam medicinae parti haec nostra operatio subscribenda sit. Omittamus autem caetera partitionis membra media, atque ea, quae extremis locis posuimus, in nostrum usum convertamus. Illae enim partitiones non yacant errore, cum unumquodque genus in differentias oppositas secari debeat. Male enim dicimus aliam partem medicinae indicatoriam esse, aliam salubrem, aliam curatoriam. Utraque enim harum suis aut sanitatis aut morbi indiciis indiget, siquidem mederi corporibus et praeesse velit. Quare illa cum caeteris pondere haudquaquam aequalis fuerit, nec adverso loco ponenda, cum et cognitione prior sit, et utique famuletur. Nam opposita et natura simul sunt, et mutuo stare nequeunt, neque unum ad alterius essentiam quicquam confert. Sic male videtur assignata ea partitio, quae in physiologicen, in pathologicen et in reliqua membra medicinam ducit. Cum enim extremae medici operationes sint sanitatem conservare praesentem, absentem restituere, utique caetera quaeque tamquam principia ad obeundos hosce fines diriguntur, neque cum illis sub idem genus convenire possunt. Nam antequam tueri posses sanitatem, corporum substantia ejusque partes et accidentia tibi pernoscenda sunt; priusquam sanitatem amissam cures, investigandae erunt morbi causae et symptomata. Non ergo membra haec cum illis ad idem genus referenda sunt, cum eorum natura alia sit ab his et dissentanea, et quaedam causae rationem, quaedam vero effectus et finis essentiam obtineant, mutuumque inter sese habeant respectum, non tamen contrarium. Quemadmodum neque pars pathologicae, quae causas sanitatis considerat, cum aliis differentiis convenit, ut et neque curatoriae partes sunt pharmacia, chirurgia et diaeta, siquidem haec instrumenta sunt, quibus et conservamus valetudinem et reducimus. Acceptanda igitur est ea partitio, quod medicinae pars altera exigua vitia tollat, altera vero insignia emendet, quodque alia sit salubris, alia curativa, quarum utraque rursus in evecticam, in salubrem, in analepticen, in praeservatricem et in curatricem dividitur, hoc saltem addito, quod et γηροκομικὴ pars, quae senes curat, in prima partitione caeteris adjiciatur, quae tamen actionis natura eadem est cum prophylactice; at propter aetatem, eorum quibus cura adhibetur, ex accidenti differt. Etenim quae morbo ingruenti curatio convenit, eadem etiam in corporibus senum vacillantibus medela ex usu est. Non enim tam senectus morbosa est, quam ipse morbus. Sed videamus, quo referenda sit haec curtorum operatio. Veruntamen necessarium est, ut quo genere affectuum praeter naturam curta comprehendantur, prius consideremus. Id enim classem, quo referendus sit hic liber, nobis monstrabit. Nec discedemus hac in parte ab autoritate ipsius Galeni, qui duas morborum in numero posuit differentias, alteram quidem parte quadam abundante, alteram vero eadem deficiente. Sive enim [2]) pars quaedam radicitus perierit, sive ex dimidio vel amputata vel mutilata fuerit, atque id aut a

[2]) Gal. 1. de diff. morb. 8.

primo generationis exordio, aut ubi quis in lucem edatur, omnia inquam haec naturalem partium numerum imperfectum esse indicant: quemadmodum eum abundare dicemus, si vel integra vel dimidia particula praeter naturae decreta superfuerit. Rejiciuntur ergo nares, labia et aures decurtatae in eum morborum in numero ordinem, in quo pars quaedam deficiat, atque id etiam ipsius Galeni [3]) testimonio. Unde constat, quod quae circa ea vertitur actio, ad curatricem medicinae partem referenda sit vel eam, quae levia tollit incommoda, vel quae morbos jam confirmatos, non tamen adeo immites et efferos abigit. Non enim non potest medicinae curatricis opus esse et effectus, si quae pars humani corporis deficiat, ea artis beneficio restituatur. Etenim hoc est sanitatem partis deperditam reducere. Veruntamen si labiorium, aurium nariumque detruncationes, quantum afferant vel ad dignitatem vel ad venustatem detrimenti consideremus, utique chirurgiam hanc ad comptoriam partem spectare, usque huic nostrae artium laudatissimae acceptam referendam esse dicemus. His enim aut laesis aut resectis tanta inest faeditas, tanta turpitudo, tanta aspectus pravitas, ut nimium quantum totius faciei decor et elegantia ex hac exigua adeo particula pereat et intercidat, quibus restitutis pristina aspectui gratia et pulchritudo redit. Etenim deformitatem quandam in labiis, auribus naribusque amputatis, nisi funditus excisae fuerint, solummodo pertimescendam esse [4]) Celsus refert. Itaque non sine ratione hanc curtorum operationem non tam ad curatricem partem, quam ad comptoriam pertinere quis crediderit, praesertim si ea membra penitus non perierint, atque hinc non eo loco cum caeteris medicinae partibus collocandam esse. Sed errat procul dubio, qui hoc dixerit.

---

[3]) Gal. 1. de diff. morb. 8. et 14. meth. med. 16.

[4]) Cornel. Cels. libr. 7. cap. 9.

Non enim colorem vegetum membraque mollia, non crines aspectu jucundos, non caetera pulchritudinis lenocinia, natura prius negata, quod comptoriae proprium est, opere nostro arcessimus, sed ea, quae natura dederat, fortuna abstulerat, membra reducimus, resarcimus, integritati restituimus, non ut oculos delectent, sed ut animae operanti emolumento sint, non fucis illiberalibus, sed praestantibus auxiliis, non ut mangones, sed ut bonos medicos decet et magni illius Hippocratis sectatores. Quamvis enim pristinum faciei decus restituatur, non tamen hic finis est, haec meta medici, sed ut membra illa actiones suas ex naturae decreto obeant, neque haec illa pulchritudo est fucata et spuria et medicorum filiis indigna, sed vera illa et germana, quam singulis membris velut operis quoddam additamentum natura dives et benigna indidit, neque unicam saltem particulam hoc lepore non ornatam esse voluit. Idcirco sub curatricis operam hanc chirurgiam nostram haud immerito collocabimus, eique soli, non aliis medicinae officiis eam adscribemus, quod tamen si quis in gratiam etiam nativae pulchritudinis fieri dixerit, non repugno.

Capitulum duodecimum.

In quo hujusce operationis principia traduntur.

Nunc vero illis praelibatis declaraturi sumus, hanc curtorum operationem defluxisse ex agrorum cultura, atque velut aemulam illius artificiosae stirpium propagationis ab insitione originem suam desumpsisse. Itaque docta antiquitas, quae de insitionum generibus tradiderunt, ea hoc loco nobis repetenda sunt atque sedulo perquirenda, ut orationi nostrae lumen accedat, et quomodo non unam saltem, sed complures insitionis species, quod admirabilius est, haec nostra chirurgia complectatur, appareat. Hinc etiam patebunt hujus artis exordia, et momenta prima facile innotescent, quibus adducti nostrae tempestatis homines hanc operationem non minus serio quam auspicato aggressi sunt, eamque in humanis corporibus exercuerunt. Unde ab omni temeritate et oppugnatione malevolorum artem hanc vindicabimus, qui casu quodam, non ratione illam extitisse asserunt. Apparebit enim certissimis argumentis et exactissimis conjecturis, ad opus hocce autores primos, quicumque tandem fuerint, instructos accessisse, et cum novum hoc atque inauditum priscis hominibus esset, hujus artis principia et progressus marte proprio sedulo perspexisse. Quare admiranda certe est atque suspicienda hominum cura, cui nil arduum, nil difficile est, ad quod rationibus innixa non pervenire, quod ipsa tandem studio et solertia non superare possit. Econtra commiseranda est eorum conditio, qui nihil tentando suam desidiam alunt, et quasi jam omnia plana, omnia inventa, omnia experta, omnia antiquorum sedulitate et doctrina pervagata sint, nihilque sit reliquum, in quo vim ingenii exerceas et nova inveniendo medicinam ornes, adaugeas, illustres, vaniloqui crepitant, non solum autem, quibus invenire datum est, bonis invident, sed quod odiosius est, illorum foetus calumniis obruere atque sinistris delationibus tentant evertere. Sed ut recte negocium nostrum pernoscamus, omnes insitionis modos enumeremus, qui tam ex recentiorum quam antiquorum praeceptis in universum quaternario definiuntur. Quicquid enim inseritur vel surculum vel semen vel gemmam vel traducem requirit. Tres priores modos eleganti carmine Palladius diserte expressit:

Principio [5]) multas species industria solers
Protulit, et doctam jussit inire manum.

---

[5]) Pallad. de insit. libr. 14.

Nam quaecunque virens alienis frondibus arbos
Comitur, his discit credita ferre modis.
Aut nova discreto figuntur germina libro,
Aut aliud summo robore fissa capit.
Aut virides oculos extremum gemma tumoris
Accipit, et lento stringitur unda sinu.

Tria igitur [6]) genera insitionum in primis antiqui tradiderunt, unum quod resecta et fissa arbore recipit insertos surculos: aliud, quod inter librum et matricem arboris semina admittit: tertium vero ipsas gemmas cum exiguo cortice in partem delibratam recondit, quam insitionem agricolae emplastrationem vocant, velut quidam inoculationem. Est autem hoc genus insitionis subtilissimum neque omni arborum generi idoneum, sed ab iis tantum recipitur, quae humidum succulentumque et validum, uti ficus, librum obtinent. Haec enim lactis plurimum remittit, et corticem robustum obtinet. Optime itaque ea tali pacto inseritur. In ea arbore, ex qua inseri velis, quaerito novellos et nitidos ramos, in his gemmam observato, quae bene apparebit, certamque spem germinis habebit. Illam duobus digitis in quadrum circumsignato, ut gemma media sit, et acuto scalpello circumcidito, diligenter quidem, ne gemmam laedas. Delibrato item quam arborem inserere velis, in ea nitidissimum ramum eligito, et ejusdem spatii corticem circumcidito, et materiam delibrato. Deinde in eam partem, quam nudaveris, gemmam aptato, quam ex altera arbore desumpseras, ut tamen ante circumcisae parti emplastrum conveniat. Ubi haec feceris, circa gemmam bene vincito, ne laedas, posthaec commissuras et vincula luto oblinito, spatio relicto, qua gemma libere progerminet. Materiam, quam inserueris, si sobolem vel supra ramum habuerit, omnia praecidito, ne quid sit, quod possit avocare aut

[6]) Colum. 3. de re rust. 26.

cui magis, quam insito serviat, et post unum et vigesimum diem emplastrum soluito. Tres igitur sunt arbores inserendi rationes, quas prisci cognoverunt et in usum traduxerunt, quibus tamen quartam Columella addidit, cum duos vitium inserendarum modos patefaceret, alteram quidem, quae fit rescissa vite et malleolo implantato, qui modus supra etiam dictus est, alterum vero cum vite perforata per foramen palmes traducitur. Hic igitur talis est. In hac [7]) insitione, quae fit per terebrationem, primum ex vicino fructuosissimam vitem considerare oportet, ex qua velut traducem inhaerentem matri palmitem attrahas, et per foramen transmittas. Haec enim tutior et certior est insitio. Etsi enim vere proximo non comprehendat, sequenti certe, cum increverit, non abest quin conjungatur. Mox ubi palmes coaluerit, a matre rescinditur, et insitae vitis superficies usque ad receptum surculum detruncatur. Videtur tamen ab his omnibus diversa esse, quam M. Cato [8]) describit, insitio, quando, quae haud procul distent, et tenerae fuerint vites duae obliquum praeacuuntur, et inter sese medullis mutuo applicatis, vinculo libri colligantur. Sed haec insitio ad primam speciem, quae arbore fissa surculos immissos recipit, aliquo pacto referri poterit, qua ratione et his annumeranda est, nova illa et ante Columellam minime cognita insitio, qua diversas penitus natura et figura arbores coalescere et propagati tradidit. Veteres enim nullas arbores [9]) penitus posse inseri, maxime ratum et quasi lege quadam sancitum esse voluerunt, nisi germine, fructu, libro et cortice convenirent. Sed id falsum esse ostendit Columella, et modum hujus insitionis diversorum surculorum cum diversis arboribus satis apte demonstrat,

---

[7]) Colum. 5. de re rust. 19.

[8]) Cato de re rust. c. 41.

[9]) Colum. ibidem quo supra.

quem nostro negotio cum magnopere quadret, lubet adscribere. Existimamus, inquit Columella, errorem hujus opinionis discutiendum esse, tradendamque posteris rationem, qua possit omne genus surculi omni generi arborum inseri. Quod ne longius legentem fatigemus, quasi unum exemplum subjicimus, qua similitudine quod quisque volet genus omni arbori poterit inserere. Scrobem quoquo versus pedum quatuor ab arbore olivae tam longe fodito, ut extremi rami oleae possint eam contingere. In scrobem deinde fici arbusculum deponito, diligentiam adhibeto, ut robusta et nitida fiat post triennium aut quinquennium, cum jam satis incrementi caeperit, ramum olivae, qui tibi videatur, nitidissimum deflectito et ad crus ficulneae arboris religato, atque amputatis caeteris ramulis, ea tantum cacumina, quae inserere volet, relinquito. Totam arborem fici detruncato, plagamque levato et mediam cuneo findito. Cacumina olivae sicut matri inhaerent, utraque parte abradito, fissurae fici adaptato, cuneum eximito et diligenter obligato, ne qua vi revellatur. Sic interposito triennio olivae ficus coalescet, et tum demum quarto anno, cum bene poterit, velut propagines oleae ramulos ramosa a matre resecabis. Hoc modo omne genus arborum inseres. Differt autem a primo hic insitionis modus, quamvis commode ad eum reducatur, quod illic avulsus surculus, hic vero matri adhuc inhaerens atque insitus alterius arboris stirpi committatur. Ex his itaque constat, quatuor esse insitionum genera, si Catonis et hanc ultimam Columellae primae antiquorum adscribamus, nempe cum arbori resectae et fissae surculus imponitur, cum inter corticem et librum arborum germina induntur, cum arboris ramo, cum exiguo cortice gemma una adaptatur, et cum perforata, quae inseritur, arbore alterius atboris ramulus, quem traducem appellant, transmittitur. Haec igitur insitionum genera duo postrema, qui recte consideraverit, videbit certe primos hujus artis nostrae fundatores ad hanc artificiosam operationem, quemadmodum et nos, certa conjectura perductos fuisse, ut decurtatas nostri corporis partes hoc aliquo modo restitui et renovari haud dubio existimaverint. Cum enim ipsae arbores natura plane dissentientes per traducem, longo licet intervallo, exacte adeo coalescere, ut in idem ingenium abirent et firmiter conjungi viderent, idcirco facilius multo et minori temporis impendio, quod temperie convenirent, amputata membra tum aliis iisque saluis uniri posse crediderunt. Quid enim brachii pars, e qua traducis desumitur substantia, a partibus resarciendis, nisi exigua majoris aut minoris differentia, temperie dissentit? Praeterea cum corticem arboris cum aliena arbore coalescere, ut fit in emplastratione, certissima experientia cognoscerent, nihilo secius etiam cutem ipsam, quae cortici respondet, cum aliis ejusdem corporis partibus firmo coalitus nexu colligari posse sibi persuaserunt. Confirmavit successus operis operationum omnium, quae fiunt in animantibus, principis et opificis caloris vis atque robur. Non enim contingit nisi genitalis caloris copia ejusque virtute, ut arborum insitiones felicius, quam unquam alias, tempore verno succedant, neque fieri potest, ut dissimiles libro et fructu arbores, totaque natura dissidentes traductione conjungantur, ne ex longo caloris vivifici fotu vigor et incrementum accedat, et quasi perpetuo ab ubere materno tradux ipse alatur et benigne educetur. His itaque rationibus permoti, qui ad hanc artem primo sese transtulerunt, non insulsi naturae aemuli, partes quoque corporis nostri amputatas aut quovis modo recisas, resarciri et in integrum restitui posse autumarunt, cumque ad operationem semet recepissent, id quod sibi persuadebant, haud infeliciter consecuti sunt. Convenit enim, si quis rem introspiciat, haec ars rectae insitioni, et non saltem uni generi, sed duobus, imo tribus maxime convenit, inoculationi nimirum, per traducem insitioni, et quae surculum a matre pendentem recipit. Nam qua sola cute in restaurandis labiis et naribus utimur, ea parte inoculationi respondet, cum ipsius arboris cortici atque libro eo, quod partes involutas conservent et foveant, cum nostra cute commune sit officium. Sed cum quamprimum a matre evellatur cortex, et in alienam arborem immittatur, at nisi prius cum partibus, quibus conjungitur, bene cutis coaluerit, non rescindatur, ea ratione plurimum ab emplastratione haec nostra chirurgia dissentit. Quae vero per traducem fit insitio, et quae in vitibus Catonis praecepto celebratur, necnon qua omne genus arborum inseri posse tradidit, ea maxime huic negotio competit. Non enim hic secus ac illic pars agglutinata et commissa a matre non reciditur, quousque diuturno alimenti subsidio confirmata parti, cui conjuncta sit, firmiter adhaeserit. Differunt autem, quod haec solam cutem, illa vero totius materiae compagem cum medulla, libro et cortice traducem desideret. Causa vero est partium illarum imbecillitas, tam ob caloris penuriam quam substantiae ipsius conditionem, quod cortices cum arboribus, quo pacto fit in nostro corpore, traductae haudquaquam uniantur et coalescant. Etenim in stirpibus quoquo pacto a medulla cortex divulsus est, neque ut cutis per vasa sua caeteris membris alligatur, matrici adeo agglutinatus, quo fit, ut pars illa non admodum robusta sit, sed plurimum exhausta calore et alimento viribus langueat. Nec ita flexilis est, ut rite alienae arbori adaptari possit, nec futurae plantae in se semina cortex continet, cujus gratia insitionem expetimus, quae omnia in refectione curtorum nullatenus requiruntur. Non enim novum hominis foetum condere, sed particulam quandam, quae perierat, jam adulti restitui curamus. Atque ideo corticem arborum per traducem propagari, quod fieri in nobis videmus, nequaquam posse recte sentimus. Sed qua ratione tribus illis insitionum generibus haec nostra operatio in quibusdam respondet, in quibusdam vero ab iis differt, ita ab iisdem et plane ab omni insitione discedit, dum additamentum quoddam ex artificis industria recipit. Cum enim agricolae uni tantum arborum coalescentiae studeant, quodque si assequantur, praeter earum conservationem, nil amplius moliantur, non tamen id hoc loci suffecerit, sed postquam curta membra cum traduce firmiter adhaeserint, et propago ab antiqua matre divulsa fuerit, tunc rudis penitus et informis illa materia subigenda et in figuram amissae partis summa opificis solertia reducenda est. Hic enim ultimus scopus est, haec cura praecipua, cur partes humanas invicem inseramus, ut aliquando quod insitum fuerit nasi, labii et auris figuram repraesentet, et nativam partium illarum formam aemuletur. Cum igitur caetera naturae potius adscribenda sint, et ut videtur petita ex agricultura satis vulgaria, hoc opus maxime admirandum et artis nostrae proprium est, in cujus perfectione naturam ipsam doctam, ingeniosam, liberalem, artifex prudens, solers et benignus non leviter superat. Sed hactenus postquam chirurgiae nostrae principia ex agricultura cepisse declaratum fuit, atque adeo ex ipsis insitionum generibus effluxisse, et cum eam tribus insitionis modis affinem esse demonstravimus, praecipue vero illi, quae istud diversarum stirpium adulterium conciliat, jam quoque distinctius haec nobis consideranda sunt, ut ex insitionis praeceptis negotium omne instituamus, ac praecipue videamus, quomodo partes insitioni subjectae tam in arboribus quam in nostro corpore, nec non quo pacto inserendi rationes sibi invicem respondeant. Primum itaque curtae partes cum arbore illa, quae inseritur, detruncata et fissa conveniunt. Mox illa pars, ex qua pro curtorum restitutione cutis educitur, hujusmodi arbori assimilatur, unde qui aptus fuerit pro insitione ramus secernitur, et cum oliva, ut exemplum Columellae adaptemus, comparatur. Cutis vero jam educta ramulum illum oleae nitidissimum atque ad arboris crura reflexum, qui in fici fissuram post immittitur, liquido repraesentat. Caeterorum quidquid est, reliquum curationis adhibendae indicat, et summam potius insitionis ostendit, quae tandem posteaquam cutaneus tradux seu propago educata fuerit, in humano corpore administratur. Accedit tandem conformatio parti cuique, quae revocatur, propria et genuina, quam suo loco aliquando docebimus. Sed ut distincte singula comprehendi possint, et quomodo *haec insitio fieri debeat*, intelligamus, altius exordiendo rursus de substantia cutis traducis, de quantitate ejusdem, de loco atque de conjungendi modo cum partibus caeteris in sequentibus agamus.

Capitulum decimum tertium.

De materia ad refectionem curtorum idonea.

Jam igitur primum est in hac curtorum disciplina dirigenda, quod et in reliquis artibus, rerum natura sic exposcente, usu venit, ut materiei omnis naturam et substantiam consideremus. Diximus enim supra, cutim esse materiam, unde refectio curtorum paranda sit, cum hujus artis exordia patefecimus. Ex quo recentiorum error, qui e carne nares resarciri dicunt, manifesto deprehenditur, quod suo loco transigemus. Itaque singillatim expendendum est, quanam ratione cute tantum, non item aliis partibus, ad hoc negocium opus sit, et quae hujusce rei argumenta habeamus. Certum est atque omnium medicorum consensu receptum, quod partium humani corporis [1]) si quid quondam perierit, pri-

[1]) Gal. de arte med. c. 96.

mo quidem attentemus, ut aliquid substantia quam simillimum in locum amissae particulae restituamus: atque si id nobis denegatum fuerit, hoc saltem sedulo curemus, quo tale quid, quod eundem usum cum priori praestet, machinemur. Quod ex ossium fracturis abunde liquet, in quibus cum ossis tibiae saepe portionem magnam excindere cogimur, ut alteram ejus loco substantiam producamus, naturam ipsam medicamentis carnem gignentibus provocamus, quae utique inter initia velut dura caro est, postmodum vero durioris calli firmitatem accipit, et temporis tractu roborata loco ossis ad incessum habilis redditur. Quare cum labia, nares et aures cutis substantiam referant, neque fieri possit, ut quod resectum semel fuerit, ex sua natura denuo repullulet, itaque cutim alterius partis adductam, ut partium harum dedecus semoverent, atque laesis membris conjunctam primi artis autores huic usui accommodarunt. Quod fieri posse ad imitationem inserendarum arborum, ut diximus, sibi facile persuadebant, cum praeter substantiae cognationem nulla corporis nostri pars sit, quae citra maximum vitae incommodum ac ipsa cutis a caeterorum consortio avelli, et alio transferri queat. Cum vero quatuor in universum sint [2]) cutis differentiae, non omnes ad hanc operationem idoneas esse, praemonuisse voluimus, sed unam tantum, quod in sequentibus apparet. Una enim cutis differentia est, quod expers pilorum fit, quod exquisite sentiat, quodque a subjectis corporibus vix separari, neque ut caetera complicari queat, qualem manus volam et plantas pedum esse Galenus refert. Alia cutis est, quae musculum, cujus gratia movetur, eumque tenuem substratum habet, quod in fronte fieri videmus. Succedit tertia species, quam propter varium et multiplicem fibrarum carnearum implexum sive

---

[2]) Gal. 11. de usu part. 15.

musculum cutaneum sive cutim musculosam dixeris, nihil refert, qua labiorum et buccarum natura constat. Postremum cutis genus est commune velamentum totius corporis, alicubi pilosa, alicubi pilis destituta, ubique motus expers, et quae citra difficultatem a connexis partibus divellitur. Ex his igitur quatuor generibus cutis haec ultima saltem ad nostrum usum transfertur, cum prima nec educi, nec educari, nec rescindi possit absque vitae periculo, neque ejusmodi sit, ut aeque formam deperditae partis referat. Haud absimili ratione rejiciuntur duae proximae, tamquam prorsus alienae, cum neque in multis partibus reperiantur, neque commode mutilatis membris adduci et connecti queant. Sola igitur superest quarta, quae universum corporis ambitum velut amiculum quoddam et velut piscatorum nassa circumposita involuit, quae quanam in parte rectius educi et felicius avelli possit, in sequenti videbimus.

Capitulum decimum quartum.

De loco, unde cutanea propago educenda sit.

Posteaquam hucusque materiam ad curta restituenda cutim esse cognovimus, neque tamen promiscue omnem, sed quae similitudine et caeteris notis jam relatis ad curtorum essentiam proxime accedat, nunc de regione et sede, ex qua transferri debeat, brevibus perscrutemur. Hunc locum non diversum esse ab humero, jam recepta consuetudine (quisquis ille fuerit, qui primum id adverterit), constituimus. Id autem quanta cum ratione, quam acri judicio factum sit, si prius, quae ad hanc operationem requiruntur, conditiones enarraverimus, recte pernoscemus. Principio igitur curtorum substantiam materiei quantitatem et qualitatem exposcere, nemini non perspectum est, cum, ut supradictum fuit, ea specie curtis esse debeat quam simillima: et quod nunc dicendum restat, tantam esse oporteat, quae sat amplam ad refectionem copiam suppeditet, ne quod alias mutilum et truncum fuerat, mancum denuo et imperfectum remaneat, atque ne qua ars nostra apud imperitos et malevolos, quibus nihil sanum est, inculpanda veniat. Praeterea cum ipsa cutis cum curtis conjungenda, illis assuenda, et ad coalitum usque non exiguo tempore continenda sit, profecto requirit ipsa ratio, ut illa pars, quae traducem commodat, commode adduci, bene conjungi et quousque partes valide coaluerint, nullo aut perexiguo cum patientis incommodo in connexione cum curtis jucundo detineri possit. Haud seçus convenit, et prudentis medici officium est, ne quam una in parte notam deleat, eam turpitudinem aliis inurat. Petenda itaque est haec refectio ex eo loco, qui quam minimum oculis pateat, et pro libitu abscondi queat, atque quod caput rei est, ut ipsa operatio secura sit, et quam levibus, imo ne ullis quidem periculis obnoxia. Sed quam bene haec omnia ipsi humero quadrent, ita ut eo nihil aptius ad hoc negocium reperiri potuerit, ex sequentibus perspicitur. Proxime enim ad naturam labiorum et narium accedit cutis humeri, et praecipue, quae oculis ex adverso posita est, tantaque pollet amplitudine, ut materiam pro refectione curtorum maxime idoneam et liberius exhibeat. Non enim aequalem mole cum curtis partibus illam esse oportet, sed justis de causis multo ampliorem, quod paulo post ostendemus. His igitur omnibus abunde humerus satisfacit, et praecipue, quod propagine jam secreta et educta cum affectis locis apte conjungi, suturis committi, et absque molestia aegri immotus conservari queat, quousque membra agglutinata perfecte coiverint. Quod autem admoveri et connecti possit humerus, per se manifestum est, non tamen aeque patet, an id citra dolorem et patientis noxam fiat.

Videbitur vero, si ipsius brachii situm, dum faciei admovetur, et quantum a media figura distet, quae dolorum [3]) expers est, prius demonstraverimus. Positus igitur brachii hic est. Pars antica humeri, quantum fieri potest, naribus proxime adhibetur. Sincipiti medio carpo contermina ulna imponitur, ut articulus humeri ad ulnam cum ea faciei parte, quae supercilia continet, exacte concurrat. At carpi pars domestica suturam sincipitis sagittalem, quam vocant, mediam attingit. Tandem vero ad verticem ipsum vola manus secedit, atque medius digitus quam proxime fieri potest ad eum, qui in occipite est, suturae angulum adducitur. Haec igitur brachii figura est, quando cum partibus curtis committitur; quam si ad Galeni rhombum adaptaverimus, et primum illam, quae est ad cubiti et carpi articulum, atque adeo quicquid est extremae manus, videbimus eam a figura media declinare paululum; humeri vero juncturam cum omoplatarum altera a medio non mediocriter recedere. Etenim in articulo ad gibberum figura angularis rationem mediam inter extremos motus obtinet. Carpum ad utramque partem aeque flectimus recte et reflectimus. A vinculis liberi sunt ipsi digiti, ideoque in quamcumque velint figuram sese conjiciunt. Abest quidem manus a figura media inter pronum et supinum, videlicet ob carpi inflexionem, non tamen ultra modum. Unus superest humeri articulus, qui a mediocritate figurae plurimum distat, praecipue cum ab lateris positu, ubi natura quiescit, ad faciem usque, ab imis ad alta attrahendus sit, et secum musculos eos, qui humerum et scapulas detrahunt, cum violentia extensos abripiat. Itaque partium harum colligantia aegros procul dubio torquet, et propter partes praeter mediocritatem divulsas dolori-

---

[3]) Gal. 6. med. meth. 5. et 2. de motu musc. 10.

[4]) Gal. 6. meth. med. 5.

bus afficit, quod tamen spernendum est, cum dolor ille intra quatriduum evanescat, dum ex consuetudine partes emollitae in contrarium habitum abiverint. Si igitur brachii positum ad internodia sua consideremus, eaque in operatione fasciis probe munita applicemus, cum non usque adeo recedant a media figura (leve enim illud est incommodum, quodque quamprimum corrigitur), quare partem hanc ad amovendos narium defectus sane commodam esse dicemus, eamque summa cum ratione institutam fuisse, ut rejectis aliis membris tanquam inutilibus ex hoc loco propago illa depromatur, atque adeo cum neque foeditas neque turpitudo ulla his partibus inuratur. Proxime enim thoraci adjacent, parti ei, quae vel nunquam vel raro solet denudari; sic revirescente carne eatenus ex arte restituuntur, ut exigua plane aut fere nulla ab ea excisione stigmata remaneant. His accedit operationis securitas, cum nullum fere periculum subsit, dum propaginem educimus atque evellimus, neque morti ferae convulsionis neque saevae haemorrhagiae, cum nervi desint, nec unicum vas aut arteriarum aut venarum in perpinquo collocatum sit, infra clarius patebit. Quibus sic constitutis cum non solum difficile, sed plane impossibile sit quandam corporis nostri reperiri partem, quae omnibus notis jamjam relatis pro voto respondeat, sed hasce conditiones, qualescumque sint, solus humerus recipiet: quare necessario affirmavimus explosis caeteris humerum maxime opportunum esse, e quo cutanea illa et ad refectionem membrorum necessaria propago educatur et excidatur. Quae enim, si diis placet, haec pars esse potest? Num ulna media? At haec ad constantem deligationem et positum venire nequit, et cum saepius denudetur, foedam incisionis plagam oculis exponit. Quod autem majus est, non contemnendum instat periculum et convulsionis et sanguinis profluvii, cum nervosa tendinum corpora et vasa venarum amplissima non ita procul absint. Illud etiam urget, ne ex cicatricis duritie et imbecillitate, quae duo mala sectionem sequi necesse est, partium illarum vigor atque motus elangueat. Num igitur manus est idonea? Certe id neque cogitatione licet assequi, adeoque puerile dictu est et insulsum, ut nequid aliud. An tibia quaeso eo usu erit? Sed neque haec ad faciem attrahitur, aut siquidem eo violentius convellatur, non potest non quam maximos cruciatus afferre, et incessum penitus tollere. Sic caeteras partes tam anteriores quam posteriores nemo adeo captae mentis est, qui omni modo ab hoc opere secludi non videat. Recte igitur admodum illum sensisse et fecisse affirmamus, quicunque ad cutis eductionem pro partium abscissarum restitutione hunc locum primus assignavit et constituit, quamquam id tacito quodam consensu et naturae suffragio factum esse, dicere non vereamur. Caeterum cum curta nostra nares sint, labia atque aures, quare ad illa humeri cutis apprime convenit, non itidem auribus. Non enim propter crassitiem et molem tam exacte auriculam cutis referre, neque ut decet deligari et conjungi potest. Aptissima tamen est, quae post eam cutis est, et pilorum expers est. Nec enim refectis partibus substantiam affinem habet, et citra ingentem dolorem parvo negotio sedi affectae annectitur, abestque ab ea omnis foeditatis culpa, cum area, unde cutis mutuata sit, fere tota ab ipsa auricula operiatur. Quamvis autem arteriam ad regionem illam transversam incidere necessarium sit, attamen omnem ejus impetum inhibebimus, et si quid periculi immineat, avertemus, si quamprimum obturatis vulnerum labiis, quae sanguinem constrictione prohibeant, rite applicemus. At neque sic oberit, quo minus aliunde quam ex sede post aures suam auribus propaginem secernamus.

Capitulum decimum quintum.

De cutis traducis quantitate seligenda.

Succedit jam, ut cutis traducis magnitudinem atque molem pro insitione facienda indagemus, cujus rationem nisi recte habuerimus, aut artem fine suo frustrabimur, aut majorem, quam par est, partibus noxam imprimemus. Ni enim particulis resarciendis aequalis mole, sed vel parcius cutis educta fuerit, equidem certum est, ad pristinam figuram et magnitudinem ob materiae defectum resecta membra non posse perduci: si vero ultra quam decet liberalius cutem attraxeris, praeter turpitudinis notam etiam partes illas a nativa tomperie plurimum deduxeris. Nam non abest, quin e vulnere etiam sat angusto et levi nihilominus naturalis partium constitutio laedatur, quanto magis ex plaga adeo insigni et gravi earum actiones corrumpi censebimus. Atque ut artificis imperiti est, propositi sui, ubi liceat, scopum non posse assequi, ita medici est non mediocriter iniqui, dum praeter rem aegros dilaniat, et sanitatem, cujus ipsum autorem, non corruptorem esse decet, evertat. Quapropter omni cura et studio anniti debet, ut si fieri unquam possit, in educenda propagine quantitatis rationem adeo sollicito subducat, ut, facto diligentius examine, minimum sit opere confecto quod rescindat, in brachio autem non ita multum quod desideret. Hoc enim pacto nec calumniae artem exponit, nec aegros molestia afficit. Sed quaenam illa sint, quibus animadversis quantitatem ipsius traducis definiamus, jam dicere oportet. Ante omnia autem in consultationem partes curtas ducendas esse nemo non videt, utpote qood earum refectionem moliamur. Non enim corpus ad vestem conferimus, sed vestem corpori adaptamus. Veruntamen quamvis hoc sit certissimum, non tamen aeque suffecerit, nisi et brachii cutim, quae traducis materia est, ad illam aequitatis normam reducamus. Non enim raro viderunt ii, qui hujus chirurgiae operationem oculis inspexerunt et mente acrius perlustrarunt, viderunt inquam cutim post secundam sectionem, cum e brachio educta vere propaginis nomen adsciscit, occulta quadam vi, priusquam inseratur, sensim decrescere, et aliquando octavam, nonnunquam sextam, quandoque quartam ejus partem decedere, et quantum longitudinis ipsius consumitur, tantum etiam proportione de latitudine desiderari. Hoc igitur omnium maxime nobis persuaserit, ne cutim brachii negligamus, sed cum proxime ad examen curtarum partium virtute accedat, atque haud nescio an praeferatur, certe aequi polleat, eam omni industria recte consideremus. Quantitas igitur propaginis petenda est cum ex partibus curtis tum a cutis ipsius, quae in brachio est, natura. Veruntamen, ut id rite peragamus, quod subinde in multis contingere advertimus, explicandae sunt nobis hujus decrementi causae, mox an certa futurae decretionis habeamus inditia, ex notitia causarum decerpta, qua velut regula de traducis quantitate certi quid statuere possimus: aut si haec percipere natura rei vetat, quibusnam praeceptis et cautelis ad scopum proxime collimare valeamus, et illa effugere incommoda, quae nobis fuere dicta a principio. Primum itaque propaginis decrementum ad illam causam videtur rejici, ad quam aut membri alicujus aut totius corporis contabescentia refertur. Talis vero est, cum alimentum membris quantum ad vitam expedit accedere nequit: vel si viscera praecipua aut parti aut corpori toti fomenta vitae non subministrent, vel cum confectum probe et transmissum, eo quod laborent, in partium naturam abire nutrimentum haudquaquam potest. Non absimili ratione in decrescente cutis propagine accidit, aut quod alimentum elaboratum non accedat, vel si accedat, non sufficiat, aut si suffecerit, in cutaneae sobolis substantiam converti nequeat. Porro an propaginis noxa, an vero regionis, ex qua educitur, laesione hoc decrementum contingat, si partis utriusque affecta perpendamus, haud difficulter agnoscimus. Videtur autem regionis vitio, ex qua propago secernitur, et quam vivi radicem appellamus, potissimum accedere, ne alimentum ea, qua opus est, mensura et ratione affluat, et traducis noxae juxta imputandum esse, si quid ob caetera erroris in nutritione irrepat. Verumtamen cum in parte illa, cui tradux inhaeret, et cujus ubere velut a matre lactatur, ne ullius quidem vitii vestigia appareant, quorum occasione vel parcius vel impurius alimentum suggeri necesse sit, reliquum certe est, ut in propagine haec labes insideat, cujus culpa a scopo suo nutritionem aberrare contingat. Alimento enim quamvis largius suppeditetur, tam ob vias interclusas, quam quod ipse langueat, tradux uti nequit. Nam nemo iverit inficias, ob sectiones tanta violentia et tam repente factas ab aequalitate sua dissectam cutim deturbari, et cum non secus ad latera quam ex interna superficie occalleat, si modo insitioni apta futura est, ad frigiditatem plurimum devolvi. Quare languente primo actionis organo et nutritionem non languere et partem non imminui, plane impossibile est. His accedit quod viae omnes praeter unam inferiorem tam ad latera quam intra, ubi cutis subjectis corporibus adhaeserat, praecidantur, quibus interceptis et alimentum, quod antea copiosius erat, deficit, et propago illius defectu contabescit. Non minus propaginis decrementum promovent partium illarum deligatio et singularis quaedam conditio, quam ab usque generationis primordiis secum attulerunt. Illam etenim arctam atque compressam fieri necesse est, qua sanguinis affluxus, velut fluctus ad scopulos impulsi, repellitur: hac vero homines plurimum vel partium tenuitate et crassitie vel laxitate et densitate inter se dissident.

Nam quae ex cuti rara et tenui pendet propago, illa liberalius decrescit, non aeque vero, quae crassior et densior est: sic ea, quae laxior fuerit valde imminuitur, e contra quae compacta est atque solida, minime omnium consumitur. Quemadmodum si duo illa priora mutuo convenerint, quam celerrime propaginem decrescere, et uno impetu senescere videbis, eo quod duorum agentium major efficacia sit: at minimum a congenea magnitudine decedere experieris, si cutim crassam simul et compactam esse contingat. Hae igitur causae sunt, ob quas traducem flaccescere et a sua quantitate decedere necessarium est. Sed numquid hujus decrementi certa notitia haberi potest? Certe nil certi praecipi posse in hac consideratione, vel illud indicium certissimum est, quod temperiei forma, ex qua ratio decrementi petenda est, ejusque a mediocritate recessus haudquaquam nobis cognitus sit, unde et vires illius et effectus non ignorari non est non impossibile. Eodem pacto neque naturales propaginis facultates neque deligationis momenta, quas decrementi causas esse retulimus, exacte rimari licet, neque exinde quid futurum sit praenoscere. Veruntamen non desperandum est in hac rerum obscuritate, nec quicquam remittendum de studii nostri fervore, cum acrioris ingenii solertia non inepte fieri possit, ut minus ex praescripto si ad scopum accedamus, quam minimum tamen ab eo declinemus. Nam [5]) rectum etiam est, quod recto est proximum. Et medicum laudat divinus Hippocrates — non qui nihil aberrat, sed qui minus delinquit, et proxime ad aequalitatem accedit. Raro enim, imo nunquam quod exactum est attingimus. Hoc autem consequemur observata rite cutis traducis natura. Cum enim cutis, qua laxa est, qua solida, qua crassa aut qua tenuis, decrescat, itaque perspiciendum, si quid horum

[5]) Hipp. de veteri med.

aderit, acriusque perpendendum, et ita non praeter rationem futurum propaginis statum conjiciemus. Etenim contingit res laxas, quod rarae sint, plurimum digeri, solidas vero ob corporis densitatem minus dissipari, non secus ac tenuia, cum exucca sint, facillime contrahuntur, et quae crassitiem habent optimeque enutrita sunt ob molem intumescunt et distenduntur. Si igitur cutis laxa simul atque tenuis fuerit, verebimur certe, ut propago magnopere imminuatur, cum duae adsint causae decrementi, eaeque vehementissimae, quemadmodum si densa, crassa et bene compacta sese nobis offerat, nequicquam de imminutione dubitavimus, dummodo posthaec non incaute aberremus. Cum vero vel crassam eam et raram vel densam et tenuem nanciscamur, suspicabimur aeque decrementum quoddam futurum esse, majus quidem, si densa cutis et tenuis fuerit, minus vero si crassa et laxa sit. Etenim nihil est, quod ad subitaneam contabescentiam aeque ac tenuitas facere videtur, cum tenuia quamprimum corrugentur et exarescant. Ut maxime omnium cutis diminuitur, si cum tenuitate raritas accesserit, quibus nil est vel incommodius vel infelicius ad deprimendam autoritatem medici et ad obscurandam hujus artis praestantiam, quae suo fine, ut decet, potiri nequeat. Quicunque ergo ad haec, quae de cutis natura dicta sunt, respexerit (caetera enim indagari nequeunt), is et decrementi in traduce progressus artificiosa quadam conjectura assequatur, et ad mediocritatem, quae in traducis eductione circumspicienda est, proxime accedet. Quanto enim vel intensius vel remissius cutim decreturam fore sibi persuaserit, tanto majori vel minori traduce opus esse rescribit, et modo liberalius modo parcius cutim excindet. Hac enim regula moderabimur artis nostrae officia, ut quantum satis fuerit pro curtis restaurandis materiei copia nobis suppetat, neque plus neque minus e brachio resecabimus, quorum illud molestum est, hoc vero incommodum. Nam aegros vel ultra modum torquemus, vel fine suo artem defraudabimus. Cum autem actiones nostras tam aequa lance ponderare nequeamus, et difficillimum sit mediocritatis limites non excedere, quare si nobis ad extremorum alterum deficiendum sit,. itaque copiam potius in eductione traducis amplectemur, et parsimoniam ceu noxam fugiemus. Etenim difficilius quid additur, ,quam adimitur. Igitur si nobis concessum fuerit, dum traducem educimus, curabimus certe, ut eam adhibeamus moderantiam, quam curtorum natura expetit, sin minus, quoniam id frequentius est, ad excessum potius quam ad defectum inclinemus.

Capitulum decimum sextum.

Qua ratione cutanea propago curtis partibus adjungenda sit.

Definita hoc pacto, quam ex causarum natura adinvenimus, quantitate cutis traducis, reliquum est, ut rationem conjungendae propaginis cum partibus decurtatis tandem proponamus. Caeterum neque unum neque simplicem modum esse applicandarum partium, neminem esse crediderim, cui cognita sit priscorum et recentiorum doctrina, qui non noverit. Antiqui [6]) enim, quibus juniores consentiunt, tres modos conjungendi partem unam cum altera nobis reliquerunt. Nam aut fasciis partes constringendae sunt aut fibulis contrahendae aut suturis connectendae. Itaque nunc quodnam horum aptius sit et opportunius, quo propaginem cum partibus curtis conjungamus, in praesenti disquirimus. Qua in re definienda, illud primo nobis objicitur, quaenam sit uniuscujusque natura et facultas, quaeve utendi ratio. Nam perspectis,

---

[6]) Gal. 3. meth. med. c. 4.

quae his subesse possunt copiis, facultatem eligendi, quod ex re nostra fuerit, uberiorem multo habebimus. Ut autem a primo exordiamur, sciendum est, deligationis tres esse rationes, nempe ut sic dicamus, [7]) incarnativam, expulsivam et retentivam. Fit ergo deligatio incarnativa, quae proprie agglutinatoria dicenda est, fascia a medio ad principia vulneris circumducta, facto principio deligationis ex parte aversa et media loci vulnerati, circumducendo alteram faciae oram versus superiorem membri partem, alteram vero versus inferiorem. Expulsoria autem fit, si fasciam ab altero tantum principiorum revoluimus, incipimusque ab inferiori parte membri laborantis, quam arctius constringimus: exinde vero vinciendo moderate laxamus, et sensim deligando ascendimus, semper autem solutius circumplectimur, quousque eo deveneriraus, qua parte erumpenti saniei patet exitus. Utimur autem hoc deligationis genere in ulceribus cavis atque sinuosis, ut et superiori, si vulnus recta et aequaliter inflictum sit, quod labiorum dissitorum unionem requirat. Quae vero deligatio continet, nullam, quod sciam, quae certa sit rationem observat, siquidem iis partibus, quae minime constringi et angustari possunt, ut facies est et collum, solummodo adhibetur. Itaque pro earum figura et medicaminum, quae ex usu fuerint, natura varios atque multiplices hujus deligationis modos esse, nemo est qui non videt. Verum infibulatio, quod secundum genus est, hamulis quibusdam utrinque incurvatis oras plagarum diductas sensim adducit, et adductas quantum poterit nulla violentia placide constringit, non secus ac fullones harpaginulis ad id negotium non ineptis pannos distendere, et abaco suo solent affigere. Has fibulas dicunt Latini, Graeci vero ἀγκτῆρας ἀπὸ τȣ̃ ἄγχειν, quod quasi strangulent, et quod in synanchicis fit, ob-

---

[7]) Avicen. libr. 4. fen. 4.

stricta gula coerceant. Si igitur [8]) in carne, quod hiet, vulnus fuerit, cujus ora difficulter attrahantur, qua de causa sutura quidem aliena sit, itaque fibulas imponimus, quae paulum labia vulneris tantum contrahant, quo minus post curationem lata cicatrix remaneat. Diligenter autem hoc loco perinde ac in sutura observandum est, ne prius, quam vulnus recte purgatum sit, fibulae imponantur, ne quid ibi concreti sanguinis aut coalitum impediat, aut cum putruerit inflammationem pariat, aut partes subjectas erodat. Apprehendit vero fibula ut et sutura non cutem tantum, sed quoddam etiam subjectae carnis, quo validius adhaereat, neque cutim abrumpat. Est autem earum injectio neque rara admodum neque crebra, quorum illud non continet, hoc vero plus justo torquet. Sed hic fibularum usus nostra tempestate penitus interiit.

Solemus tandem partes dissitas suturis conjungere, atque id triplicis finis gratia, vel ut agglutinentur, vel ut sanguis supprimatur, vel quo labia ad temporis spatium adducta persistant. Harum prima adhuc multiplex est, eo, quod partes, quae agglutinandae sunt, diversas incisiones patiantur, aliae quidem profundas, aliae breves, aliae latas, aliae oblongas, aliae angustas, aliae sublatas. Una igitur illarum interscissa sutura dicitur, et tali pacto administratur. Si insignis plaga fuerit, utrumque ad medium vulneris labrum acu trajicitur, quae duplicem funiculum habeat, quibus oras constringere easque innodari et paulo supra nodum rescindere convenit. Haec ubi facta fuerint, utrinque rursus interjecta spatia transfiguntur, et simplici filo nodoque irretita firmantur. Hoc toties per succedentia spatia, si opus fuerit, peragitur, donec vulneris extrema rite commissa sint. Alia sutura est, cum in utraque vulneris ora tot acus, quot opus fuerit, aequaliter distantes alte im-

[8]) Cels. 5. c. 16.

pingimus, iisque eo modo, quo rusticanae nostrales solent, filum circumplectimus, alias quidem decussatim, sed quod magis conducit, in orbem ad formam ovalem. Has in vulnere impactas relinquimus, usque dum vulnus coaluerit. Utimur autem hoc suturae genere in vulneribus admodum profundis, labiisque eorum plurimum distantibus, quemadmodum et superiori, si ferrum oblonge quidem, non tamen altius impactum est. Tertius vero agglutinantis suturae modus pinnatus dici potest, etiamnum profundis vulneribus destinatus, cujus administratio talis est. Utrinque pennas vulneri adaptant, et cum duplici filo acum accipiunt, filorum extrema nodo irretiunt, et vulneris oras transfigunt. Sic funiculo pinnam unam ex una parte, ex altera parte alteram comprehendunt, et innodatis funibus plagae labia dissita constringunt. Id toties exinde repetendum est, quoties id vulneris magnitudo expostulaverit. Hoc suturae genus plagis non adeo levibus commodum est, sed maxime profundis et laceris, in quibus periculum est, ne funiculi trajecti et arctius constricti disrupta cute elidantur, sitque omnis vulneris conjunctio vana et inutilis. Quam tamen suendi rationem varii varie definiunt, sed cum ad nostrum negocium inepta sit, neque etiam ut mihi videtur alias in usum venire possit, ideo tractare eam exactius nolumus, sed sufficiat saltem ejus mentionem fecisse. His omnibus numeratur sutura sicca, adeo elegans et opportuna, ut nullum dolorem, dum hanc adhibemus, nullam penitus continui divisionem in parte vulnerata inducamus. Hujusce in levibus incisionibus atque non adeo altis usus frequentissimus aeque est atque felicissimus, et tali pacto sese habet. Parandi sunt panni lintei iique firmi, triangulares vel alterius figurae pro vulneris aut vulneratae partis conditione et linimento, quo pertinacius haereat, obliniendi, nec non ad latera vulneris utrinque adaptandi, ut minoris digiti spatium intercedat. Hos tandem, ubi exiccati et valide cuti annexi fuerint, intacto penitus corpore, ingeniose consuimus, et sic vulneris oras perbelle conjungimus. Non minus etiam hoc consuendi genus ad cicatrices convenit, quas facta vulneris agglutinatione delere et obliterari volumus. Sunt praeterea et aliae suturarum rationes in eum usum, ut per eas partium vulneratarum fiat agglutinatio, quas inferiori ventri tam exterius quam interius peculiares esse unusquisque videt, qui [9]) autores hac de re legerit. Has γαστρορραφείας graeci vocant, quas oblivioni hoc loco tradere volumus, cum illarum usus neque in diversis partibus ab infimo ventre neque in his, quae nostrae operationi subjiciuntur, celebrandus sit. Has itaque suturarum species ad primum illud genus, quo vulnera agglutinari solent, omnes referri certum est. Sanguinem vero per suturas supprimimus, cum primum vulneris oras hinc inde trajicimus, et rursus ad principium, unde suturam exorsi sumus, recurrimus, rursusque prope pertundimus, et denuo regredimur, et ut antea acus transfigimus, illudque eo usque facimus, donec partes hiantes connexerimus, non secus ac pelles aut telas aut tale quid consuere homines assolent. Suturae hujus usus est, si quandoque ob ingentem prorumpentis sanguinis impetum, dum vulnus amplioribus vasis inflictum sit, neque medicaminibus neque aliis remediis copia conceditur. Postremo tandem vulnera consuimus, ut ad quoddam spatium temporis labia vulneris conjuncta permaneant, donec partes illae, quae hiabant, perfecte convenerint et accreverint. Competit sutura haec, si in carne aut parte molli vulnus acceptum sit, et insigniter partes dilaceratae sint, atque nonnihil carnis in iis deficiat. His igitur sic definitis, ut ad institutum redeamus; manifestum est, non modo neque fibulis, sed neque deligatione cutaneum traducem cum

[9]) Cels. 7. cap. 16. et Gal. 6. meth. med. 4.

partibus curtis conjungi posse. Nam connexionem illam, quae deligando fit, agglutinantem, et qua frequenter discissae partes uniuntur, faciei natura penitus respuit. Nec fibularum usum recipit, cum praeter vehementes dolorum stimulos inflammatio subeat aliaque affectuum genera, quae curtorum cum propagine accretionem vel interrumperent vel omnino everterent. Superest igitur sutura et illa praesertim, quam interscissam vocavimus, quandoquidem non solum superficie tenus, sed altius etiam acus impingenda est, ut extremae partium orae rite committantur, et fideliter commissa ad perfectum usque coalitum haud difficulter custodiantur. Reliquos consuendi modos plane rejicimus, quod ad nostram operationem accedere nequeant, quod qua ratione fiat, unicuique manifestum est. Verumtamen quo pacto cum propagine curtae partes per suturam committendae sint, suo loco rectius docebimus.

Capitulum decimum septimum.

Quae corpora aptiora sint ad hanc operationem, et numquid omnibus anni temporibus aeque illam praestare liceat.

Sed cum plura sint, quae in omni actione concurrant, aut necessitate quadam consequantur, quemadmodum patet ex rebus vel natura vel arte factis, ubi praeter materiae apparatum et de instrumentis et de idoneo tempore ad constructionem habetur ratio, sic praeter propaginem, qua mutilata membra resarciuntur, et alia nobis offerri contingit, quae in hac singulari operatione, non secus ac in universa medicina usu venit, perpendenda et circumspicienda sunt. Differt enim, ut cum Hippocrate loquar, corpus a corpore, aetas ab aetate, affectus ab affectu, tempus a tempore, in quo homines aegrotant. Nam aliqua horum aut omnia, si morbis adversentur, plurimum ad salutem conferre, plurimum etiam, si natura sua conspirent, malorum vehementiam intendere, omnes norunt. Circumspicienda igitur sunt in hac operatione temperies corporum, eorundem habitus, aetas nec non anni tempus ad operam idoneum, ex quibus ipsius artis eventum et operis gratiam pendere videbit unusquisque, cum singulorum vires perspexerint. Habent enim hanc potestatem et efficaciam, ut vel obsint vel prosint, ut causas hujus actionis aut confirment aut infringant, atque operis exitum vel morentur vel accelerent. Sed haec manifestiora erunt nobis dicentibus. Exordiamur itaque a temperamentis corporum, quorum aliud est εὔκρατον et quadratum, alia vero, quae a bonitate hujus recedunt, vel calida sunt et humida, calida et sicca vel frigida et humida, frigida et sicca, quaeque passim a praedominio sanguinea, biliosa, pituitosa, melancholica Arabes nuncuparunt. Principio itaque aptissimum fore atque ad hujus chirurgiae perfectionem commodissimum ipsum corpus εὔκρατον, nemini dubium est. Maximus enim in eo est qualitatum consensus et vires calidi humidique, frigidi et sicci neque superant neque superantur, sed in aequilibrio constitutae sunt. Quod tanquam regulam atque normam quandam absolutissimam, ut et in caeteris artibus usus obtinuit, in operando optimus quisque medicorum sibi proponit, idque est omnium sermone purissimum, et ab omni pravi humoris fece repurgatum, ideoque exactissimi operis successus, si quidem aliquando sese offerat, expectationem nobis praebet aut quam minimum a scopo suo deflectentem. Etenim in hoc opere perficiundo spectanda est propaginis opportunitas, considerandaque insitarum partium coitio, et perpendenda unionis elegantia, quorum singula in hoc medio corpore et quadro adeo ad normam respondent, ut ipsum naturae exemplar referant. Nam in propagine nihil est, quod desiderari possit, vel ad mediocritatem vel ad decentiam, cum partes illae sic satis molles, crassae, durae et tenues fuerint. Sic coloris elegantia, in quo magnus artis applausus est, iis adjungitur. Sic nulla mora est, quin et exacte et citissime et citra omne incommodum partes insitae cum caeteris uniri possint. An quisquam dubitet, in tanta corporis puritate, nulla penitus redundante illuvie, ubi singula moderata sunt, coalitum partium, dummodo nil externum refragetur, haud bene posse succedere? quomodo in hac naturae benignitate opus periclitabitur? qua ratione fine suo natura frustrabitur, cum omnia ad illam Polycleti regulam, in corporibus sinceris aequa lance administrantur? Sane uti hic nullus relinquitur dubitandi locus, ita certissima salutis spes est et quam citissimae unionis expectatio. Non enim ab intercurrente humorum labe, quod naturae opus est, accretio partium aut praepediri (sequendo secundum naturae fluxum) aut everti potest. Quin ad caetera bona et hoc commodum quasi auctarium accedit, quod conjunctionis nec levia quidem vestigia post coalitum remaneant, adeo egregie et decenter natura architectatrix opus suum promovet, dummodo in facienda unione omnes numeros ipse medicus impleverit. Non enim nos hac ex parte arti patrocinantes vana quadam ostentatione falso legentium aures tenebimus, et de hoc mirando naturae opere audientibus blandiemur. Nam certo nobis credant volumus, hanc pulcherrimam coalitus speciem et in iis corporibus, quae vulgariter sincera nobis obtigerunt, non levi nostra cum admiratione persaepe visum esse, quod cum fiat, quando a justitia et aequalitate corpora desciverint, an desperabimus, in omnium praestantissimo atque optimo corporis statu haud secus posse fieri? Quemadmodum igitur, temperiem hanc caeteris praestare, et longo intervallo tam actionum probitate quam operum constantia anteire, omnes norunt, ita nobis constitutum sit, hanc eandem omnium certe in hac operatione esse accommodatissimam, sive traducis substantiam sive insitionis robur et celeritatem sive coalescentiae decus et venustatem ob oculos proponamus. Quae certe non omnia conveniunt, aut siquidem convenerint, non ea moderantia in illis temperamentis, quae a bonitate et aequalitate hujus primi recedunt, et dispari inter se elementorum concursu extructa sunt. Sane autem, ut eorum ex recessu et accessu inspecto medio magna est diversitas, ita minores vires aut majores vel ad ornamentum vel ad operis perfectionem consequendam secum afferunt, inter quae quod calidum est atque humidum primas certe obtinet. Cum enim optimo illi proximum sit, et paululum a mediocritate deflectat: itaque et propaginem haud vulgariter dispositum et certum et celerem partium coalitum pollicetur. Nihil enim nobis non promittere possumus, cum suavitas caloris et humoris benignitas abunde adsint. Accedit et coalitus decentia ob cutis mollitiem insignem longeque optimam. Huic temperamento illud, quod biliosum vulgo dicunt, succedit, in quo ob caloris vim atque adeo ob siccitatis virtutem argumenta citae accretionis adsunt, non tamen usque tuta et periculi vacua, ut animos nostros confidentia suspendant, et parum cautos in operando reddant. Ubicumque enim calor opifex invaluerit, certum est unionem partium fieri, nec eam prorogari, cum subsidium non ita leve ipsa siccitas conferat. Nam humiditatis expertia facillime concrescunt, cujus gratia honestam etiam atque decentem symphysin expectare possumus. His autem bonis nonnulla incommoda eaque gravia sese insinuant, usque adeo nullum egregie aptum praeter illud unum moderatissimum reperitur corpus, ut insitionis ratio expostulat. Ni enim corpora haec probe expiata fuerint, videbimus promptissime suscitari erysipelata, inflammationes, herpetas, ulcera et alia hujusmodi, quae aegris non minimum molesta sunt, et haud leve negotium medico facessunt, cum acris ille humor et efferus per dolorem e sede sua evocatus in cutem evolaverit, et partes eas vel eröserit vel in molem sustulerit. Hoc autem, licet alias, praesertim tamen circa insitionis tempora contingit: quam dubiam non minus et fallacem reddit excidendi traducis ratio. Nam in rarae adeo, ut solent esse, texturae corporibus nec crassa cutis nec compacta est, ideoque excisa corrugatur quamprimum et exarescit. Hac igitur de causa ad nostram operationem biliosa corpora inepta sunt, sed quia mature satis partes et decenter coalescant, non secus ac caetera etiam opportuna fuerint. Sed incommodius multo, si superiora respiciamus, temperamentum frigidum et humidum est, plurimumque distat, quam ut artis officia in eo contrectando recte praestare liceat, tam ob inimicae frigiditatis noxam quam ob humidi impurioris redundantiam. Cum enim partium unio calori nativo accepta feratur, et nihil sit in animantis corpore, quod hujus opem et in agendo virtutem non requirat, perbelle quidem, si vigeat, unionem succedere credimus, eandemque languere, si contabuerit, et diuturnam moram trahere non dubitamus. Horum alterum quidem in temperamentis jam antea dictis videmus, alterum vero in phlegmaticis corporibus experimur, in quibus ad reliquorum malorum farraginem et hoc incommodum accedit, quod nullo ingenio ad eam humoris bonitatem perduci queant, quin semper impuri humoris fomenta resideant, quae denuo repullulent, et ciborum aggestione eatenus eluxurient, ut semper nova auxilia exposcant, semper novas turbas medicis moveant. Atque haec causa est, cur post coalitum propago albicet, quandoque vero defluat, et qua ratione foeda illa stigmata relinquantur, quae livore suffusa, odiose adeo nonnunquam turgent, ut vix quicquam ingratius et indecentius esse possit. Etenim exiguum caloris nativi robur est, quod sordidum illud phlegma subigere, et ad mediocritatem nequit reducere, quique caeteris hinc inde ingruentibus injuriis haudquaquam obsistit.

Nec rite adeo ad similitudinem narium ea quae in brachio cutis est accedit, quin semper suismet indiciis sese prodat, et pallore, contractione et flaccescentia matrem manifesto referat. Unde et propagines, quod aliud incommodum est, angustas nimis et breves esse necesse est. Haec igitur omnia, quantopere impedimento sint ad operis perfectionem consequendam et pristinam faciei honestatem restituendam, nemo est, qui non videat, praecipue vero ob partium coalitum, qui ad tantam nunquam pervenit decentiam, quantum vel gratiae vel venustatis jam enarrata temperamenta consequuntur. Succedit tandem melancholicum, quod unioni faciendae et hac unica nota pituitoso praeferendum est, cum humoribus minus scateat, sed partium siccitate coalitum apprime promoveat. Id tamen omnium ineptissimum esse dicemus, cum tanta, quanta est, caloris penuria nihil moderati nobis suadeat, sed conatus nostros inanes reddat, et praecipue, quod ad coalitus tempora vel cita vel tarda pertinet. Nam de propaginis similitudine cum ipsa curtarum partium cute illud profecto magni interest, quod altera pilosa, altera depilis sit, haec glabra, illa vero hispida, ideoque plurimum inter se dissentiant. Hoc enim genus corporum fuliginosum est, et siccis exhalationibus plenum: unde et pili nigri et densi in cute succrescunt, quos una cum propagine ad partes laeves et depiles, ipsas scilicet nares transferunt. Quid, quod nec eam ubertatem propago praestet, quam opus requirit, nec eam, si coaluerit, gratiam, quam nobis proponimus? Cum enim corpora haec arida sint et exucca ideoque tenuia et gracilia, non abest, quin excisa a brachio quamprimum cutis decrescat, et, quem plenum esse praestabat atque crassum, tradux exarescat. Quod tamen non ita grave et molestum esset, nisi pars post coalitum liveret et, quasi exusta sit, nigresceret, quo nihil ad aspectum est deformius, nihil inhonestius. Id autem primo impetu et paucis a peracta insitione diebus minus conspicuum est, appetente tamen frigore, et praesertim circa initia post unum vel alterum conjunctionis annum, quo tandem flos ille coloris perit, et venustatis gratia evanescit. Quod incommodum cum pituitosa propagine commune est. Quoniam ob caloris, quae his propria est, imbecillitatem, atque adeo ob insignem illam, quae fit in traductione, naturae concussionem, haec ultima temperamenta mire consentiunt. Quare necessario fatendum est, cum et ratio id sudeat, et experientia, fortissimum telum, confirmet, inter tot humanorum corporum discrimina, illud, quod moderatum est et caeterorum exemplum, si modo aliquando contigerit, ad dissitarum partium unionem longe aptissimum esse: posthaec vero quae calore vegeto polleant, temperamenta succedere: tandem autem pituitosa et melancholica subsequi, quae omnium ineptissima et ad subeundam hanc curtarum operationem minus accommodata sunt. Porro ab artis hujus septis rejicienda sunt illa corpora, quae prava eluvie teterrimaque humorum sentina ob viscerum vitia perfusa sunt, et a medicis cacochyma et mali habitus dicuntur. Plurimum enim interest, utrum corpus sit cacochymum, an vero pituitosum dicas aut caeterarum intemperierum nota insignitum. Nam praeter reliquas differentias hoc maxime distant, quod illud morbosae constitutionis soboles sit, haec vero sanitatis limites non excedant. Abigenda igitur sunt corpora cacochyma, quod imperante humorum pravitate, fieri nequaquam possit, quin liberalius etiam exinanita ad hoc opus chirurgicum subeundum apta reddantur. Nam foeda illa succorum labes omnem unionis spem subvertit, et operis progressum affluentibus hinc inde sordibus plane demolitur. Quid, quod surculus maxime tenuis et rarus sit, omnesque partes, quam exiguo calore polleant? Quid, quod nec praecisae propaginis educationem concipere possumus, cum prae calore imbecillo quamprimum consenescat, et ob alimenti pravitatem prompte contabescat? Quibus quandoque mala qualitas et venenosa, ex corporis penetralibus excita, sese insinuat, quae cum callum coalitarum partium suspendat, eas apte et concinne conjungi prohibet. Releganda itaque sunt ejusmodi corpora impurissima et ab hujus operationis genere removenda, quod ea maxime pura atque sincera adesse fas sit, et nulla aut quam minima labe infecta. Caeterum neque omni aetati hoc opus convenit, sed inutilia sunt minusque recipienda senum et puerorum corpora, quorum haec operationem totam suspendunt, illa vero traducis coalitum, quod in opere conficiendo primum est, difficilem fore portendunt. Etenim evanescentis caloris incommoda senectus excipit, haec cutis marcorem affert, haec individuum comitem pituitae proventum secum rapit, haec caeteris malis et offensis obnoxia est, quae partium unioni et confirmationi obsunt, omnemque operis eventum futilem et inanem reddunt. Cum enim ipsa natura sua frigeat, nec occurrentis aëris iniquitates a se propellat, itaque exiguam aut plane nullam de salute spem concipere possumus. Quamvis vero puerilis aetas vim caloris et humoris probitatem promittat, quae duo ad absolutionem operis sine controversia prima sunt atque maxima, attamen ob motus impetum et sensuum vivacitatem nequaquam curae nostrae committi possunt. Non enim pueri vel deligationis toedia perferre possunt, vel suturae et incisionum tormenta vincere, quae licet momentanea sint, sunt tamen acerrima et extremi doloris plena, ideoque constantia et animi fortitudine, quod abest a pueris, superanda. Nec corpora eorum, quod forsan caput est, quia mollia sunt et prompte dissolvantur, oppugnari pharmacis queunt, cum tamen ob voracitatem et excrementorum congeriem nihil minus non ex usu foret. Non negamus tamen aetate hac, si corporis ea et animae moderantia accedat, hanc chirurgiam exerceri posse. Fatemur quidem in illa naturae clementia artis opus non esse difficile, sed ut id exequaris et per media eo contendas haud ita facile: qua de causa, ut unicuique hujus aetatis incommoda pateant, haec submonuisse voluimus. His enim perceptis, si qua daretur artis exercendae occasio, intelligant velim medici, qua eis cura opus sit et solertia, qua prudentia, ne artis dignitatem imminuant, et nominis sui famam incaute prodant. In caeteris hominum temporibus, juvenili scilicet et consistenti, alacriter ad opus accedant, moliantur, agant, conficiant, nullus est metus, nulla suspicio, quin recte cesserit negocium, quin ad umbilicum, quod aggrediaris, prospere perducas. Superest modo, his sic positis, ut de anni temporibus considerationem instituamus, nimirum, nunquid quacumque anni parte hanc operationem celebrare liceat, et quodnam operi perficiundo illorum magis conducat. Cum igitur haec nostra actio species quaedam insitionis sit aut saltem illius simulacrum, quam singulis anni vicibus haudquaquam faciendam rerum rusticarum periti asserunt, itaque ad ejus exemplum hoc opus neutiquam quocumque tempore et sine discrimine administrari posse forsan videbitur. Sed aliena haec est a veritate sententia, nec accipienda, cum nihil obstet, dummodo caetera rite adhibeantur, quin aeque ipsius artis effectus tam vere et autumno quam aestate et hyeme nobis promittamus. Absimilis enim est arborum natura ab hac nostra essentia vel saltem caloris, ad quem singula referuntur opera, ubertate faecunda, quae et in hyeme asperrima plurimum viget, et inter acerrima frigora valide munia sua exequitur. Cum enim inferioris multo conditionis sint et terrenae substantiae arbores, nec tanta caloris copia, quanta est in hominibus, et adeo benigno alimento perfundantur, ideo frigoris impetu vehementer percelluntur, algentque partes earum extimae et praesertim quae a corde sive jecinore (huic enim quid simile illis vegetandi vim impertit) longius absunt: qua ratione insitionem agricolae statu caeli inclementiori et algente moliri reformidant. Veruntamen fieri nequit in humanis corporibus, ut usque adeo refrigescat cutanea regio, quin inepta penitus huic nostro negocio futura sit et incommoda. Itaque caloris redundantia atque in tanta ubertate humoris benigna vis, id genus officii chirurgici, quale nos exhibemus, singulis anni partibus vel rigente caelo vel aestuante praestari posse, sat superque nobis persuadent. Non tamen relinquitur, quin in hoc annui cursus discrimine, dum caloris cum siccitate, frigoris cum humiditate commutatio fit, alia tempora aliis praestent, et vel majorem perficiendi operis vel minorem occasionem afferant. Sed sciendum primo, quod non tam conficiendi quam stabiliendi et confirmandi operis sit habenda ratio, et quidem per proximos menses, qui opus ipsum subsequuntur. Cum enim insita cutis et curtorum materies, e sede natali alio translata et amico matris ubere destituta, in alieno et insolito solo nutriatur, sane credendum est, in eductione sua et eo, qui factus fuit transpositus, illam plurimum concuti, convelli et, labefactatis suae naturae viribus, ab ingenita temperie maxime recedere, quae incommoda assuetudine sensim facta et diuturno commercio tandem emolliri et tolli necesse est. In partium igitur anni opportunitate dijudicanda, ad opus ipsum et ad operis confirmationem consilia dirigenda sunt, dum modo singula cum naturae consensu et gratia peragere velimus. Quae tandem rata et firma futura sunt, cum temporum anni vires ac eas, quas secum afferunt, noxas et utilitates perpenderimus. Ver primo temperatum est, sanguini copioso et benigno gignendo commodissimum. Haec anni pars si non ob alias, saltem ob eas, quas de temperie corporum rationes adduximus, huic nostrae chirurgiae satis opportuna est. Nam universum corpus et calore et humore clementius fovetur, atque adeo ipsa cutis, quam hac de re felices operis nostri successus promittere et abunde polliceri, nemo non videt. Ut enim corporibus temperatis omnia benigna sunt, sic neque moderata tempora nobis adversa erunt. Veri succedit aestas, caliditate et siccitate efferuescens, affectionibus certe aptissimis, quae certam et minime fallacem partium unionem spondeant. Sed forsan minus ex usu esse videbitur, quod aestuante tunc humore acri et ebulliente furentes succi in cutim facile excurrant, et magnorum symptomatum velut erysipelatum, herpetum, carbunculorum metum incutiant. Rejicienda autem sunt postremo duo tempora, quorum alterum inaequalitate sua et frigoris exuperantia interturbat coalitum partium et prorogat, hoc vero cum frigore et humore molestum sit, ipsi cuti algenti jam et ob transplantationis impetum adhuc languenti quascumque aëris externi inclementias communicat. Quare cum ipsa curtarum insitio caloris et humoris ubertatem eamque lenem et benignam requirat, nemo hercle inficiabitur, ver maxime caeteris anni partibus praestare et inter alia requirere, ut ei hujus operis perfectio nuncupetur. Hoc enim universum corpus suavi calore perfunditur, et mitissimo omnium humore, scilicet sanguine irrigatur. Sed cum caloris vim adhuc vegetam, cum pauca uligine conjunctam propaginis confirmatio exposcat, itaque operis incremento et stabilimento ipsa aestas dicari debet, in qua siccitas et aestus dominantur, quibus et agglutinatae partes ab excrementis vindicandae et largius instaurandae et roborandae sunt. Caetera vero anni tempora quamplurima incommoda secum afferunt et tanto majora, quanto ocyus autumni noxas hyemis molestiae excipiunt: unde corporibus extra rigentibus, et excrementorum frigidorum copia perfusis, et connexionem partium morari, et dubia adhuc sanitate propaginem affici, nec ad integrum robur pervenire posse necesse est. Statuendum est itaque vernum tempus et aestatem nobis conducere, alterum quidem, ut insertio partium earumque unio succedat, alteram vero, ut partes unitae instaurentur et confirmentur: at hyemem et autumnum inepta esse et in hoc opere praestando effugienda, non tamen usque adeo iniqua, ut artis beneficia omnino irrita faciant. Nam et succensis hypocaustis et igne excitato propulsare injurias hyemis aut corrigere valemus: nec tanta autumni est immoderantia, quin, ut eam temperemus, desit ingenium, quod utique et hujus et alterius vehementiam praeter alia integumentis et pellibus animalium sat bene arcere, et insitum cutis surculum tueri possumus. Atque haec sunt, quae in opere faciendo non secus atque alia in consultationem cadunt. Quamvis enim minus necessaria sint, nec in iis operis summa consistat, attamen quod plurimum interest, cujusnam conditionis sit et aetatis, quem curandum susceperis, cognoscere, et non minoris momenti est, qua temporis occasione opus tuum aggrediaris, ideoque umquam a medico prudenti eorum observatio, ut etiam hoc loco fit, neque contemni potest, neque aspernari debet.

Capitulum decimum octavum.

An ex alieno corpore, an vero ex proprio tradux eligendus sit.

Nunc vero de propagine cutanea seu de cute traducis educenda cum sermonem facere nobis ex ordine constitutum sit, ideo duo illa in primis consideranda sese offerunt, numquid ex alieno corpore hunc traducem secernere liceat, atque si id licebit, an id praestare necne, satius fuerit, de quibus brevibus agendum. Sed ad rem accedamus. Traducem ipsum ex alieno corpore desumi posse, tam autoritate quam ratione comprobare confidimus. Si enim caloris insiti vim atque temperamentorum in hominibus naturam eorumque affinitatem nobis proponimus, itaque haud absurdum esse dicemus et impossibile, quin ex alieno corpore atque id nulla cum difficultate secernamus. Quid enim obest, cum caloris subsidio unius corporis partes longeque dissitas ad unionem vocari videmus, quin eundem effectum in diversis corporibus nos assequi posse asseveremus. Etenim causa haec haudquaquam diversa est, sed cum calore nostro congenea, cum et hominum temperamenta non usque adeo dissentiant, ut haec suarum partium consortia neutiquam patiantur. Conveniunt enim si non alio, saltem humanae speciei nota et effigie, cujus ea vis et potestas esse videtur, ut nihil non factu possibile sit, nec aliquid obstet, quod haec conjugia diversorum corporum prohibeat. Nam cum non solum plantae, quae quidem virtute, non autem genere diversae sint, ut est generosa vitis cum ignobili, adductae prius et conjunctae in idem ingenium abeant, quod ex Catone supra monstravimus, verum etiam dispares formis et viribus arbores coalescant, atque quod insitum est, naturam ejus, cui inseratur, in se convertat, ut Columella re ipsa oleae et ficus exemplo ostendit: quanto magis cutem ipsam traducem ex diverso corpore decerpi, et in alienam sedem transponi posse censebimus? Non enim usque adeo ingens naturae intercedit dissidium, cum homines inter se specie conveniant, nec tanta est nostrorum corporum, quanta reperitur plantarum diversitas, quas tamen parvo negotio sub easdem conjugii leges adduci, et mutuo naturae vinculo connecti, non sine admiratione videmus. An vero quandoque id generis curta ex alieno corpore restituta fuisse visum fuerit, certe neque legimus neque audivimus neque attentavimus unquam, neque, qui hoc concedat, ut sese frustra excrucient, vix nobis persuadere possumus. Verum satiusne fuerit, hanc refectionem ex alieno, an ex proprio corpore moliri, jam utrinque propositis rationibus discutiemus. Hae quidem ex opere ipso nobis petendae sunt; nam aliunde eas arcessere nequaquam licet. At primum illud, praestare magis, ut alieno e corpore petamus traducem, fortassis nobis persuaserit, quod hac ratione ut opus perficiamus, non contemnendi boni participes reddamur. Cum enim potiora artis momenta in propaginis bonitate consistant, et hoc universa operatio tanquam finem respiciat, ut operi dignitas sua et pulchritudinis decor accedat, itaque procul dubio ex animi sententia his potiri possumus, si traducem ex corpore sano, florido et succulento seligamus, et quae morbosa sunt, decolora et effoeta respuamus. Etenim propagines in corporibus quibusdam non integris adeo exigui momenti, ita nullius ponderis esse contingit, ut operosum sit, aliquas saltem operis partes explere, nedum omnes illius numeros absolvere. Tanta est coloris foeditas, tantus cutis defluxus, tanta symptomatum pravorum ex incisione suspicio, quae maxime operationi huic adversa sunt, ut operis dignitatem non solum imminuant, verum etiam confundant. Nec illi ut medeamur licet, cum nulli datum sit, vel quocumque ingenio pellem suam immutare, et naturae difficultates evincere, nisi difficulter admodum ac diuturno temporis spatio, quod apud patientes nostros haudquaquam locum habet. Occurremus itaque his incommodis, et eorum vim eludemus, si eam propaginem, quam aliena corpora et integra praestare possunt, operi nostro adhibeamus, et quem morbosa corpora exhibent, ab insitione rejiciamus. Atque haec ratio plurimum ponderis habet, cum a fine petita sit, causarum principe, ad quem potissimum animi aciem intendimus, quique omnium actionum nostrarum dux quidam est et arbiter. Sunt autem et aliae rationes, quae nobis fidem fortassis facerent, quo minus ex eodem corpore, quod nobis objectum fuerit, traducem depromamus, quae omnia delitiis quorundam potius et animi abjectioni, quam vel curationis decori vel meliori operis conditioni subscribunt. Ajunt enim nonnulli, si ex alio corpore traducem sumamus, nos hac ratione efficere, ut saevos aeger cruciatus effugiat, caeterasque ejus generis calamitates devitet quamplurimas. Has distinctius hoc loco enarrabimus, ut iis perspectis, quid sentiendum sit, ex rei veritate definire possimus. Haec autem omnia quaternario comprehenduntur. Dum enim propaginem primo educimus, et ad insitionem paramus, dum propagine insita totum corpus ad conjunctarum partium salutem componimus, non potest fieri, quin vehementer torqueamur, et insignes dolorum vellicationes perpetiamur. Etenim cultris cutis incidenda est, acu pertundenda est, funiculis constringenda est, brachium violenter attrahendum, capiti imponendum, nullisque motibus non concutiendum. Sic corpus jacendo continendum, et velut in carcerem quendam conjiciendum est, quod alioquin liberum et integrum sua munia explere expetat. His accedit et brachii turpitudo, quam in propaginis eductione infligi necessum est, et partium illarum languor, cum inducta cicatrice caloris pristina benignitate destituantur, et multo quam ante ad motum ineptiores fiant. Quibus adjungitur, quod illuc passim, velut ad reliqua solet vulnerum vestigia, excrementa promptissime confluant, quorum vel tenuitate vel acrimonia vel aliena qualitate pars illa intumescat, et ulceribus afficiatur. Expetendum itaque, ut aliena corpora pro traduce excidendo et inserendo substituantur, propria vero et singulis sua quantum poterit a doloris saevitie, a brachii deformitate et imbecillitate a caeterisque incommodis illaesa et innoxia conserventur. Atque haec hi homines plus justo scrupulosi contra hanc operationem in medium afferunt. Si autem singula expendamus, illud unum duntaxat, quod ab opere argumentum deducitur, non nihil urget: reliqua vero, ut sectionis doloris, curationis taedium usque ad insitionis tempora, cicatricis deformitas et brachii imbecillitas, aut si quid aliud restat, leviora sunt, quam ut rejecto proprio corpore alienae materiei subsidio opus sit. Cum enim nobis propaginis secernendae datur optio, quam aliquando meliorem esse praestaret, nonnunquam vero alteri, quae penitus inepta esset, supponi liceret, id utique non negligendum est, cum et operi ipsi et operis decori conferat, ad quae omnem ingenii aciem intendere, omnes prudentiae conatus dirigere, quod ita artis ratio praescribat, diligens artifex et callidus haud immerito cogitur. Veruntamen si operis summam periclitari contingat, et majus damnum fuerit, quod feceris, quam commodum, quod consequaris, quare nemo sanae mentis suaserit, ut ob leve quoddam pulchritudinis et indolentiae lucellum totam operis sortem in dubium revocemus. Quod sane contingit, si alieno in corpore hanc praestare operationem conati fuerimus. Cum enim insitione facta, vel magis, ut proprio vocabulo rem significemus, cum, inquam, propaginis cum curto naso vel labiis per suturam conjunctis, coalescentiae incumbimus, continendae sunt partes quam arctissime, et eo tenore ac regula conservandae, ut neque minimum, si fieri possit, hinc inde dimoveantur, ne distractis illis aut contortis, vel oblique vel transversim vel minus pertinaciter uniantur, sed vitiose et invalide coalescant. Sed quo pacto, quod in aegris perquam facile est, illam duorum corporum seu compositionem seu deligationem constituamus adeo arctam et consentaneam, quod par sit perficiendo operi? Certe ego ex me videre nequeo. Qua ratione efficere poterimus, ut corpora conjuncta coalitum partium haudquaquam destruant, aut aliquatenus non corrumpant? Quae enim non incommoda sequuntur circa vigilandi aut dormiendi tempora, ubi naturae operibus vacandum, ubi alimenta capienda sunt, si eundum, si quiescendum, si standum, si sedendum et si caetera necessitatis peragenda sunt? Hic qua ratione ad eam moderantiam accedemus, quam, quae peragenda est, partium conjunctio requirit? Itaque nemo non videt, ex colligantiae difficultate et incommodorum, quae bina corpora, si conjungantur, consequuntur, necessitate quam dubios, si non inanes penitus effectus artis fore, et eo magis, cum neque actio in proprio ejus, cui medemur, corpore haudquaquam vacet periculo. Satius igitur fuerit, hoc intentatum relinquere, et quaecumque tandem illa sint, quae operis venustatem et actionis jucunditatem imminuant, incurrere potius, quam totum opus in discrimen adducere. Hinc supervacaneum esse patet, ut illis respondeamus, qui vel decori brachii consulentes, vel sensui proprio blandientes, hanc operationem in suis corporibus detrectant. Non enim ea vis est tormenti in sectionibus, non ea toedii magnitudo, dum ad insitionis usque tempora curatio facienda est, non tanta vulneris faeditas aut cicatricis imperfectio, quemadmodum hi morosuli aut si vis delicatuli sibi proponunt, ut cum levia haec et momentanea declinare malint, eorum, quae potiora sunt, et quorum gratia auxilium artis implorant, eorum inquam aleam subeant. Omnibus itaque liquet hanc chirurgiam magis in proprio, quam alieno corpore expetendam esse, cum in illa sit operis, ut cumque fuerit, spes certissima, haec vero periculum insigne, quinimo de toto negocio quandoque desperationem secum afferat. His porro et illud argumentum adjiciemus, quod aspernandam esse ex alterius corpore insitionem, et recipiendam eam, quae ex proprio fit, magis approbaverit, proposita scilicet difficultate, quam in cutis secretione, adhibito prius propaginis examine, subire necesse est. Quis enim acerrimo adeo ingenio illam proportionis notam, quae operanti recte observanda est, distinxerit? Quis ejusdem vim et facultatem rimari poterit? Quis illius magnitudinem vere expresserit? Quapropter in judicio adeo lubrico et fallaci non confugiemus alio, et quantitatem traducis assignabimus, sed ea, quam natura assignaverit, mensura et delineatione uti satius est. Quem ineffabilem naturae apparatum in singulis, quos adhuc viderim, aut in manibus meis habuerim, mihi observare et contrectare licuit. Nam exquisite adeo ad modulum curtarum narium cutis brachii convenit, ut jamdiu naturam huic operi penum quendam praemeditatam et succedaneum quid, si quid sinistrum naribus contigerit, hic seposuisse credas. Itaque admiranda est illius providentia, quae singulis rebus nihil non proprii elargita est, et id observavit unice, ut unicuique suum rectum sit atque conveniens. In cujus contemplatione illud verissimum esse comperimus, quod ab Ecclesiaste sapienter enuntiatum fuit: Cuncta [1]) fecit Deus bona in tempore suo, et mundum tradidit disputationi eorum, ut non inveniat homo opus, quod operatus est ab initio mundi usque ad finem. Et rursus: et [2]) intellexi, quod omnium operum Dei nullam possit homo invenire rationem eorum, quae fiunt sub sole, et quando plus laboraverit ad quaerendum, tanto minus inveniet. Eam si dixerit sapiens se nosse, non poterit reperire. Praeterea: cuncta [3]) res difficiles, non potest eas homo explicare sermone. Sed enim ex [4]) hac pessima occupatione, quam, ut idemmet dicit, dedit Deus filiis hominum, ad ejusdem cognitionem et futurorum bonorum haereditatem maximum argumentum elicimus. Veruntamen haec alibi. Nunc illud sufficiat, difficillimum et fere impossibile de propagine judicium, atque singularem illum individui characterem omnino dissuadere, quo minus in alieno corpore hoc opus aggrediamur. Etenim hujus proprietatis ea vis est et potentia, ut coalitum si quis accelerari, et symphysis decus adaugeri, quin si minimam quidem opera-

[1]) Eccles. 9.
[2]) Eccles. 8.
[3]) Eccles. 1.
[4]) Eccles. ibid.

tionis partem sese assequi posse crediderit, hunc plane superstitiosum et in disciplinis physicis male formatum esse existimemus.

Capitulum decimum nonum.

Quid scripserint antiqui et recentiores de curtorum restauratione, et an haec nostra illis conveniant.

Antequam vero ulterius progrediamur, vere illud esse discutiendum, primo censeri potest, numquid veteres medici, quorum opera in comperiendis et explicandis artis officiis singularis fuit, quique curtorum cognitionem quadantenus attigerunt, hanc artem praeceptis pro operis exigentia opportuno illustraverint, et quid neotericorum nonnulli atque sua tempestate omnium consensu clarissimi vel scripserint vel indicaverint. Ex priscis, qui aliquid hac de re tradiderunt, Galenus est, Cornelius Celsus et Paulus Aegineta, quorum virorum sententias primum annectemus, et neotericorum decreta subjungemus, ut commode posthaec nostra cum illis conferri queant. Ut autem primo Galenum consulamus, is in hunc modum retulit: diximus [5]) et de ejusmodi rationibus in sermonis progressú, aequo profecto, ut de curtis id genus, quae κολοβώματα Graeci appellant; quippe ita vocant, quae in labiis aut narium alis aut aure deficiunt. Nam methodo curantur haec quoque: primum quidem excoriata cute, deinde adductis conjunctisque inter se cutium oris, ac utriusque quod callosum est detracto, mox quae reliqua sunt, assutis atque agglutinatis. Et rursus: si digitus [6]) desit, inquit, vel tale quippiam, restituere id prorsus non licebit. Sane proditum et de

[5]) Gal. 14. meth. med. 16.

[6]) Gal. 14. meth. med. 18.

praeputio prius est, quemadmodum id quispiam instauret. At quae in naso vel labio vel aure curta sunt, ea quidem ut refecisse non liceat, ita decorem aliquem his adjiciat, si quis divisam utrinque cutem mox in unum conductum queat agglutinare. Atque haec est Galeni sententia. Paulus Aegineta aurium detruncationes ac labiorum curari scripsit hoc plane modo. Curta [7]) circa aures aut labia hac ratione tractantur, ut primum quidem cutim ex inferna parte excoriemus, postea vero vulnerum labia inter se contrahamus, et callis ablatis deinde suamus et agglutinemus. Sic Celsus ut sequitur indicavit. Id quod [8]) curtum est in quadratum redigere, ab interioribus ejus angulis lineas transversas incidere, quae citeriorem partem ab ulteriore ex toto diducant: deinde ea, quae sic resolvimus, in unum adducere. Si vero satis junguntur, ultra lineas, quas ante fecimus, alias duas lunatas et ad plagam conversas immittere, quibus summa tantum cutis diducatur. Sic enim fit, ut facilius quod adducitur sequi possit. Id non vi cogendum est, sed ita adducendum, ut ex facili subsequatur, et demissum non multum recedat. Interdum autem ab altera parte cutis haud omnino adducta deformem, quem reliquit, locum reddit. Hujusmodi loci altera pars incidenda, altera intacta habenda est. Haec igitur sunt antiquorum de hac operatione nostra placita, quibus quid minores senserint, jam adscribendum est, in quorum numero Alexander Benedictus, Vesalius, Ambrosius Pareus Gallus, Stephanus Gourmelius, Joannes Schenckius de Grafenberg homines ingeniosi et solertes habentur. Alexander itaque Benedictus, patria Veronensis medicorum eloquentissimus, resarciendarum narium chirurgiam his verbis annotavit. [9]) Aetate nostra narium deformitatem

---

[7]) Aegin. 6. cap. 26.

[8]) Cels. 7. cap. 9.

[9]) Alex. Bened. 4. de prax. med. 39.

cohonestari docuere ingenia. Carunculam e brachio suo concisam ad narium formam censeri, addique trunco naso saepe visum est. Summam enim cutim brachii novacula excidunt: facto vulnere, abrasis si opus est naribus vel noviter abscissis, capiti brachium ita conjungunt, ut vulnus vulneri cohaereat; conglutinatis vulneribus a brachio tantum cultello demunt, quantum instaurari conveniat. Nasi enim venulae cognatae carunculae nutrimentum praebent, cutisque demum superinducitur, pilis quandoque pro brachii natura innascentibus, eoque modo nares novas miro studio componunt, foraminaque faciunt, audaci ingenio naturae imperantes. Id additamentum hyemis violentiam vix sustinet et curationis. Nasum ne prehendant moneo, ne sequatur. Vesalius praeterea hanc narium restaurandarum artem insinuans hoc pacto illas componi commonuit. Tunc [1]) temporis ante scarificationem brachium, quod magis aegroto commodum sit, accipimus, et musculum superficialem, cubitum in anteriorem partem flectentem prope tendinem, hoc est circa locum copulationis ejusdem tendinis, manibus diligenter exquirimus, quo invento ab utroque latere violenter ita vulneramus, ut reliqui vicini musculi minime malum perpetiantur. Eadem vulnera scalpello profunda efficimus, curamusque, ne dolor vel inflammatio superveniat, et interim pedetentim magis perforamus, donec linteum ab utraque parte facile aditum habeat, ac si dicas, te velle musculum elevare in ea parte, in qua magis carnosus ac corpulentus existit, et ab aliis subjectis partibus totum sejungere. Hoc facto ab altera superiori parte paulatim adhuc separamus, donec undequaque dermis et epidermis contracta sit, quod medicamentorum ope commode satis perfici potest. Interim locum, in quo antea nasus erat, diligenter scarificamus, donec sanguis maxi-

[1]) Vesal. 3. chir.

mus effluat, postea faciem ita cum musculo jam affecto conjungimus, ut nec moveri quidem vel caput vel brachium quadraginta dierum spatio possit. Vesalio Ambrosius Pareus succedit Parisiensis, regius chirurgus, homo insignis et doctus, qui de refectione curtorum habet haec sequentia. Extitit in [2]) Italia annis superioribus chirurgus, qui resectae portionis nasi reparandae hanc rationem inierat. Nasi mutili labra callosa circumcidebat, quomodo in implendis rostris leporinis fieri solet, inde lacunam novacula tam magnam in bicipiti musculo brachii excavabat, quantam amputati nasi portionis amplitudo exigere videbatur. In eam mox nasum, qua parte mutilus erat, demergebat, capite ad brachium tanquam ad palum sic revincto et colligato, ut immotum et stabile nullam in partem flecti posset. Quadragesimo inde demum die, quo scilicet tempore peractam carnis brachii cum naso agglutinationem suspicabatur, tantum ejus pro deperdita nasi portione circumcidebat, quantum ipsi reparandae satis esse putabat. Hanc restaurationis narium rationem Stephanus Gourmelius [3]) non fabulosam esse, sed verissimam, ex epistola quadam Caleutii ad Orpianum demonstrare conatus est, et Brancam Siculum hujus artis professorem egregium constituit. Quis vero hic administrandi operis modus fuerit, autor ille nequaquam explicat. Postremus itaque inter recentiores est Joannes Schenckius, nostrae tempestatis vir eruditissimus, qui idem de curtis naribus, labiis et auriculis affirmat, et modum, quoad restauremus, significat, qui cum nullatenus a caeteris dissideat, hac de ratione illius verba omittamus. His itaque sic constitutis, quis est in rei medica tam infans, tam imperitus, qui unico saltem intuitu curtorum reparandorum chirurgiam a priscis et

---

[2]) Pareus 22.

[3]) Steph. Gourm. 1. arm. chir. c. de epagoge.

modernis propositam toto coelo ab hac nostra distare, et penitus dissonare non videat. Prisci enim non aliunde petebant propaginem, sed e proximis partibus, excisa parumper cute, arripiebant, quam nos et a vicinis locis, ut in auribus, excipimus, et e longinquis et distantibus membris excindimus, cum pro narium refectione, quae in humero est, cutim attrahamus. Hanc regionem quamvis juniores resciverint, quae tamen ea vera pars esset, quae in usum nostrum cederet, cutisne an caro musculi, obscure satis obiterque indicarunt. Sic longius est diversa operatio nostra, qua in secernendo, inserendo traduce utimur, ab ea, quam hi homines insinuarunt. Etenim antiqui cutim excoriabant, leviter attrahebant, suturis committebant, neque praeter haec quicquam moliebantur. At nos eam incidentes a subjectis corporibus avellimus, ut saltem una in parte adhaereat, nares denuo excoriando vulneramus, propaginem adjungimus, suturis valide connectimus, multos dies post rescindimus, foramina efformamus, et tandem quicquid reliquum operis est ad finem perducimus. Nec quicquam horum minores medici efficiunt. Quidam enim cutim recta dissecant, quidam secando lacunam effodiunt, hac parte nares immergunt, nullumque praeterea vel suturarum vel deligationis vinculum, praeter brachii fasciarum ope cum naribus connexionem adhibent, partes sic unitas per dies quadraginta cohibent, et tandem, quod defectum narium reficiat, quod extremum operis est, novacula excindunt. Qua de causa vehementer miror, quid hisce viris alioquin doctis et eruditis in mentem venerit, ut ex carne musculosa nares resarciri posse crediderint. Quomodo enim haec pars sine vitae periculo contrectari? quo pacto incidi? qua ratione a membranis divelli poterit? cur non nervi distenduntur? quid oberit, ut sanguis tanto impetu prosiliat, ne eum cohibere queas? quid causae est, quin motus brachii, si sanitatem acquiras, non tollatur penitus? Mirum revera est, cur cognitis incommodis, quae laesiones harum partium comitantur, alioquin ex natura partis manifestis, tam enormia et tantis viris indigna hujus nostrae tempestatis medici attulerint. Etenim antiqui suismet principiis consentiunt, et recte instituunt curationem, quam in levibus narium offensis etiam in usum venire posse nemo non intelligit. At hi homines ea jubent, quae si velis exequi, prius aegrum certe, quam refeceris, naso curto ad inferos demiseris. Itaque in hanc sententiam venio, ut homines hosce hanc curationem neque vidisse unquam, neque attentasse dicam, sed aliorum relatione confisos satis imperite et inconsideranter, quae de curtorum restitutione audiverint, scriptis suis demandasse. Nec enim sedem, nec materiem propaginis, nec inde operationis rationem perspexerunt, sed fabulosa quaedam et vulgo pervagata nugisque anilibus haud absimilia protulerunt, quae neque ratio demonstrare potest, neque sensus unquam ostendere. Quamobrem ut paucis sermonem nostrum perstringamus, dicamus certe hanc curtorum reficiendorum artem longe aliam esse ab ea, quam antiquitas et haec nostra aetas, plus gerris quam veritati debita, nobis proposuit, eamque hactenus a nullis, quoad mihi constiterit, vel scriptam esse vel traditam, constanter asseveremus. Hanc ea diligentia et perspicuitate, qua poterimus, suo loco vobis commonstrare et explicare recipimus atque promittimus.

Capitulum vigesimum.

Quae chirurgiae operationes cum exitio frequenti et saevis cruciatibus conjunctae sint.

Quoniam vero, qui acerbitatis suae et malevolentiae tela semel in bonorum inventa confecerint, admoniti brevibus, haud ita facile a calumnia desistunt: quin bene cum his agitur, si explicata satis et inspecta rei veritate ad frugem redeant, itaque ut eorum molestiis occurramus, illas manuum operationes, quibus usa fuere prisca secula, et quae jam penitus exoleverunt, in medium proponere, et adhibita lima expolire decrevimus. Videbunt enim hi nasuti, quanta saevitia, quanto cum mortis periculo antiqui non tam morbos quam levia quaedam incommoda, quaeque non sanitatis praestantiam, sed decoris speciem labefactarent, extirpaverint. Hos naribus qui adeo emunctis est aut condemnet aut nos autoritate illorum suffultos ab injuria missos faciat. Non funera nos, non libitinam paramus, non tormenta, non saevissimam carnificinam instituimus. Nulla in re parcendum sibi esse prisca illa aetas statuit, ut ea auxilia invenirent, quibus aegrorum vitam ab interitu redimerent, quae quamvis essent immanissima, et plures reperirentur, quos remedii vis sustulerit, quam servaverit, attamen si semel artem suo officio defunctam esse videbant, nec se pauca praestitisse, nec artis auxilia culpanda esse duxerunt. Nos ergo, qui tam insigne dedecus a facie amovemus, certo salutis exitu, nulla cum difficultate, exigua et pene momentanea molestia, ab inceptis desistamus? illos certe artifices praestantissimos et de posteris bene meritos, qui nos conviciis lacessiverit, aut ignorantiae arguet, quod potiora praesidia non habuerint aut crudelitatis, quod clementius non egerint, procul dubio condemnabit. Sed quam immerito facile liquet. Etenim reperiuntur nonnulli, qui nullos non labores subire, et extrema quaevis pati malint, dummodo exiguam de vita spem aut aliud quid, quod levius sit corporis bonum, animo suo conceperint. Atque si videamus, quid non molita sit sedula antiquitas, intelligemus equidem, haec nostra multis parasangis anteire, et operationis certitudine atque benignitate illorum curandi modum longe superare. Quare nec diffidimus, quin aliquando hoc chirurgiae genus propagari, et ut caetera medicinae opera in usum transferri debeat, quod et apud quamplurimas artes, praecipue autem in hac nostra factitatum esse scimus. Auxilia enim quaedam ob vehementiam satis difficilia et verenda, perspecta tandem natura et administrandi modo, e sacrariis artis eruperunt, et in publicam utilitatem cesserunt. Quid elleboro albo terribilius? quid in vacuanda pituita vehementius? Tanta fuit hujusce vis remedii aliquando credita, ut religione quadam ab hoc arceri sese prisci crederent, nec unquam vel raro et maxima cum cautela id propinarent, quod tamen adeo post usu pervagatum fuit, ut plerique studiorum gratia, quasi joco, assumpserint. Quod Carneadem fecisse, dum Zenonis libris responsurus erat, illudque avidius ebibisse, Plinius [4]) testatur. Caeterum saevissima chirurgiae genera et ingentibus periculis plena, quaeque ob immanitatem desuevisse puto, illa primum sunt, quae ab Aegineta recensentur, et arteriotomia, angiologia, hypospathismus et periscyphysus appellantur. Prima est arteriarum [5]) sectio, diuturno oculorum defluxui et vertiginosis affectibus vulgaris, quae in arteriis recto post aures collocatis sic administrabatur. Derasis eo loci pilis, arteriarum pulsum explorare decet, et locum atramento scriptorio notare per lineam, qui ad duorum digitorum longitudinem cum notatus sit, ad os usque transversim incidimus. Si autem arteria minus conspecta sit, a digitorum trium intervallo dividemus regionem eam, et injecta manu arterias dissecabimus, donec et fluor sanguinis pulsatilis appareat, et instrumentum ad os usque adactum sit. Effluxo, quod satis est, sanguine, membranam cranii eradimus, ne inflammatione distendatur, et eraso subtus osse, cuneolum ex linteo vulneri subjicimus, et

[4]) Plin. 25. hist. nat. c. 5.

[5]) Aegin. libr. 6, cap. 4.

medicamenta adhibemus illita linteis, et si demum os caluae leve remanserit, denuo exculpimus. Hoc igitur genus chirurgiae quam atrox sit, quam verendum, nemo est qui absque horrore cogitare poterit. Altera [6]) est angiologia in hemicranicis pervagata et in iis, quorum oculos aut diuturnus dolor aut acutus ex calida et acri fluxione infestaverit, ita ut in musculis temporum et calor et laxus tumor excitetur. Fit autem hoc pacto. Pilis primum in temporibus derasis, vasa digitis notabimus, attamen ut fomenta praecesserint, aut cervice constricta vasa intumuerint, quae in conspectum cum sese dederint, atramento notabuntur, et ex lateribus, cum sinistrae manus chirurgi tum ministri digitis cutis levabitur. Vas linea superficiaria incidemus, et totum ubi penetraverimus, elevatum hamulis et instrumento a membranis vicinis denudatum suspendemus undiquaque liberum. Hoc itaque si fuerit tenue, sublato eo per hamulum caecum circumductoque, membranam detrahemus, ita ut ejus partem etiam comprehendamus. At si magnum sit, duplex illi acu funiculus subjicitur et in rectum scalpello dividitur. Effuso, quod satis est, sanguine, quod denudatum est in utroque extremo lino ligabitur: quod intercedit aut excisum protinus aut cum solutum fuerit, auferetur. Haec sequitur [7]) hypospathismus, ab instrumento nomen sortitus, quo utebantur antiqui, cum in oculos multus fluor et calidus praecipitabatur faciesque rubebat, et in fronte sensus quidam quasi vermium aut formicarum discurrentium suboriebatur. Abraso prius frontis pilo, tres lineas pari spacio distantes easque rectas in fronte incidunt, quorum extremae duae temporum musculos ne laedant, cavendum est. Eas omnes adusque os impingunt, et trium digitorum intervallo secernunt. Spatham posthaec

---

[6]) Aegin. libr. 6. cap. 5.
[7]) Aegin. libr. 6. cap. 6.

a linea, quae est in sinisteriore tempore, ad medium usque subjiciunt, totum illud spatium una cum calvariae integumento excoriant, et inde rursus spatham a media ad reliquam dexterae partis sectionem demittunt. Scalprum posthaec, quod scolopomachaerion dicitur, in primam lineam conjiciunt, ut alterum latus, quod acutum est, carni ab interna parte cutem comprehendenti, alterum vero, scilicet retusum, ossi accommodetur, illud ad usque mediam lineam propellunt, et vasa universa ad oculos descendentia, illaesa tamen cutis superficie, incidunt. Idem a medio ad alterum extremorum administrando peragunt. Sanguis ubi mediocriter affluxerit, extrusis grumis tria linamenta tortilia singulis incisuris inserunt, et panniculo implicito et aqua madente super injecto plagas deligant. Postridie oenelaeo et ulcera et temporum musculos cum auribus propter inflammationem refovent, tertia vero die, cum solverint, superfusione diu utuntur, et basilico rosaceo diluto linamentisque insertis reliquum curationis absolvunt. Quartum vero chirurgiae genus periscyphisus est, cujus talis est administratio. Deraso [8]) capite, transversam lineam incidemus, quod tamen sine musculorum in temporibus motus offensa fiat. Ea in sinisteriore temporum parte incipiat, et in alteram, dexteram nempe, desinat, habeatque terminos, ubi motus nullus est. Haec paulo supra, quam frons habetur, ducitur, attamen ut suturam capitis, quam στεφανιαία vocant, evitemus. Leonides vero per mediam frontem lineam deducebat. Caeterum detecto osse, penicillis aut linamentis plurimum partes invicem separabimus, extrema divisionis deligabimus, et vino oleoque mixtis, ut prius dictum est, regionem illam fovemus. A solutione, cum inflammatio jam declinaverit, os radetur, quoad caro suppullulare incipiat. Tunc rationem pro-

---

[8]) Aegin. libr. 6. cap. 7.

creandae carnis adaptabimus, et caetera, quae in vulnerum curatione requiruntur. Sed omnes operationes, quas jam enarravimus, non vacant summo periculo, nec sine maximis molestiis vehementissimisque cruciatibus perfici queunt, Si enim dignitatem partium, si symptomatum, nempe inflammationis, convulsionis et aliorum metum nobis ob oculos ponamus, an non existimemus, quin de uniuscujusque vita agatur: si operationis moram, si sensus acumen respiciamus, nonne dicemus, nec Siculos tyrannos majoribus tormentis homines confecisse? Itaque multo magis haec antiquorum exercitia, quam nostra condemnanda sunt, qui tamen cum periculo aliquid moliri maluerunt, ut Galenus existimat, [9]) quam salutem aegri praeter artis beneficia nihil agendo, si non perdere, saltem in dubium revocare. Sed de nostro instituto fusius infra verba faciemus. Jam caeteras antiquorum operationes manufactas perstringemus, atque id quanta fieri poterit brevitate. Veruntamen ab earum censura supersederimus, quae in omnibus similis aut pene eadem ratio est, et quia unum si noveris, omnia cognoveris. Sed agite ad rem accedamus. Fit sutura in palpebris oculorum in illa affectione, quam διστοιχίασιν Graeci appellant, cum naturali palpebrarum ordini et alii praeter naturam pili succrescant. Hanc eorum ablationem antiqui hoc pacto instituerunt. Aeger in sedili vel adversus vel a sinistra collocabitur, et superior palpebra invertetur, siquidem longos habeat pilos, illos ipsos apprehendendo indice et magno sinistrae manus digito; sin vero breves sint, per medium cilii in exteriorem partem acus cum filo trajicitur, et per filum sinistra palpebra attollitur, dextera vero, si specilli cuspidem post filum in rugas cogamus, invertitur, subtusque linea quaedam per cilium ducitur ab angulo majori ad minorem

---

[9]) Gal. 5. meth. med. 15.

usque, inferius paulo, quam pungentes pili habeantur. Filo autem post interiorem sectionis lineam subjecto, et pollice sinistrae linamentis inducto et obtento, supercilium attollimus, aliaque parva linamenta imponimus summis angulis, et per eas attollere palpebras famulum jubemus. Tunc lineam veru modo rectam, quam ὀβελαίαν Graeci vocant, scalpello incidimus, qui suturis aptus sit, paulo supra, quam naturales pili existant. Hujus lineae ductus ab uno angulo ad alterum tendit, adeo altae, ut sola cutis possit dividi. Post eam lunatam sectionem adhibemus, incipientes quidem, unde et veru similis linea inceperit, in tantam vero altitudinem tendentes, ut totam cutem, quae superflua est, circumscribamus, et similiter ubi commemorata desinit linea tandem desistamus. Posteaquam cutis effigiem myrti folii circumscripta referat, transfixo angulo, qui ad dexteram nostram spectet, per hamulum, hanc totam cuticulam excoriabimus, et spongia vibicibus ter quaterve extersis, ora vulneris contrahemus a medio auspicantes, atque acum per interiorem sectionem cum filo ex lana transmittemus. Caeterum quod ejus superfluum est, amputabimus, non prope suturas, sed ut circiter trium digitorum longitudo ociosa pendeat, eamque per frontem exporrectam cum emplastro quodam agglutinante applicabimus, et palpebrae pilos acus cuspide a suturis liberabimus. Atque hunc modum communem maxime et securum esse Aegineta [1]) refert, cui adhuc duas rationes auferendi hoc morbi genus addit ab hac dicta paulum diversas, quae tamen iisdem eaedem incommodis, ut illam habere videtis, laborant. Haec subsequitur pterygii cura non minus ut aliae operationes injucunda et periculis plena. Est autem πτερύγιον membranula nervea, oriens ab oculi angulo, quae nonnunquam ad pupillam usque excrescit, et motui officit, sae-

[1]) Aegin. libr. 6. cap. 8.

pius quidem ab narium, interdum etiam ab temporum parte enata. Sic dictum puto, quod instar alae, quod Graecis πτερύγιον est, aut oculis aut pupillae adnascatur. Excisio ejus talis est. Palpebrarum alteram a medico alteram a ministro deduci prius oportet. Tum medicus hamulum acutum, mucrone paulum intus recurvatum subjicere extremo ungui debet, eumque infigere, atque illam palpebram alteri tradere. Ipse vero apprehenso hamulo levet unguem, funiculum trajiciat, et acum deponat. Exinde lini duo capita apprehendat, et per ea erectum unguem, si qua parte oculo inhaeret, manubriolo scalpelli diducat, donec ad angulum veniat. Post haec invicem modo remittat, modo attrahat, ut sic et initium ejus et finis anguli reperiatur. Duplex enim periculum est, ne vel ex ungue aliquid residuum sit, quod exulceratum vix ullam recipiat curationem, vel ex angulo caruncula abscindatur, quae, si vehementius unguis ducitur, ipsam manum operantis subsequitur. Hac autem abscissa foramen patescit, quod cum semper uliginem quandam effundat, affectum eum, quem Graeci ῥυάδα vocant, excitat. Verus ergo anguli finis utique noscendus est, qui ubi satis constiterit, non nimium adducto ungue scalpellus adhibendus, et excidenda ea membranula, nequid ex angulo laedatur.

Sic circa obscaenas partes quaedam actio chirurgica vertitur, cum extremum colis, quod glandem appellant, denudatum sit, nec naturali praeputii integumento investiatur. Hanc partem decoris gratia juxta Celsum ut contegamus, sic procedendum est. Cutis [a]) ea, quae circa glandem est, apprehenditur et extenditur, donec illam ipsam condat, ibique deligatur. Juxta pubem in orbem tergus inciditur, quousque coles nudetur. Magna cura caveatur, ne vel urinae iter vel venae, quae ibi sunt, incidantur. Quo facto cutis ad vinculum inclinatur, nu-

---

[a]) Cels. libr. 7. cap. 25.

daturque circa pubem velut circulus, eoque linamenta dantur, ut caro increscat et id impleat, satisque velamenti latitudo supra ipsi plagae praestet. Diversa autem in circumcisis operationis hujus ratio est. Etenim sub circulo glandis scalpello cutim diducimus: quemadmodum et resoluto praeputio et ultra glandem extenso, cum multa frigida partem fovemus, tum emplastrum circa damus, quod valentem inflammationem reprimat, proximisque diebus, ut prope a fame evincatur, aut nullatenus aegrum aut quam minimum cibamus. Compressa inflammatione membrum deligatur, et curatio juxta Celsi doctrinam eo loci instruitur. Sed Deus bone, quid hoc negotii est? Veteres illi tam ingentibus tormentis, tam expressis periculis non sunt veriti aegros suos exponere; at qua de causa? ut hoc exiguum decoris lucellum reportarent. Et quo in loco? ubi nullus id cognosset, et quo membro toto, nedum ejus parte absque vitae incommodo carere homines potuissent. Sic artis officia in ea, quae quovis modo a perfectione discederent, redundare voluerunt. Sed redeamus, unde dilapsi sumus, et percurramus caetera manuum opera non minus vehementia quam metus plena, quorum haud postrema est, quae ad tempora sunt, arteriarum exsectio. Hoc praesidio tamquam extremo et efficacissimo utebantur antiqui medici referente Albucasi in hemicranea inveterata, in acutis destillationibus ob acres humores, in aestu temporum non sufferendo, et tandem in dolore universi capitis contumacissimo. Cum enim nullis praesidiis amplius locus esset, haec vasa jam dicta aut excidebant aut inurebant. Excisio talis est. Praeradetur circumquaque [3]) temporum regio, ut arteria sese in conspectum tradat: hanc indicat vehemens motio; perraro autem delitescit, atque id saltem hyeme asperrima, si sanguis et spiritus in penitiores partes abeant.

---

[3]) Albuc. 2. pract. cap. 3.

Tunc vel arcta colli constrictione vel temporum frictione vel calida evaporatione arteria evocanda est. Locus ejus atramento notandus, et cutis adusque arteriam acutissimi gladioli acie incidenda est. Quae ut denudata magis in promptu sit, ideo cutim derasam uncis attollemus, ex hamulo arteriam suspendemus, atque a tunicis circumhaerentibus penitus liberabimus. Arteriae vero vas, si sit tenue, duobus in locis ad binorum digitorum distantiam excindendum et utrinque remittendum est. Sin insignis fuerit arteria, supra infraque deligetur, et quod interjacet ex tota abscindatur, aut ferri acuti acie aut, si haemorrhagiae metus sit, cauterio cultelari, ut utar verbis Albucasis, cujus typum ipse descripsit, quodque praesidii genus altero tutius esse retulit. Excisa arteria et extracta, locus cotto implendus, et iis auxiliis, quae carnem cum cicatrice inducunt, sanitas restituenda est. Annectitur autem caeteris exemptio chaeradum per manualem operationem, quam Paulus Aegineta hunc in modum recitat. Nascuntur [4]) strumae in cervice praesertim, in alis, in inguinibus et in lateribus, quin et in mammis foeminarum quandoque reperiri eas, Celsus ait ex Megetis sententia. Tumor est struma, in quo subter concreta quaedam ex pure et sanguine quasi glandulae oriuntur; omnes in propriis pelliculis quasi domiciliis continentur, quemadmodum steatomata, atheromata et melicerides. His vel maxime anguntur medici, quoniam et febres movent, neque unquam facile maturescunt, earumque nonnullae malignam sortiuntur naturam, suntque dolorosae, et quae ad contactum, ad impositionem medicamentorum incrudescant. Hae ab aliquibus cancerosae nuncupantur, quas manifestum est non ita prompte chirurgicis auxiliis cedere. Benignae aliae sunt ad tactum et ad tempestivum remediorum usum sequaces, quas hoc pacto eximere

[4]) Aegin. libr. 6. cap. 35.

oportet. Superficiarias strumas et quae in summa cute consistunt, sectionis simplicis usu ab incumbentibus membris exolvere oportet, et distentis hamulo cutis labris ab integumentis explicare, easque, ut dictum in angiologia, placide auferre. Transfixas vero majores hamulis levabimus, et similiter excoriando a continentibus corporibus undique absolvemus. Sed arterias carotidas et nervos recurrentes effugiamus. Sin vas quoddam in operatione dividamus, illud ne impedimento sit, aut laqueo constringemas, aut si haud insigne fuerit, penitus excidemus. Ubi in arctum strumae basis devenerit, dextera ipsa praecidatur, et indice denuo explorandum est, numquid alia sint adjecta tubera, quae eodem modo auferantur. Si tamen vas quoddam permagnum aut etiam complura juxta strumae fundum adesse suspicemur, non ex basi eam excindere, sed funiculo excipere convenit, quo frustratim citra periculum sua sponte excidat, quo tempore medicamentis linteolo illitis curatio tentabitur. At ubi inde excisa fuerit, tunc oras plagae illius committemus. Omnino autem rectas divisiones adhibere oportet, atque si nihil supervacuum fuerit, suturis conjungere. Sin cutis redundet, quare ablata prius quadam ipsius parte, instar myrtei folii consuenda, et medicamentis cruentis obturanda est. His etiam annecti necessarium est chirurgiam cancri, qui pectori innascitur, quam Leonidas descripsit, retulit vero Aëtius. Inquit [5]) vero Leonidas: ego in cancris pectore obortis chirurgia uti soleo, quae talis est. Aegram supinam decumbere facio, deinde supra cancrum partem mammae sanam incido, et incisam cauteriis inuro, donec crusta inducta sanguinis eruptio sistatur. Mox iterum incido, et profundum mammae disseco, ac rursus partes incisas uro, saepeque idem repeto et secando et inurendo, ut sanguinis eruptionis periculum evitem. Post

---

[5]) Aëtius sermon. 16. cap. 45.

amputationem vero integre peractam rursus partes omnes, ad resectionem usque inuro. Primae autem inustiones sistendi sanguinis gratia fiant: postremo vero ad omnes morbi reliquias abolendas. Saepe etiam opus sine ustione perfeci, ubi induratus tumor, qui cancrum minetur, in mamma extiterit. Tali enim affectioni amputatio usque ad sanam partem sufficit, cum nullus hic eruptionis sanguinis metus immineat. Sed qualis quantaque sit curatio cancri, ipsi ipsius Aëtii [6]) audite censuram. Omnino vero ait cancros pectori innatos deplorare oportet, quemadmodum qui in capite, in collo, in humeris, in axillis et inguinibus eveniunt: sunt enim insanabiles. Nam praeterquam quod perfecte abscindi nequeant, verendum est, ne ob nimiam sanguinis eruptionem inter ipsas medici manus aegra occumbat. Veruntamen et alia chirurgia est, quae in staphylomatis excisione versatur, cujus administrationem Aëtius hisce prorsus verbis recenset. Ad [7]) staphylomata, quae angustam habeant basim, neque malefica sint, actionem eam, quae *κατὰ σφύγξιν*, id est per constrictionem fieri solet, adhibemus. Accipito duas acus, quarum singulae duplex filum idque contortum aequali prorsus longitudine habeant, deinde aegrum ad pedes tuos collocato, capite ipsius reflexo, ita ut occiput ipsius genibus tuis innitatur. Disparatis post haec palpebris, per medium staphylomatis fundum ex supernis deorsum acum transmittito, qua cum ubi detinetur oculus, similiter alteram, quae geminatum habeat funiculum, trajicito a parvo ad magnum angulum per medium itidem staphylomatis fundum, quo duarum acuum, quae transmissae sunt, figura crucem quandam aut literam graecam X aemuletur. Nam cum paulo obliquior facta fuerit transmissio, acus facilius extrahuntur. Deinde in-

[6]) Aët. serm. 16. cap. 44.
[7]) Aët. serm. 7. cap. 34.

cisis filorum principiis, superna duo principia superno acus principio subjicimus: inferno vero inferna, eaque strenue constringimus; similiter et oblique acus principia connectimus. Haec tandem constrictio optima est, si fiat principiis rectis ad obliqua ductis, et hoc modo colligatis. Exinde apicem staphylomatis resecamus, sola base filorum gratia relicta, ne iis elapsis humores oculi effundantur, et oculi concavitas amplior fiat. Incidimus autem staphyloma primo quidem compendiariae curationis gratia: ocyus enim lina excidunt, et exulceratio sanatur, et aegrotus toto medicationis tempore minus doloris sustinet. Nam locus difflatur, neque inflammatio notatu digna accedit.. Post incisionem apicis acus extrahi oportet, filis velut dictum est constrictis, et tunc lac infundere aut ovi candidum. Muniendi supra sunt oculi et tempora ex hapso mollis lanae, quae in ovi candido cum rosaceo aut vino concusso imbuta fuerit. Postera die fiat fomentum per spongias expressas et lacte infusas, ovoque lana rursus imbuatur et applicetur. Hoc faciendum est, donec fila excidant, quibus elapsis ulcera solidanda et cicatrice inducenda sunt. Hoc autem genus chirurgicum incommodis multis obnoxium est, quod ego, cum aliquoties adhibuerim, experientia inspexi. Sensum enim membrana ea, quae transfigitur, eximium obtinet, quod corneae membranae, quae pars est menyngis durae, et opticum porum obvolvit, ex ea parte continua sit, ideoque maximos doloris aculeos persentiscit. Adauget doloris vim cum tumoris durities, quae acus etiam acutissimas in transfigendo retardat, tum ipsa deligationis ratio, quod oculum in cumulum quendam collectum arcte nimis et valide comprimat. Sed haec ludicra sunt, si cum inflammationum vehementia, quae et palpebras et oculos occupant, comparentur. His junguntur deliria, convulsiones et caetera malorum turba infestissima. Sed operae precium nunc est, chirurgiam mammarum virilium ex Albucasi [8]) et Aegineta [9]) audire. Etenim quotiescunque ad eam molis vastitatem mammae excrescerent, ut aut virilis majestatis decorem imminuerent, aut noxas quasdam secum adducerent, hanc eorum molestiam antiqui hunc in modum cum ferro tollere solebant. In superna regione mammae lunata ducitur linea, cujus cornua ad pupillam convertantur. Hanc atramento notato, acutissimae aciei cultello incidito, subsistentem intro adipem ferro levato, et omnem turgescentiae tumorem subtrahito. Vulneris oras posthaec adducito, suturis constringito, et plagam linamentis injectis ad vulnerum rationem sanitati restituito. Sin vero mammae, ut in provectae aetatis mulieribus, prae adipis exuperantia dependeant, in superiori itidem mammarum parte ad superioris typum lunata incisio facienda est, cui altera ejusdem generis, sed minoris ambitus subjicienda, quae ab illa comprehendatur, et in ejus extrema desinat: earum spatium mammarum magnitudo innuit. His peractis secundum hasce lineas cutis diducitur, et quidquid cutis interjacet acutissimo ferro rescinditur, pinguedinis quantum opus est eximitur, et adductis labris atque consutis, ad instar plagarum cruentarum reliquum operis peragitur. Veruntamen miror ego antiquos, tam exiguae utilitatis gratia hoc immane operationis genus excogitasse: atque tanto magis miror, quod aliqui inventi fuerint, qui haud veriti doloris et incisionis vehementiam sese manibus eorum subjecerint. Etenim [1]) L. Appronii consularis viri filius ob adipis redundantiam eo vastitatis devenerat, ut moveri loco haudquaquam posset: hanc incisione detrahere, et corpus immobili onere levare curaverat. Non praeteribo etiam dracunculorum curationem ex Leonida, referente

[8]) Albuc. 2. cap. 47.

[9]) Aegin. 6. cap. 36.

[1]) Plin. 11. hist. nat. cap. 17.

Aëtio, [2]) quod morbi genus Aethiopibus et Indis vulgare est, at in nostro orbe nunquam visum. Audiamus ergo Leonidam. Dracunculi lumbricis similes sunt, aliquando magni, nonnunquam exigui, frequentius in cruribus, quandoque vero et in musculosis brachiorum partibus consistentes, Aethiopum et Indorum genti penitus familiares. Moventur quidem primum sub cute, nihilque molestiae afferunt, verum temporis progressu circa dracunculi extremitatem locus suppuratur, cutisque aperitur, ac dracunculi caput exeritur. Si attrahatur, vehementem dolorem affert, praesertim si nimia violentia attractus rumpatur. Nam quod relinquitur summopere molestum est. Próinde ne recurrat animal, constringere valido filo brachium oportet, et quotidie hoc moliri, ut dracunculus paulatim progrediens, constrictione quidem intercludatur, nequaquam tamen abrumpatur. Locus item aqua mulsa et oleo, in quo absinthium aut abrotanum coctum est aut aliud, quod vermes enecat, irrigandus est. Omnia acria vitanda propter inflammationis periculum. Quod si dracunculus sponte progrediatur, et facile extrahi poterit, nihil amplius tentandum. Sin ad suppurationem vertatur, a cataplasmatis et aquae mulsae ac olei irrigatione non discedendum est. Facta suppuratione, per longitudinem cutis dissecabitur, et dracunculus denudatus auferetur, cutisque linamentis disparabitur, et reliqua curatio suppuratoria adhibebitur, ita ut animali suppurato et extracto, carnem et cicatricem ipsi ulceri inducamus. Non absimilem huic jam enarratae chirurgiae alteram refert Albucasis, atque in ejusdem fere speciei morbo, quem vermem seu lumbricum cutaneum et bovinam aegritudinem ipse appellat, patriae suae familiarem. Generatur [3]) vermis hic sub cute praecipue in bobus, haud adeo magnus:

---

[2]) Aët. serm. 14. cap. ult.

[3]) Albuc. 2. cap. 94.

universum corpus ultro citroque permeat, donec locum quendam in cute perrumpat, et egrediatur. Eum praesentem esse, non alias, quam ex progressu ab uno membro ad aliud advertitur. Fit ex humorum quorundam putredine instar serpentum, id est lumbricorum et ascaridum, ortus. Summopere autem pertimescendus est, quod caput cum petat, et ibi exitum paret, saepe oculos destruat. Eum itaque si velis extrahere, progressionis limites observare oportet, et cum innotuerit, infraque supraque validis vinculis obligare, cutim incidere atque vermem extrahere. Sin adeo profundae carni inhaereat, ut eum assequi non possis, cauterium ignitum imponito, et ardore conficito. Ubi vero partes supernas petiverit, supercilium funiculis constringendum est, et parte ipsa divisa, vermis eruendus. Apparet autem hanc aegritudinem cum Aeginetae dracunculo, si non fallor, vel eandem esse vel non multo absimilem. His omnibus et illam chirurgiae speciem subjungamus, quam Leonidae et Antyllo Aegineta tribuit, et in laxitate scroti administratur. Hanc Paulus tali pacto descripsit. Cum scroti [4]) cutis aut interiores ejus particulae laxantur, ῥάκωσις appellata fit affectio maxime indecora. Leonidas igitur resupinato homine, quod in ea superfluum erat, scalpello super asserem aut durum corium, quod incidendis subjicitur, excidebat orasque vulneris suturis committebat. Antyllus tribus quatuorve suturis cutem pertundebat, et acuta forfice aut scalpello id quod prominebat extra suturas resecabat, caeterum cruentorum modo persanabat. Par est etiam membrorum genitalium, quae in mulieribus coaluerint, operationem hic adjunxisse, quae pro causarum obturantium diversitate talis est. Si concretio [5]) simplex fuerit, tunc recta sectione per scalpellum, qui fistulis secandis

---

[4]) Paul. Aegin. 6. cap. 67.

[5]) Aegin. 6. cap. 72.

destinatus est, eandem exolvemus. Sin carne aut membrana obturentur, adactis hamulis hoc corpus elevabimus, et eodem scalpello dividemus, erumpentem sanguinem sedabimus, et iis quae cicatricem ducunt utemur. Porro phymus in vulvae osculo pari modo aufertur. Huic confine est alterum opus, quod in mulieribus fit, dum nympha aut cauda, ut vocant, resecanda est. Nam tantopere [6]) nympha quandoque eluxuriat, ut non minimum secum aut molestiae aut turpitudinis afferat. Qua propter resupinata muliere, quod superfluum est nymphae, volsella prehenditur, et scalpello excinditur. Flectenda est profunda sectio, ne rhyada, id est affectionem fluidam excidemus. Caudam, quam autor vocat κέρκωσιν, ab osculo excretio est carnea, quam instar nymphae etiam adimere oportet. Porro in generis hujusce operationibus sane molestae sectiones sunt et non exiguo cum periculo conjunctae. Praeter enim quod partes illae satis nobiles sint et sensu quam aliae magis praestantes, quod titillatio ostendit, sane ingens affluentium humorum copia proruit, et excrementa impetuose eo feruntur, quorum erosione et inundatione fit, ut partes hae non sat accurate contrectatae foedissimas erroris notas post se relinquant, velut rhyadicos affectus aut fistulas aliasque aegritudines permultas, quas locis muliebribus aut irritatis aut debilitatis accidere videmus. Sed ad ea, quae adhuc supersunt, nosmet conferamus, quae scilicet ad empyematum inustionem et hydropicorum pertusionem spectant, operationes certe ambiguas et non levi cruciatuum oestro exagitatas. Utramque ex Paulo Aegineta ascribemus. In purulentis [7]) igitur convenit ferro candenti crustas excitare: unam inter claviculae compagem, cute sursum educta, duas exiguas juxta mentum, sic ut ab arteriis, quas ca-

[6]) Aegin. 6. cap. 20.
[7]) Aegin. 6. cap. 44.

rotidas vocant, abscedamus. Duas item super mammillas infigemus ampliores inter tertiam costam et quartam, alias duas inter quintam et sextam paulo ad posteriora reclinantes. Aliam per medium pectus: rursus aliam supra os ventriculi. Tres tandem a tergo inuremus, unam quidem per medium dorsum, at utroque e latere singulas, quae eam in medio altitudine excedant. Alii, ut tradit Leonidas, mucronatum ferrum et candens per medium costae spacium adegerunt, quo loci abscessus esset, et usque ad puris sedem ustionem moliti sunt. Nonnulli transversa linea inter quintam et sextam vertebram ducta et cute paulum oblique divisa, deinde membrana, quae costas succingit, pertusa, pus excreverunt. At hi cum illis, qui ferro ad imum adurunt, aut statim mortem inferunt, vitali spiritu una cum pure confertim evacuato, aut fistulas insanabiles reddunt. Altera chirurgia fit in hydrope, atque saltem in ea morbi specie, quam asciten vocant; nam ex autoris sententia caeteris hydropis speciebus haec operatio minime convenit. Est autem talis. Erectum statuamus hominem, sin minus in sellam eum collocabimus (nam alias opus recusandum est); videbimus postea, ut ministri, qui a tergo steterint, tumorem manibus comprimant, et ad pectinem propellant. Hinc accepto scalpello acuto aut venae incisorio, siquidem a partibus circa intestina hydrops obortus sit, juxta umbilici perpendiculum, tribus sub ipso digitis, abdomen ad peritonaeum usque dissecamus. Si hepar primario affectum sit, ex sinistris umbilici partibus, si vero splen, a dextris incidimus. Non enim ea pars, in quam aeger decumbit, attingenda est. Cute autem, quae membranae incumbit, instrumenti acie remota, paululum supra priorem sectionem et ipsam peritoneaei tunicam secamus, donec ad vacuum locum scalpellus penetraverit. Fistulam aeneam, ad calami scriptorii similitudinem, per abdominis et peritonaei sectionem demittimus, humorem moderate pro viribus educimus, quod ex pulsu cognoscemus, et educto calamo effluxum ipsum sistimus. Cohibetur autem quamprimum ex sese, recurrente aqua et inania spatia complente. Sed securitatis gratia linamentum intortum per solam abdominis fissuram infigimus, et reclinato et refocillato homine, die postera rursus humoris quantulumcunque evacuabimus, atque ita consequentibus diebus et restaurando et educendo per vices rem agemus, donec quam minimum ipsius aquae superfuerit. Extractionem vero acervatim factam summa prudentia declinabimus. Multi enim ex imperitia, cum bene se agere rem existimarent, una cum humore et vitam eduxerunt. Caeterum qui magis securitatis rationem habent, illi modice saltem ex humore evacuant, quo vires aliquantisper a pondere leventur, et reliquum per medicamenta, quae aquam subducunt, per arenam, per solem, per sitim et per siccantia alimenta conficiunt. Quin et ustione quidam usi sunt, et in stomachum, in hepar, in splenem, in imum ventrem et umbilicum, quinque crustras excitarunt, alii quidem ferreis tenuibusque cauteriis, alii per iscas appellatas (sunt autem iscae spongiosa quaedam corpuscula in quercubus et nucum regiarum arboribus, quas barbari magis in usu habent), alii vero aliis hujusce generis instrumentis. Omnes autem *παρακέντεσιν* seu pertusionem abhorruerunt; praeceps enim ac difficillima haec est operatio, quamvis non adeo molesta, cum eo tempore, quo partes perforandae sunt, fere totius corporis vires, tam animales quam naturales collapsae sint. Quare raro admodum aut nunquam hoc opus salutare esse constat.

Caeterum omnes hae chirurgiae, quas hucusque recensuimus, ut judicium de iis simul contexam, et summis periculis conjunctae et ingentibus dolorum tormentis maximopere infestae sunt. Tractant enim partes eas, quae aut primatum in corpore nostro obtinent, aut sensum quam exquisitissimum habent, quarum nulla tantam vim curandi et vehementiam sustinet, quin in manifestum vitae discrimen aegros adducat. Illae enim eas functiones obeunt, quibus saluis animalis vita consistit, et quibus eversis eadem intercidit. Itaque leve est, in tam atroci et abhorrendo curandi genere, quod actionum tenorem corrumpat, et quae operationum omnium praestantissima est et extrema, ad quam caeterae referuntur, vitam ipsam nobis eripiat. Sic reliquae partes, quibus tantum inest sentiendi acumen, non tam leniter contrectari possunt, quin e vestigio offensas suas ipsi sensuum principi cerebro communicent, quibus inde alio translatis et toti corpori ob mutuum consortium impertitis, dolores summos, ingentes distensiones et alia symptomata quam atrocissima exoriri, velut deliria, et ad extrema vitam nostram deduci necesse est. His addo et caeteram malorum turbam, certe infestissimam, graves haemorrhagias, crudeles gangraenas, vehementes inflammationes, vellicantia ulcera, quibus vel omnibus vel aliquibus ii obnoxii sunt, qui has operationes antiquorum tam saevas, tam immanes non aspernantur. Quo in loco et illud ponendum est, quod operatio eorum morborum non adeo cita sit et momentanea, sed lenta nimis atque diuturna, ut multoties, antequam absoluta fuerit, in medicorum sinu aegros succumbere et animam, quam salvam esse cupiebant, reddere contingat. Quare dictas ob causas nostra tempestate has manuum operationes penitus desuevisse affirmare ausim, quod verendae nimis, et cum praesenti exitio conjunctae sint, quas tamen, non urgente solum necessitate, sed levi etiam, ut vidistis, emolumento sic suadente, adeo truces, adeo infestas, adeo perniciosas veteres illi atque in medicina principes ad extirpandos morbos arcessiverunt.

Capitulum vigesimum primum.

Anacephalaeosis chirurgicarum operationum, quae jam in usu sunt.

Postquam hactenus igitur operationes illas enarravimus, quae aut desierunt prorsus, aut raro admodum usurpari solent, reliquum est, ut et alias atque jam dictis proximas annectamus, quorum quidem usus frequentior est, non tamen usque tutior, ut earum impetus et offensas quandoque minime reformidemus. His enim prius perspectis et cum superioribus collatis, hoc nostrum de curtis negotium neque exitiale esse neque cum saevis cruciatibus, ut multi dicunt, conjunctum videbimus, quin imo mitissimum et saluberrimum neque usque adeo diuturnum, ut hac de causa caeteris chirurgiae actionibus vel comparandum vel etiam meo judicio anteponendum sit. Observabimus autem jam institutum orationis typum, ut eas operationes ex priscis fideliter exceptas ascribamus, et quid observatione dignum nobis visum fuerit, absque dolo malo significemus. Sed quae frequentius aggrediuntur medici chirurgiae genera, haec fere sunt: polypi extractio, aegylopis et asperae arteriae incisio, condylomatum varicumque excisio, membrorum amputatio, foetus mortui et secundarum extractio, eviratio et ramicum omnium atque calculorum sectio. Nunc igitur ad polyporum curam accedamus. Postquam sederit aeger adversus solis radios, tunc naribus sinistra manu explicatis, spatham ad id factam, instar myrtacei folii, acutam immittamus, et orbiculatim polypum ipsum aut carunculam incidimus. Illic autem ferramenti aciem imponimus, ubi naribus coaluit. Posthaec instrumento in oppositum converso, manubriolo succisam ipsius carunculam foras eximemus. Quicquid vero reliquiarum polypi superfuerit, id acie alterius cultelli rasorii, cum tensione, cum agitatione, cum rasura valenti auferemus. At si portio carunculae adhuc subsistat, ossibus cribrosis et summis naribus appensa, quae instrumentorum aciem effugerit, illam submovere enitemur et penitus excindere funiculi cujusdam opera. Linum igitur crassum mediocriter, funiculi instar, duorum triumve digitorum longitudinis, in nodis constrictum per specilli foramen, quod duplicem cuspidem habeat, transmittemus, alterumque extremum specillo per nares sursum ad meatus colatorios inseremus, quod per palatum et os ubi ejectum sit, utraque manu extrahimus, ut ita ex nodorum affrictione carunculae illae dissecentur. Funiculari deinde linamento meatum diductum continemus, et post triduum pastillo Musae et consimilibus reliquias absumimus, locumque exiccamus. Alia item est polyporum curatio, sed eorum, qui maligni sunt et contumacissimi, quos ferris candentibus inustos consumi necesse est. Sed saevissimos certe atque toleratu difficiles dolores hoc genus chirurgiae movet, ob narium praecipue tunicam, cui acerrimum sane et exactissimum sensum natura indidit. Nec illud non vehementer iniquum est, quod operatio haec saepius repetenda est, denuoque partes novis cruciatibus conficiendae, cum neque una neque altera vice quantum satis est jam dictae carnis excindi possit. Qua de causa et humores copiosi affluunt, et partium, quae circumsistunt, virtus maxime concutitur et labefactatur. Sic vix aut penitus non prohibere medicus poterit, quin semper hujus mali radices repullulent, et novis malis nova tormenta addant. Pertimescenda autem est summopere impetuosa sanguinis eruptio, cum aut vasa nasi rescindimus, aut basin ipsam dissecamus, qua narium parietibus polypus adhaerens alimentum ex vicino alliciebat. — Sed varices secundum Aeginetam hoc modo exciduntur. Sunt vero [8]) varices venae quaedam dilatatae, aliquando in temporibus, ali-

[8]) Aegin. libr. 6. cap. 82.

quando in ima ventris parte sub umbilico, nonnunquam etiam circa testiculos, sed maxime in cruribus. Si ergo varices crura infestaverint, ab inferiori femoris regione, ubi etiam origo ipsorum magna ex parte constat, curationem aggredimur. Inferius enim in plures distributi propagines difficilius contrectantur. Loto igitur tumore, funiculum superiori femoris regioni circumdamus, jubemusque ut aeger obambulet. Repletam exinde venam atramento notabimus juxta varicis situm ad trium digitorum paulove amplius spatium, et aegro decumbente crura illius extendemus, alterumque funiculum supra genu injiciemus. Sic elata in tumorem vena, scalpellum adigimus, qua atramenti nota est, tam alte, ut cutem dumtaxat peretret, ne venam quandam offendamus. Oras vulneris hamulis deducimus, et inflexo cultro, quo in ramice aquoso utimur, membranas excoriamus. Postquam igitur venam hoc pacto explicaverimus, solvemus ligamenta femoris, et vase per cavum hamum suspenso, cum duplici lino acum subjiciemus, linaque nodis prius implexa amputabimus. Scalpello deinde per medium venam incidemus, et tantum sanguinis detrahemus, quantum nobis postulare usus videbitur. Tum partem vasis superiorem constringimus, et sanguinem, qui in crure est, eo elevato reliquum manibus exprimimus: infra rursus vas illud devincimus, et id venae, quod inter vincula interjacet, vel abscissum tollimus, vel manere concedimus, donec sua sponte una cum funibus excidat. Vulnus vero siccis linamentis opplebimus, et splenium, quod oleo et vino madeat, injiciemus, illitoque linteolis, quod pus moveat, medicamine eandem partem persanabimus. Sed huic Aeginetae sententiae et Celsi chirurgiam in hoc opere causticam adjiciamus. Vena omnis, [9]) quae noxia est, aut adusta tabescit, aut manu exciditur. Si recta est,

[9]) Cels. libr. 7. cap. 31.

si, quamvis transversa, attamen simplex et modica, melius aduritur. Si curva est et velut in orbes quosdam implexa, pluresque inter se involvantur, utilius est illam eximere. Adurendi ratio haec est. Cutis superinciditur, tum patefacta vena, tenui et retuso ferramento eoque candente modice premitur, vitaturque, ne plagae ipsius orae adurantur, quas hamulis reducere facile est. Id interpositis fit fere quaternis digitis atque per totum varicem, quibus tandem medicamenta adustis convenientia imponuntur. Sed cum eorundem varicum excisionem idem Celsus referat, itaque et hoc chirurgiae genus illi superiori, quod ex mente Pauli traditur, nunc etiam subjicere statuimus. Cutis ergo super venam primo inciditur, cujus ora hamulo excipiuntur. Tunc undique scalpello a corpore diducitur, caveturque, ne inter haec ipsa laedatur. Huic hamulus retusus subjicitur, et interposito fere ut supra spatio, idem quod prius dictum est et hic perficitur. Quorsum vero tendat vena, id hamulo extento facile deprehenditur. Ubi jam idem, quacunque varices sunt, factum est, adducta uno in loco per hamulum vena prociditur, deinde qua proximus hamus est, attrahitur et evellitur, ibique rursus absciaditur. Atque sic undique varicibus ipsum crus liberamus. Tum orae plagarum committuntur, et super emplastrum agglutinans injicitur. Sed quis vestrum non videt, quam taediosa sit haec Celsi operatio, quam difficilis, quam molesta? Cutim enim tanto ductu cultro aperire, diducere, varices expedire, attollere, deligare, praecidere, quo pacto quaeso id sine insigni dolore et molestia non fiat? Itaque ob tormenti hujus saevitiem C. Marium [1]) fortissimum virum, cum in crure altero hanc operationem tolerasset, hoc remedii genus in altero recusasse legimus. Etenim dum medicus alterum crus incidere voluit, hoc ait re-

[1]) Plutarchus in vita Marii.

medium doloribus istis indignum est. Maluit igitur vir malorum tolerantissimus potius ferre morbum, quam eam curationis crudelitatem adhuc semel experiri. — Sed nunc ex eodem Celso et condylomatum chirurgiam lubet addere, quae ipsa quoque non absque acerrimo dolore conficitur. Tubercula, quae condylomata appellant, ubi induruerúnt, hac ratione curantur. Alvus [2]) ante omnia ducitur: tum volsella tuberculum apprehensum juxta radices excinditur. Quod ubi factum est, sequuntur eadem, quae supra post curationem adhibenda esse proposui. Tantummodo si quid increscit, squama aeris id coercendum est. Sic etiam venarum ora, quae sanguinem pendunt, tolluntur, ubi sanguini, qui effluit, sanies adjicitur. Alvus acrius ducitur, quo magis ora promoveantur, eoque fit, ut omnia venarum capitula quasi conspicua sint. Tum si capitulum exiguum fuerit, basemque tenuem habeat, astringendum est lino paulo supra, quam ubi cum ano committitur. Imponenda etiam spongia aqua calente, donec libeat. Deinde aut ungue aut scalpello supra modum id exulcerabitur. Quod nisi factum sit, magni dolores subsequuntur, interdum etiam urinae difficultas. Si id majus est et basis latior, id hamulo uno aut altero excipiendum est, paulumque supra basim incidendum, neque relinquendum quicquam ex eo capitulo, neque quicquam ex ano demendum. Id autem is consequitur, qui nec nimium nec parum hamos ducit. Qua postea incisum est, immitti eo acus debet, infraque eam lino capitulum alligari. Si duo triave fuerint, unumquodque primum curandum est: sin plura, non omnia simul, ne eodem tempore undiquaquam tenerae cicatrices existant. Si sanguis profluet, excipiendus est spongia, deinde linamentum imponendum et ungenda femora. Interpositis quinque aut sex diebus, aurichalcino

---

2) Cels. libr. 7. cap. 30.

specillo linamenta educenda, et si capitula simul non exciderint, tunc digito nostro promenda sunt. — Sed his dictis aegylopis chirurgiam aggredior. Praetereo autem eos aegylopas, qui fere carcinomata sunt, quibus mederi periculosum est, quique mortem nonnumquam accelerant. Sic eos, qui ad nares tendunt, curare supervacaneum est, neque enim sanescunt. Illis tamen, quorum vitium est in oculi angulo, licet adhiberi possit curatio, nemo tamen non novit, quot difficultatibus res implicita sit et angustiis. Nam quanto foramen angulo propius est, tanto operatio molestior est, cum regio admodum arcta sit, in qua versari manum artificis necesse est. Sed expedit audire, quidnam mali conjungatur. In primis [3]) hamulo summum foraminis excipiendum, et totum illud cavum, sicuti in fistulis praeceptum est, usque ad os excidendum, oculoque vicino et caeteris partibus bene obtectis, vehementius os ferramento adurendum est. Quod si jam carie exesum fuerit, quo crassior squama abscedat, quidam adurentia imponunt, ut chalcanthum vel chalcitidem vel aeruginem rasam, quod et tardius et non idem efficit. Adusto osse eadem sequitur, quae in caeteris ustis curatio. — Sed periculosior multo ea chirurgia esse videtur, cum arteriam asperam urgente necessitate incidimus. Etenim chirurgicorum praestantissimi, ut ait Paulus, hanc quoque administrationem literis prodiderunt. In synanchicis [4]) ergo hanc operationem improbamus, in quibus omnes arteriae et pulmo affectus est. Tum enim praecisio inutilis est. Ore autem et mento inflammationem patientibus, aut etiam tonsillis asperae arteriae os operientibus, incolumi sane arteria, ratio est sectione uti, quo periculum suffocationis evitemus. Igitur infra caput arteriae manum adigimus, ita tamen, ut tres qua-

---

[3]) Cels. libr. 7. cap. 7.

[4]) Aegin. libr. 6. cap. 33.

tuorve circulos ejus transiliamus, et partem illius scalpello pertundimus. Totam dividere non securum est, cum quod locus hic excarnis sit, tum quia vasa non procul delitescant. Itaque inclinato aegri capite retrorsum, ut arteria sit in conspicuo, transversam lineam incidimus, ducentes ipsam inter duos circulos, ne qua cartilaginem, sed membranam, quae orbes illos connectit, discindamus. At si meticulosior quis in agendo fuerit, hamulo prius cutem elevatam dividet, deinde ipsi arteriae incidens, vasis, si forte occurrant, omissis, lineam ducet. Atque haec Antyllus habet, conjiciens inde arteriam scalpello pertusam esse, quod spiritus cum murmure quodam et sonitu per eam erumpat, et quod ipsa vox quamprimum intercidat. Ubi vero de strangulatu metus non aderit amplius, tunc oras plagae renovabimus, et mox suturis committemus. Solam tamen cutim citra cartilaginem consuemus, et appositis ad curationem praesidiis utemur. — His vero omnibus par est, nisi fortassis saevitie superior ramicum chirurgia, cum aquosi, carnosi et tophacei, cum varicosi, flatuosi intestinorumque ac ejus, qui ad inguina consistit, quorum omnium operationem ex Paulo Aegineta huc adjungemus. Incipiemus autem ab hydrocele, quam hac ratione contrectari convenit. Denudata [5]) pilis pube et scroto, supinum hominem supra scamnum reclinamus, et natibus linteum multoties implicitum, quemadmodum scroto spongiam magnam subjicimus. Nos ex sinistris aegri sedebimus; ministrum ad dexteras illius sistemus, jubebimusque, ut in alteram partem distendat pudendum, et abdomen versus scroti cutem extrahat. Eandem accepto scalpello dividemus. Exordiemur autem a medio secundum longitudinem, et propemodum ad pubem usque sectionem recta faciemus, non multo ei lineae absimilem, quae scro-

[5]) Aegin. libr. 6. cap. 62.

tum intersecat. Progrediatur autem divisio, et ad rubicundam usque tunicam penetret. Si vero in supergenita humor haereat, ex ea parte, qua tunicae apex protuberavit, divisionem moliemur. Incisa labia per hamulum diducemus, pelliculas eas, quas δάρτους appellant, herniarum cultello et scalpello detrahemus, rubicundam tunicam scalpello, quo venae incidi solent, mediam dissecabimus, illa maxime in parte, qua testiculo minime connectitur. Humorem totum aut majori ex parte educimus, partemque rubicundae tunicae tenuissimam per hamulos educimus, post quae ex Antylli praecepto suturis et cruentorum vulnerum medicatione utimur. Si vero cutis putredinem aut aliam affectionem subierit, tunc vasis, quae cum cremastere conjuncta sunt, per laqueum exceptis, cremasterem incidimus, et testem eximimus. Postea immisso specilli capite, deorsum ad scroti finem eundem per specillum attollimus, atque sectionem acuto scalpello facimus, ut sanguinis grumi et pus tamquam per canalem eodem excernantur. Si vero ustio nobis arriserit, omnia equidem administrabimus, quaecumque vel ante chirurgiam hanc vel post eam vel in ea relata sunt, hoc saltem relicto, ne ferro secemus, aut denuo sub humoris effluvium culeum incidamus. Decem itaque aut duodecim ferramentis, quae literam graecam γ referant, iisque ignitis et duobus gladiolis primum quidem scrotum per gammata medium inuremus, et scalpello vel hamulo caeco membranas excoriabimus, cauterioque cultellari aut ensiformi dissecando inuremus. Tunc rubicundam tunicam, quae albore et densitate facile cognoscitur, illius cauterii, quod refert, acie perurimus, aquam excernimus, totumque quod denudatum est, distentum hamulis cauterio cultellari auferimus. In hernia autem aquosa vinctum ut prius aegrotum reclinabimus, et simili pacto sectionem faciemus. Et siquidem testis agglutinatus carni vitium fecerit, ante omnia pelliculam et membranam dissecamus, testemque ab hinc extensum una cum rubea tunica educimus, et cremasterem a caeteris vasis discernemus. Haec quidem astringemus, et cremasterem dissecabimus, at concretum cum carne testem velut alienum eximemus. Si vero circa [6]) aliquam tunicam aut vasculum caro concreverit, diviso scroto et subjectis carni pelliculis, quicquid carnosum est auferemus. Sic tophacei ramicis, cum eadem scroti loca occupet, eandem etiam cum sarcocele curationem esse nemo ambigit. Sed hactenus trium herniarum manuariam operationem expedivimus, quae hernia varicosa sequitur. Hanc sic operando tollimus. Post [7]) commodam collationem contrectato scroto cremasterem ad infernam partem detrudimus (est autem cognitu facilis, ut qui tenuior sit vasis, renitens atque solidior, quique contrectatus doleat, et ad colem consistat), vasa vero cum per nostros digitos tum ministri scroto apprehendimus, iisque distentis obliquam aciem scalpelli contra ipsas in cutem fortiter adigimus. Subjectas partes infixis hamulis excoriamus, vasa denudamus, ac quemadmodum in vasorum exsectione et arteriarum dilatatione praeceptum est, duplici filo acum trajicimus. Tum ansas fili secabimus, et ad primam alteramque varicis extremitatem vasa illaqueabimus, lineamque rectam in medio incidemus. Posthaec sanguinem qui coierat educimus, et tandem suppurando affectis locis medemur, quo una cum vasis laqueorum vincula sponte procidant. Porro flatuosae herniae eadem est incisio, quae varicosae fuit, singulis nempe venis exceptis et filo obligatis. Caeterum ubi ex prolapsu intestini ramex inciderit, hoc modo illum tractabimus. Resupinato homine juxta [8]) inguina per ministrum cutem

---

[6]) Aegin. libr. 6. cap. 36.
[7]) Aegin. libr. 6. cap. 64.
[8]) Aegin. libr. 6. cap. 65.

elevabimus, et lineam transversam incidemus, ut in angiologia dictum fuit. Nonnulli tamen rectam lineam ducunt. Divisionem defixo hamulo explicamus, quae testiculum retractum mensura adaequet. Tot hamulos rursus per cutim quartam transmittimus, quod vulneris magnitudini sufficiant, et membranas cum pinguedine vel cultro vel hamulo caeco excoriamus, atque scalpello praecidimus. Sic detecto undique peritonaeo, ad posteriorem scroti partem indicem demittimus, inter peritonaeum et darton membranam et posteriorem connexum solvimus, quarum extremitatem dextra manu ad interiora scroti, quemadmodum sinistra aeque peritonaeum retrahimus, et una cum rubea membrana testiculum ad divisionem adducimus. Testem uti elevet, ministrum jubebimus. Ipsi vero simul atque posteriorem annexum cum rubea membrana totum exolverimus, numquid aliqua intestini involutio in tunica erythroide persistat, digitis explorabimus, eamque deorsum ad ventrem propellemus. Tum ad peritonaei terminum, qui divisionem respicit, bonae magnitudinis acum cum lino geminato per medium trajicimus, et linis succisis quatuor faciemus capita, quibus vicissim ex utraque parte κατὰ χιασμὸν, id est literae graecae X figuram circumvolutis, membranam vehementissime constringemus, et commissis principiis graviter innectemus, ne ullum ex nutrientibus vasis alimentum suppeditet, unde vel inflammatio vel aliquod simile suboriri possit. Alterum adhuc vinculum, quod ad minus duorum digitorum spatio a priori dissideat, injicimus, et eam membranae partem, quam ad digiti magnitudinem inter vincula liberam reliquimus, hanc circum circa totam resecamus, atque simul etiam testem auferimus. Tandem parabimus emissarium, et ut in aquosa hernia diximus, lemnisco prius inserto, quod superest negocii absolvemus. Novimus autem quosdam non ineptos homines, qui membrana erythroide excisa, candentibus ferris extremum ipsius inusserant. Hoc ob erumpentis sanguinis metum a veritate haudquaquam absonum est. Haec itaque intestinalis, ut vocant, ramicis administratio est, cui et illam subjiciemus, cum intestina ad inguina delapsa protuberaverint. Postquam [9]) ad tres digitos circa tumida inguina transversim cutis incisa, et pelliculae una cum pinguedine exemptae fuerint, qua parte inguina fastigiantur, per medium peritonaeum specilli caput indigimus atque hoc pacto efficiemus, ut intestina in profundum, atque in locum suum remeent. Qua vero peritonaei partes eminent, illic eas suturis committimus, et specillum extrahimus. Non tamen membranam eam recidimus, nec testem vel quicquam aliud ejicimus, sed plagam praesidiis cruentis persanamus. Quoniam vero junioribus magis probatur ustio: itaque non praeter institutum nostrum et eandem tradémus. Igitur post moderatum motum aeger tussiat violenter, et cum retentione spiritus ventrem intendat, ut tumor circa inguina manifestius appareat. Hujus locum in triangulum vel atramento scriptorio vel collyrio circumscribimus, lineam transversam per inguina sursum ducimus, et signum per trianguli medium imprimimus. Reclinato autem aegro, in mediam notam candens ferrum demittimus, primum quidem clavatum, deinde vero ad trianguli costas cauteria gammata, et totum tandem triangulum laterculari ferro aut lenticulato adaequabimus. Interea vero ministrum, ut saniem extergat, per totam ustionem praecipiemus. Fiat autem ustio haec tam alte, quousque in his, qui habitu moderato sunt, pinguedinem attingamus. Id haudquaquam in macilentis observabimus, ne membranas offendamus, ut neque in crassioribus et pinguioribus, ubi vel ante justam incisionem pinguedo apparet. Quod igitur artificiosa quaedam conjectura no-

---

[9]) Aegin. libr. 6. cap. 66.

bis persuaserit, id saltem pro modulo conficiemus. — Sed haec omnia chirurgiae genera ex antiquorum mente in herniis curandis relata, numquid non saevis cruciatibus junguntur? nonne aegros ad certam perniciem adducunt? Nequeunt enim principes et illis adhaerentes particulae, ut sunt testes et quae testibus adjacent, membranea omnes natura, absque maximo et intolerabili dolore secari, excoriari, inuri: suntque jam dictae operationes exitio proximae, ut eos, qui has subituri sint, ad mortem rapi merito censeamus, et vespillonibus jamjam exportandos concredi. Quid enim aliud vult gentium quarundam solennitas, quibus in hac operatione visum est, ut publicas preces indicant, et aegrum rebus suis prius dispositis, ac si jam animam agat, consolando et hortando instruant. Quid quod tabulis communibus ab necis injuria medicum liberent. Quid? quod nec artifex ipse, nisi solemni cum testatione ad aegrum ac quasi deploratum accedat? — Sed nosmet conferamus ad alia opera non minus quam caetera gravia certe et perniciosa, quorum una est partium amputatio, quam par est sic administrari. Extremis [1]) partibus putrefactis, velut manu vel pede, ita ut etiam ossa corrumpantur, antequam ad resectionem accedamus, primum corpora ossibus circumsita incidenda sunt. Verum quoniam hoc primum agimus, deinde longiori tempore cum serra sectionem adhibemus, atque periculum est, ne sanguinis eruptio sequatur, proinde recte Leonidas non omnia protinus corpora praescindit, nisi penitus putrefacta fuerint, sed eam partem, ubi neque multas neque magnas venas aut arterias esse putat. Igitur celerrime adusque ossa primum dissecat, quam citissime os ipsum deturbat. Sed partibus secandis circumdat antea panniculum lineum, easque paulo supra, quam sectio facienda est, constringit arctius,

---

[1]) Aegin. libr. 6. cap. 48.

ut sensus aciem retundet, quo minus doloris ex vehementia ferri accidat, atque ut venis compressis haud magna in copia sanguis proruat. Atque tunc resecto reliquo ignita cauteria vasis admovebimus, sanguinemque obligatione, ut convenit, supprimemus, caeterisque ea ratione, qua pus movendum est, medebimur. — His tamen et eam operationem adjungemus, quae ex utero emortuos faetus excutit, et ut Celsus refert, inter omnium difficillimas actiones medicas non immerito connumeratur. Nam et prudentiam summam et actionem temperatissimam desiderat, et maximum vitae periculum secum affert. Oportet ergo [2]) ante omnia resupinam mulierem transverso lecto sic collocare, ut feminibus ipsius ilia comprimantur, quo fit, ut et imus venter in conspectu medici sit, et infans ad os vulvae compellatur. Haec partu emortuo id comprimit, et ex intervallo paulatim dehiscit. Hac occasione ut utatur medicus, inuncta manu indicem primum debet inserere atque ibi continere, donec iterum os aperiatur: rursumque alterum digitum immittere, et per easdem occasiones alios, quousque tota manus intro recipiatur. Ad cujus rei facultatem multum confert et magnitudo vulvae et vis nervorum ejus et corporis totius habitus et mentis robur, cum praesertim nonnunquam et duae manus inferri debeant. Pertinet etiam ad rem quam calidissimum esse imum ventrem et extrema corporis: neque dum inflammationem caepisse, sed recenti re protinus medicinam adhibuisse. Nam si corpus jam intremuit, neque dimitti manus, neque educi infans nisi aegerrime poterit, sequiturque saepe cum vomitu et cum tremore mortifera nervorum distentio. Verum intus emortuo corpori injecta manus protinus habitum ejus sentit. Nam aut in caput aut in pedes conversum est, aut transversum jacet, fere tamen sic, ut vel

---

2) Cels. 7. cap. 29.

manus ejus vel pes in propinquo sit. Medici vero propositum est, ut eum manu dirigat, vel in manus vel in pedes, si forte aliter compositus est; ac si nihil aliud est, ut manus vel pes apprehensus corpus rectius reddat. Nam manus in caput, pes in pedes eum convertet. Tum si caput proximum est, immergi debet uncus undique levis, brevis acuminis, qui vel oculo vel auri vel ori, interdum etiam fronti arcte injicitur, deinde attractus infantem educit. Nec tamen foetus his quolibet tempore extrahatur, quod compresso vulvae ore, si id tentatum fuerit, eoque renitente infans abrumpitur, et in os vulvae acumen unci delabitur, ex quo nervorum distensio et extremum mortis periculum consequitur. Igitur compressa vulva conquiescere, hiante leviter attrahere oportet, et per has occasiones paulatim eum adducere. Trahere autem uncum dextera manus debet, ut et infantem sinistra imposita, eumque simul dirigere. Solet etiam evenire, ut infans humore distentus tetram odoris foedi saniem in se contineat: quod si tale est, corpusculum indice forandum est, ut effuso humore extenuetur, tum id leviter per ipsas manus recipiendum. Nam facile injectum uncum corpusculum molle remittit, in quo quid periculi sit, supra dictum est. Sed in pedes quoque conversus infans non difficulter extrahitur: iis enim apprehensis per ipsas manus commode educetur. Si vero transversus est, nec ullo modo dirigi potuit, injiciendus est alae uncus, paulatimque attrahendus. Hac ratione fere cervix replicatur, retroque caput ac reliquum corpus spectat. Remedio est cervix praecisa, ut separatim utraque pars auferatur. Id unco fit, qui sit similis priori, et in interiorem tantum partem per totam aciem acuatur. Tum id agendum est, ut ante caput, deinde reliqua pars dematur. Nam fere majori parte extracta, in vacuam vulvam caput delabitur, quod sine summo periculo extrahi nequaquam potest. Si tamen id incidat, injecto mulieris ventri duplici panniculo, homo non imbecillus et imperitus a sinistro latere assistat, et imo ventri duas manus imponat, alteraque alteram comprimat, quo fit, ut caput ad vulvae os compellatur. Id eodem pacto, quo supra positum est, hamo extrahitur. At si pes alter juxta repertus est, alter retro cum corpore est, quicquid protractum est, paulatim abscindendum est. Et si clunes os vulvae urgere coeperint, iterum retropellendae sunt, et conquisitius pes ejus adducendus. Efficiunt etiam aliae difficultates, ut qui solidus non exit, concisus eximi debeat. Quotiens autem infans protrahitur, tradendus statim ministro est. Is eum manibus supinis sustinere, attrahere autem medicus sinistra leviter umbilicum debet, ita tamen ne abrumpat, dexteraque eum sequi, usque ad eas, quas vocant secundas, quod velamentum infantis fuit. His ultimis apprehensis, membranulas venulasque omnes eadem ratione a vulva manu diducat, totumque illud extrahat, et si quid intus remaneat concreti sanguinis etiam educat. Tum compressis in unum feminibus, collocanda est mulier conclavi, quod modicum calorem sine ullo perflatu habeat, talisque sit in caeteris curatio, qualis in inflammationibus et in vulneribus, quae in locis nerveis existunt, adhibetur. Atque haec est emortui faetus una cum secundinis extractio.

Huic omnium chirurgicarum operationum apex et summa, nempe calculosorum sectio annectitur, cujus administrationem, ut declaremus verba Celsi et sententiam, referre lubet. [3]) Ad calculorum excisionem festinare, cum praeceps sit, nullo modo convenit, ac neque omni tempore neque in omni aetate neque in omni vitio id experiendum est, sed solo vere atque in eo corpore, quod jam novem annos, nondum quatuordecim excesserit, et si tantum mali subest, ut neque medicamentis vinci pos-

[3]) Cels. libr. 7. cap. 26.

sit, neque etiam trahi posse videatur, quin ad spatium exiguum interimat. Non quo non interdum temeraria medicina proficiat, sed quo saepius utique in hoc fallat, in quo plura et genera et tempora periculi sunt, quae simul cum ipsa curatione proponam. Igitur ubi ultima experiri statutum est, aliquot ante diebus victu corpus praeparandum est, ut modicos, ut salubres, ut minime glutinosos cibos assumat, ut aquam bibat. Ambulandi vero inter haec exercitatione utatur, quo magis calculus ad vesicae cervicem descendat, quod an inciderit, digitis quoque demissis cognoscitur. Ubi ejus rei fides est, pridie is puer in jejunio continendus est, et tum loco calido curatio adhibenda, quae hoc modo ordinatur. Homo validus et peritus in sedili alto considet, supinumque puerum et adversum collatis super genua sua coxis comprehendit, reductisque pueri cruribus et manibus ad poplites datis, quam maxime potest eos attrahit, simulque ipse sic eos continet. Quod si illius qui curatur corpus est robustius, duobus sedilibus junctis duo valentes insidunt, et sedibilia atque interiora hominum crura inter se deligantur, ne deduci possint. Tum aeger super duorum genua eodem modo collocatur: atque alter eorum crus ejus dextrum, alter sinistrum, simulque ipse aeger poplites suos attollit. Sive autem unus, sive duo contineant, super humeros aegri pectoribus incumbant. Ex quibus evenit, ut sinus inter ilia et pubem, sine ullis rugis extendatur, et calculus, in angustum compulsa vesica, facilius capi possit. Praeter haec etiamnum duo valentes a lateribus objiciuntur, qui circumstantes levare vel unum vel duos, qui puerum continent, non sinunt. Unguibus deinde diligenter circumcisis, duos sinistrae manus digitos, indicem et medium, leniter prius unum, deinde alterum in anum pueri medicus demittit, et dextrae digitos imo abdomini leniter imponit, ne utrinque digiti, si circa calculum vehementer concurrerint, vesicam laedant. Nec vero festinanter in hac re ut in plerisque agendum est, sed ita ut quam maxime tuto fiat. Nam nervorum distentiones vesica laesa cum mortis discrimine excitat. Ac primum circa cervicem quaeritur calculus, qui ibi repertus minore negotio expellitur. Atque ideo dixi, ne currendum quidem, nisi cum in hoc indiciis suis cognitum sit. Si vero aut ibi non fuit aut retrocessit, ad ultimam vesicam dantur digiti, dextraque manus sensim ultra tralata subsequitur, et calculi situs hoc pacto indagatur. Is ubi repertus sit, qui necesse est in manus incidat, eo curiosius deducitur, quo minor leviorque est, ne refugiat, id est ne saepius agitanda vesica sit. Ergo ultra calculum dextra semper manus opponitur, et deorsum sinistri digiti eum compellunt, donec ad cervicem perveniat. In quam si oblongus est, sic compellendus est, ut pronus exeat: si planus, ut transversus sit: si quadratus, ut duobus angulis sedeat: si altera parte plenior fit, ut prius ea, quae tenuior est, evadat: in rotundo nihil ex figura ejus interesse patet, nisi laevior altera parte est, ut ea antecedat. Cum jam eo pervenit, lunata plaga, cujus cornua paulum ad coxas spectent, super vesicae cervicem juxta anum cutis debet incidi ad vesicae cervicem usque. Facienda est adhuc alia plaga transversa sub cute, ubi strictior ima plaga est, qua cervix aperiatur, donec urinae iter pateat, sic ut plaga paulo major sit, quam ipse calculus. Nam qui metu fistulae, quam illo loco *χοϱίαδα* Graeci vocant, parum patefaciunt, cum majore eodem revolvuntur periculo, quod calculus, cum vi promitur, iter faciat, nisi accipiat. Quod tanto est perniciosius, si figura quoque calculi vel asperitudo quaedam accedat. Unde et sanguinis profusio et nervorum distentio fieri solet, quae si quis evaserit, multo tamen patentiorem cervice rupta, quam habuisset incisa, fistulam habebit. Cum vero patefacta est vesica, in conspectum calculus venit, in cujus corpore si nullum est discrimen, et ipse sit exiguus, digitis ab altera parte propelli, ab altera protrahi potest. Si major, injiciendus est ei superiori ex parte uncus ejus rei causa factus, id est ad extremum tenuis, in semicirculi speciem, retusae latitudinis, ab exteriore parte laevis, qua corpore jungitur, ab interiore asper, qua calculum attingit, iisque longior esse debet, cum brevis extrahendi vim non habeat. Ubi injectus est, in utrumque latus inclinandus est, ut appareat et teneatur calculus. Nam si apprehensus est, ille simul inclinatur. Ideoque non minimo eo opus est, ne cum adduci uncus coeperit, calculus intro effugiat, sic in ora vulneris incidat, eamque convulneret; in qua re quodnam esset periculum, jam supra proposui. Ubi satis teneri calculum patet, eodem pene momento triplex motus adhibendus est, in utrumque latus, deinde extra, sic tamen ut leniter id fiat, paulumque calculus primo attrahatur. Quo facto attollendus uncus extremus est, uti intus magis maneat, faciliusque calculum producat. Quodsi is aliquando a superiore parte parum commode comprehenditur, a latere erit apprehendendus. Atque haec simplicissima calculorum est curatio. Sed varietas rerum, quasdam etiamnum animadversiones desiderat. Sunt enim non asperi tantummodo, sed spinosi quoque calculi, qui per se quidem delapsi in cervicem sine ullo periculo eximuntur, at in vesica non tuto vel conquiruntur vel attrahuntur. Etenim illam si convulnerent, ex distentione mortem accelerant, multoque magis, si spina aliqua vesicae inhaereat, eamque cum duceretur conduplicavit. Colligitur autem in cervice esse calculum eo, quod urina redditur difficilius, ut et spinosum esse cognoscemus, si cruenta destillat. Id maxime sub digitis experiundum est, neque adhibenda manus, nisi id constiterit, ac tum quoque leniter intus digiti objiciendi, ne violenter promovendo convulnerent, tum vero incidendum. Multi hic quoque scalpello usi sunt. Meges (quoniam is infirmior est, potestque aliqua prominentia incidere, incisoque super illis corpore, qua cavum subest non secare, sed quod rursus incidi necesse est, relinquere) ferramentum fecit rectum, in summa cervice labrosum, in ima semicirculare et acutum. Id receptum inter digitos indicem ac medium super pollice imposito sic deprimebat, ut simul cum carne quod ex calculo prominebat incideret. Quo consequebatur, ut semel quantum satis esset aperiret. Quocumque autem modo cervix ea parte patefacta est, leniter quod asperum est extrahi debet, nulla propter festinationem vi admota. — Atque haec omnis est calculorum, qui inciduntur, medendi ratio, in qua omnes pene cruciatus, quotquot in caeteris aderant, ad unum quasi signum concurrere videmus. Adsunt dolores saevissimi, timetur sanguinis profusio, parata est nervorum convulsio, subsequitur partium ex laceratu inflammatio, ex affluxu humorum corruptio, et tandem ultimum terribilium ipsa vitae cum morte commutatio. Rari enim sunt, imo rarissimi, qui hujus necessitatem, si hoc chirurgiae genus experiantur, evadant, et si qui sunt, illud tamen tormenti miserrimum subeunt, quod ulcera ex incisione remaneant, quibus subinde urina destillet. Itaque et Celso haec operatio maxime exitialis, praeceps et temeraria est: qua de causa et jurejurando a septis medicinae per Hippocratem abigitur et procul ablegatur. — [4]) Superest modo curatio, quam Aegineta eunuchismum, Latini evirationem vocant, et periculosa et doloris plena. Fit autem vel attritione vel testium excisione, quarum illa pueris in solium collocatis administratur, comprimendo digitis sensim ipsos testiculos et eousque confricando, quousque aboleantur et evanescant, nec dissoluti ad tactum amplius occurrant. Haec autem fit scalpello, duabus lineis, quae rectae sint,

[4]) Aegin. libr. 6. cap. 28.

supra scrotum incisis, unde testes exiliunt, qui cute detracta, et extremis seminalium vasorum funibus constrictis, mox exciduntur, haud absimili modo, quo herniae dissecando auferri solent. Est vero et tertia ratio ab his diversa, cum testes una cum veretro excindimus, quo pacto amasium suum Nero Imperator adolescentulum effoeminavit, et nostris temporibus Turcae suos eunuchos parant. Sed quam ferox hoc est chirurgiae genus, quam adversum, quam inhumanum, quam pene a bonitate artis alienum! Etenim ad naturae reparationem caetera artis officia inventa sunt, hoc vero ad generis destructionem comparatum est: in reliquis summa est utilitas, in his extrema pernicies. Illud enim, quod omni viventi ex natura sua maxime convenit, et ut ajunt, naturalissimum est, sobolis scilicet procreationem aufert, et nomen uniuscujusque cum genere extinguit. — Hae igitur omnes, quae ferro et scalpello fiunt, operationum species, et nostra tempestate adhuc in usum vertuntur, quo loco doloris gratia molestiarum, difficultatis, vehementiae et periculi habendae sint, singuli satis ex se videre possunt.

Sed his jam a nobis dictis adjungenda esse duximus, quo pacto fracturas resarcire, et luxata in integrum restituere queamus, quae administrandi ratio et ipsa sub chirurgicis actionibus comprehenditur, nec absque ingenti dolore et cruciatu peragitur. Has tamen singillatim non licet prosequi, cum et ea, quae hactenus fuere dicta, plane modum excesserint. Suffecerit pauca quaedam annotasse. In fracturis primo cum simplici tum ea, quae ulcus adjunctum habet, et difficilem esse operationem, et inter caeteras, ne dicam reliquarum omnium molestissimam, nemo non novit. Namque in priori illa, quae fracta sunt, diriguntur, colligantur, in quiete diutius continentur, victuque scrupulosius custodiuntur. Quam diligentia summa diaetae rationem institutam utrumque fracturae genus requirit, ne ad partes jam infirmas humores vel confluant vel ibidem congerantur. Si vero ulcus adjungatur, intenduntur mala plurimum, et praecipue si prope articulum partes collisae sint. Etenim et exquisitior esse debet curatio, et periculum est profusionis sanguinis, cum a pungente ossium squama aliquando, nonnunquam impacto ossis frustulo vasa pertundantur. Instat metus inflammationis, urget gangraenae suspicio, premit mortifera ex nervis laesis distentio. Sic luxatorum chirurgiae inter caeteras saevissimae sunt, quae omnes tribus modis iisque universalioribus continentur, quibus reliquae curandi luxata rationes subjiciuntur. Eorum [5]) primus palaestricus dicitur, qui sola manuum contrectatione fit, estque admodum invalidus, et ad corpora mollia, mulierum nimirum et puerorum, ut et ad mascula paulo robustiora, si recens fuerit vitium, solummodo utilis. Alter modus methodicus est, in quo ea, quorum usus in communi vita est, instrumenta adhibemus. Hic omnibus est idoneus, pueris, foeminis, masculis, valentioribus, corpori juvenili, atque iis jampridem luxationem passis. Tertia autem reponendi ratio fit per organa momenti majoris, non incommoda ad prolapsa diuturna, in corporibus athletarum, et quaecunque sub methodico sanitatem non receperint. Horum autem modus quisque satis in se tormenti habet et saevitiae, sed omnium maxime postremus. Supervacaneum vero fuerit, hic organa singula recensere, sufficiat ea indicasse; nam illa videre licet apud Oribasium [6]) et singillatim advertere. Hilei plinthium, Scalani glossocomum, Nymplodori tractorium organum, ejusdem glossocomum apertum, trispastum Apellidis seu Archimedis fabri organum, et ex Rufo Hippocratis scamnum, quae singula acerbissimam sane et durissimam vim conjunctam habent. Atque haec omnia sunt chirurgiae genera, quae

[5]) Oribas. de machinamentis 5.

[6]) Ibidem.

adhuc aetate nostra florent, et non raro in usum medicorum cedunt, quae certe quantam et ipsa vim habeant et molestiam, quot periculis et noxis stipentur, nemo non videt. Quae tamen non ob hoc negligunt, aut minus exercent guaviter periti homines, sed illa salubria et humano generi utilia esse existimant. Itaque si ob dolores, propter pericula, propter mala ea, quae semper bonis permiscentur, rejicienda sint utilia, quid in caeteris salvum esse possit? quod remedii genus morbos extirpabit? Nullum est auxilium adeo etiam leve, quin noxas quasdam atque pravitatem secum afferat. Quid non difficultatis experimur in epotandis medicaminibus? quid non afflictionis perpetimur, si parcius cibamur? quid caeteris praesidiis incommodi non perferre videmur? Non enim malum bono expellitur, sed bonum malo corrumpitur: vis vi repellenda est, et malo nodo malus cuneus quaerendus. Nullus fere unquam morbus est, quin non alio morbo tollatur: atque quanto magis rebellis est et contumax, tanto vehementioribus machinis oppugnatur. Sic gladius in rebus publicis, fasces, funes, rotae, exilia caeteraque tormentorum genera proposita sunt, quod dignitas civitatis conservari alias nequeat, ni civium malorum libido hoc pacto et superbia aut retundatur aut evellatur. Sic in bellis gerendis toleranda sunt fames, sitis, aestus, frigora, vigiliae, conflictandum est, moriendum et extremi quidvis pro patriae salute perferendum. Adeo nullum fit sine periculo et incommodo facinus magnum et memorabile. Quare et neque morbi sine molestiis et periculo evelli possunt, neque vituperandus est, qui saevae aegritudini saevam curationem adhibet, sed laudandus, non qui nullis, quod fieri nequit, sed qui non quam vehementissimis cruciatibus id exequitur.

Capitulum vigesimum secundum.

Quod haec curtorum operatio minime exitialis sit.

Quaecunque hactenus superioribus duobus dicta fuere capitibus, unumquemque eo spectare velim ut existimet, id nostrum fuisse propositum, ut expositis tam iis quae desierint, quam quae adhuc vigeant chirurgiis, liquido ostenderemus, quantopere errent illi, qui propter operationis saevitiem, dolorum magnitudinem, noxarum suspicionem actiones quasque chirurgicas, atque adeo hanc nostram curtorum refectionem non modo rejiciant, sed contumeliis etiam proscindant. Si enim ob dolores, ob molestias, ob pericula curatio intermittenda est, proculdubio male fecerunt antiqui, dum haec remediorum genera tam verenda, tam atrocia invenerint (non tamen sine ratione), et scriptis posteritati commendarint. Male etiam adhuc ii faciunt, qui in polypis eximendis, aegylopis curandis, ramicibus execandis, foetibus excutiendis, ferrum, ignem, forcipes, cultros, novaculas adhibent. Et amentes mihi esse videntur, qui carnificinam hanc non refugiunt, sed ultro expetunt, quin mori illis satius est, quam crudelitatem tantam, tam insignem in corpore suo experiri. Sed illi certe errant, qui non secus autumant. Nam quae poterit esse cum vita commutatio? quid non potius quam mors ferendum est? Et quamvis multi ob haec ad mortem rapiantur, nihil oberit, dummodo aliquando haec remedia salutaria sint et proficua. Siccine bellum extimescemus, cum, ut palmam obtineamus, multis etiam gladio occumbendum sit? Atque libenter viderem, si qua morbi vis hos homines invaserit, quae non alio, quam ferro et igne redimenda sit, quae hominum illorum esset constantia, an propter remedii immanitatem mori potius sustineant, an vero ob lucis adeo suavis usuram artis operam implorent? Nullus tamen neque orationis prolixitatem, neque, quae haec ex veterum scriptis transumpsimus, siquidem sanus fuerit, merito incusabit. Quomodo enim tantorum hominum sententiam, quam ipsis verbis, ut illi habent, exprimeremus? quomodo id verius aut ornatius ageremus? Nam hac in re et Pauli et Aëtii et Oribasii morem insequimur, qui omnium cum suae aetatis tum priscis medicis dicta in sua volumina comportarunt, et quidquid Leonides, Antyllus, Meges, caeterique sua tempestate clarissimi et nostro seculo penitus intermortui scripserint, suis vigiliis nobis patefecerunt. Quod vero proplixi fuimus, illis imputandum est, qui hanc nostram chirurgiam ausi fuerint calumniari, dum eam crudelem esse dicerent, exitu ancipitem, omni cruciatuum genere circumvallatam, et ut breviter dicam, cum scopulum totius chirurgiae hanc operationem perniciosissimum esse affirmarent, quem e vestigio rogus et tumulus exciperet. Nec brevioribus id fieri potuit, cum non saltem ad reprimendam hujusmodi hominum malitiam, sed ut lucubrationes nostrae quibuscumque inservirent, decreverimus. Namque hic velut in tabula explicatas habebunt juvenes omnes eas manuum operationes, quas prisci vage et dispersim explicarunt, et ad morbos quamplurimos judicarunt commodas esse et salubres. Cum vero aliud sit nostrae aetatis judicium adeoque scitum, ut et veterum scripta in examen revocare audeat, et videamus multa priscis seculis ante celebrata jam interire et nova subinde revirescere, cumque his, qui ad hanc disciplinam sese conferunt, et in operationibus nondum satis sunt versati, duce quodam opus sit, ut quid sequendum, quid fugiendum, quid amplectendum, quid rejiciendum illis ostendat: quare virum quendam expertum atque doctum autoritatem suam interponere, et vestigia currentibus demonstrare, haudquam praeter rem fuerit. Solent enim imperiti adhuc juvenes, omnia sine discrimine arripere, et velut famelici tam salubria quam nociva absorbere, unde errores varii in animos subeunt, et plurima in actionibus peccata committuntur. Solertia igitur opus est, quae mella a venenis separet, quae cibum a toxico disiungat. Non enim eodem filo antiquorum scripta metienda sunt: non eadem regula illis convenit. Multa enim scripserunt, quae aut emendari aut amplificari aut omnino exterminari possunt. Nón nobis ea libertas, qua ipsi, dum aliorum scripta examinant, usi sunt, adimenda est: reges, non tyrannos eos esse volumus, non ut quod velint, cogant, sed quod rectum est persuadeant. Mihi vero non èa vis est ingenii nec tanta exercitatio, ut me eum esse affirmem, qui quod dixerim praestare possim, attamen me etiam aliquid didicisse et vidisse ingenue profiteor, quod aliis communicare humanitatis esse existimavi. Quod ergo diffusiores in superioribus fuimus, ratio est, ut omnibus, qui ad hanc medicinae partem accessuri sunt, quasi digitis demonstraremus, quam methodum in exercendis manuum operibus teneant, quid declinent, quid fugiant, quid amplectantur. Sed cum hucusque occulto atque ex insidiis adversarios nostros oppugnaverimus, jam aperto Marte eos aggrediemur, et collato pede proeliabimur, atque tela eorum, quae in hanc nostram chirurgiam conjecerint, aut declinabimus aut in hostes ipses retorquebimus. Ut ergo ostendamus, negocium hoc nostrum esse incommoditatibus iis, quas hi homines praedicant, expositum, Galenum ipsum arbitrum constituemus, qui in quavis operatione medica solerti cura celeritatem operis, indolentiam et securitatem ab unoquoque perpendi debere, ingenuus autor existimat. Horum postremum adhuc tres sortitur conditiones alias, operis scilicet consequutionem, ejusdem constantiam et nullam aegroti laesionem. Sed illum ipsum dicentem audiamus. Siquidem talia [7]) omnia

---

[7]) Gal. 14. meth. med. 13.

amovere oportet, atque id semper agere, ut rationibus, quibus id fiat, pensitatis, optimam semper earum deligas. Sane optimae rationes tripliciter judicantur, tum ex temporis curarum brevitate, tum ex curando citra dolorem, tum ex maxime tuto curando. Rursus ut tuto cures tria praecepta sunt, quibus intentus sis oportet. Unum primumque, ut omnino operis solutionem consequaris: alterum ut sicubi hunc non consequaris, saltem cubantem non laedas: tertium ut vitium non facile revertatur. At haec licet in alium finem a Galeno eo loci dicta fuerint, omnes tamen medicas operationes circumscribunt, et praecipue eas, quae manuum promptitudinem exposcunt. Nec profecto ulla est medici circa humanum corpus sive administratio sive operatio, quam universum chirurgiae genus, in quo magis illo examine opus sit, in quo singula potius ad illam normam et regulam revocare deceat. Quae cum ita sint, nonne, si probaverimus, caeteras ab hac nostra manuum operationes raro has omnes actionis conditiones includere, at hanc curtorum disciplinam easdem semper comprehendere, nonne, inquam, tunc indicatum fuerit, hanc chirurgiam, quod alii secus volunt, lenitate alias et securitate anteire, et ut illi dictitant, minime declinandam esse. Duo igitur nobis examinanda proponuntur, quorum primum est, ut ostendamus, perraro aliquas chirurgias reperiri, iu quibus aut singulae jam enarratae notae, aut ex iis potiores concurrunt: alterum, quod nostras magis attingit partes, ut in hoc curtorum opere has omnes conditiones accedere, nec quicquam a celeri, tuta et jucunda curatione deficere constituamus. Ut priori satis faciamus, revocanda sunt in mentem, quae operationibus, quibus usa fuit antiquitas, supra annexuimus, unde singula symptomata et caetera incommoda innotescunt, quae ostendunt clare, quam difficilis sit in omnibus actio, quam periculosa, quam fastidii plena. Sed paucis eadem alio tamen modo libet repetere. Itaque inter illa accidentia, quae dictis operationibus conjuncta sunt, in primis saevissimus dolor est, atque tum in diuturna sectione, vel quod altius cultri adigantur, et maxima substantiae portio adimenda sit, vel quod partium, quas incidi convenit, natura admodum terrea et exquisito sensu donata sit, ut ad leves quasvis contrectationes doleat. Hoc videmus in periscyphico, in ramicum exectione, in artuum amputatione, aliisque quamplurimis, quorum narrationi supersedeo. Sed vel id extremi doloris argumentum fuerit, quod arcte aegri subinde constringendi et vinculorum vi coercendi sunt, ne exiliant ex dolore compulsi, et manus chirurgi jam operantis subterfugiant. Proxima ab hoc symptomate inflammatio est, quae et cum partis dignitate contingit frequenter, dum sanguis et spiritus duo naturae adminicula ad eam accurrant, et cum vasa insignia in vicino substernantur, quae maximam sanguinis copiam subministrant. Hoc in extractione foetus, in scroti laxatione, caeterisque similibus actionibus manifesto patet. Sed inflammationem gangraena consequitur, saevissimum plane symptoma, vivi animantis corruptela et mortis nuntia ex calore interno propter humorum molem suffocato, quam in quamplurimis chirurgiis persaepe advenire certum magis est, quam ut ulla comprobatione egeat. Hanc excipit nervorum distentio et ipsa congener saevitia symptoma, vel quae nonnullis manuum operationibus familiare est, quod partes nervosas contrectare conveniat, quemadmodum fit, ubi lapis eximitur, vel cum nervi aut incisi aut contusi aut puncti violentur, quod in artuum dissectione usu venit. Quod vitium certe lethale est, et hominem quasi funibus ad sepulchrum abripit. His omnibus calamitate haudquaquam minor haemorrhagia accedit, momento omnes vires prosternens et aegrum enecans. Eam multoties occurrere contingit, si profundius partes incidere et vasis, quae sanguinem continent, insignioribus vim afferre necessum sit. Omnium autem symptomatum, quae operantibus eveniunt, deterrimum syncope est, quae praecipiti virtutum lapsu et rigente nec non pallente toto corpore mortem ipsam repraesentat, atque opus artificem suspendere, et manum ab actione revocare jubet. Ex his itaque jam prius recitatis non obscure patere arbitror, quae sit caeterarum, quae manu fiunt, operationum securitas, quae earum lenitas. Quibus accedit, quod infida et plane dubia operis consecutio sit, cum vitia subinde recrudescant, et quae earum multae sint, quae absque substantiae cujusdam jactura, et sine aegroti detrimento administrari nequeant. Unde manifestum est, et difficultatem maximam et pernitiem supremam haec omnia in sese comprehendere, quae cuncta in curtis restaurandi abesse procul, promptissime demonstrabimus, si ea, quae nobis opera efficienda sint, prius proponamus, et eorum vim ad regulas, quas Galenus nobis insinuat, tanquam ad Lydium lapidem examinemus. Sunt autem opera illa propaginis delineatio, ejus eductio, insitio, a brachio rescissio, narium conformatio et tandem columnae implantatio. Atque ut circa propaginis eductionem versemur, haec operatio adeo cita, adeo momentanea est, ut fuerint aliqui, qui prius illam perfectam esse viderint, quam adverterint. Adacto enim intra lineam, quae in forcipe est, eoque cultro tenuissimo et leviter hinc inde perducto statim opus absolvitur, priusquam id sensus aut perquam leniuscule admoneant. Quod neutiquam creditu difficillimum fuerit, si quis violenta forcipis constrictione torpescere cutis sensum, et cultelli vim obtundi, non ignoret. Indolens igitur operatio haec et celeris est, ideoque maxime dignitatem rei et naturam illustrat, ut nulli caeterarum recte comparari aut subjici possit. Sed celerius adhuc propago educitur, et a brachio rescinditur, pari fere indolentia, hac tantum ab illa differentia, quod ex forcipis vi illic quaedam aderat sensus ignavia, hic vero suam sentiendi mediocritatem cutis obtineat. Lenit tamen administrationem propaginis angustia, cum exiguum sit, quod rescindi opus est. Itaque et hoc in loco doloris parvitas cum celeritate operationis conjuncta prae aliis hanc actionem plurimum exornat. Narium quidem conformatio lenta est et diuturna, ut quandam calumniam subire possit, non tamen adeo vehemens, tam molesta, tot cruciatuum noxis perculsa est, cum non eam adhuc, qua sensui opus est, adjuncta cutis temperiem obtinuerit, sed nuper implantata langueat sensuque torpeat, ut et hic non habuerit, quod redarguat, qui candidam mentem adhibeat. Sed propaginis jam rescissae atque adeo columnae tum conformatae insitio, haud absque dolore administrari potest. Partes enim, quae sensu acerrimo donantur, excoriandae sunt, incidendae, acubus trajiciendae, quae omnia neque usque adeo cito neque cum voluptate perficiuntur. Veruntamen utcumque celeritatis et indolentiae momenta requiramus, non tamen tam tarda est et cruciatibus plena haec operatio, quin iis, et praecipue quae in aliis contingunt, difficultatibus non modo conferatur, sed illis longo satis intervallo praeponenda sit. Scimus enim, si gravissimi dolores angant, repente homines concidere, atque cunctas corporis functiones interpellari. Quod tamen in hac nostra chirurgia accidere, hucusque necdum observavimus. Atque si forte fortuna animo linqui quosdam contingat, id non tribuendum operis vehementiae, sed animi abjectioni, cum quandoque reperiri liceat, homines adeo molles et effoeminatos, qui vel sola dolorum recordatione percellantur, nec aliquid praeter aspectum in se ipsis virile habeant. Sed hae hominum ineptiae ab artis operibus maxime secluduntur. Indicat vero chirurgiae hujus benignitatem, quod aegris omnino liberis nullaque vi vinculorum compulsis adhibeatur. Non tamen fieri potest, quin quandoque sese commoveant, et quadantenus ferri aciem refugiant; quis enim est adeo interritus aut quis ita stupidus, ut gladii vim non exhorrescat, vel se sine sensu truncum esse existimet? Non tamen omnes delicati adeo et languidi sunt, quin et aliquid, praecipue ob utilitatis speciem, perferre queant. Itaque quae jam enarravimus, vel nihil vel parum molestiae hanc nostram actionem habere, et administrationis celeritate plurimum excellere, satis ostendunt. Quibus et annectitur securitas operis, cum simplicem saltem cutim contrectemus, secemus, diducamus, transfigamus, cum vasa amplissima absint longius, cum partes praecipuae haudquaquam substernantur, sed musculosa corpora, quae ferro nec leviter quidem contingantur. Quare neque metus est, ut nervi, venae, arteriae laedantur, neque saeva illa symptomata, syncope, inflammatio, gangraena et caetera malorum turba subsequantur. Si tamen forte contingat, ut ramulum quendam venae, qui cutim transcurrat, laedi necesse sit, haec certe haemorrhagia levissima est, cum vel rebus astringentibus vel ipso etiam ramulo inciso, nullo cum negotio sanguis supprimatur. Quos enim tumultus moveat venula vel violata vel excisa? Quibus omnibus et illae, quae a Galeno recensentur, conditiones tanquam testes amplissimi ad securitatem accedunt, operis nempe consecutio, ejusdem constantia et nec ulla aut perexigua aegri laesio. Si enim recte omnia sese habuerint, sperare equidem licet, nec quicquam de operis progressu dubitare, cum fieri nequeat, ut qui recte operatus fuerit, fine suo frustretur. Quin eam in opere consequuto dignitatem assequimur, ut tanto et tam insolito officio non ingratas naturae vices artem reddere confiteamur. De perennitate vero, quis nisi puerili admodum et debili ingenio dubitet? Stultum enim existimare est, cutim illam conjunctam et narium forma dotatam futuram olim ut decidat. Tam valide enim cum veris partibus coaluit, ita illis insuevit, ut et hinc nutriatur, sensuque impertiatur. Quare vehementer admiramur homines non ignotos nec in medicina facienda inexpertos, qui imbecillo adeo vinculo propaginem insitam colligari volunt cum caeteris membris, ut quamplurimum vel emoriatur vel leniter etiam attracta manum sequatur: quorum opinioni et ratio et experientia resistit. Aegri vero quam minime in hac operatione nostra offendantur, jam satis superque supra declaratum fuit. Igitur ex iis, quae hactenus dicta sunt, colligamus, et certis exemplis rectaque ratione permoti asseveremus, caeteris omnibus, quotquot fuerint, hanc curtorum chirurgiam praestare maxime, ac longo spatio lenitatis et salubritatis et dignitate anteire. Nam vel singulis vel potioribus notis operationes reliquae ab hac norma et regula curandi desciscunt, quam Galenus praecipuam esse aestimavit, et e contra haec curtorum reparatio et operatio celer, indolens, secura atque constans est, opusque suum consequitur, et exigua, quin imo nulla cum aegri offensa administratur. Itaque taceant aut ad mentem redeant, qui artem nostram execrantur et condemnant, qui exilio dignam a medica facultate existimant, nisi ipsi et rationi repugnare, et experientiae stulti et insani suo cum dedecore turpiter reluctari malint.

Capitulum vigesimum tertium.

Quae sint differentiae curtarum narium, labiorum, auricularum, et quae earum facilius, quae difficilius quaeque nullo pacto resarciri queant.

Sed nunc ea, quae magis ad rem spectant, rursus accipiamus, quaeque tam ad curationem, quam quo de operis successu aliquid pronuntiare possimus, plurimum conferunt. Sunt autem illa partium mutilatarum variae differentiae, quae ob naturae diversitatem vel facilius vel difficilius eas restitui posse innuunt, et de majori studio aut diligentia remissiori nos commonefaciunt. Quod, antequam ad opus accedas, si noveris, minimum in conficiendo opere errabis; et nihil praeter opinionem tibi evenerit, ut tandem ineptum illud — non putaram — errori tuo praetendas. Veruntamen primo curtarum narium differentias enarrare lubet, quae ex mutilationis modo depromuntur, et ad illam partium normam, quae e naribus vel natura vel nomine insunt, recte rediguntur. Diximus enim supra, cum narium physiologiam enarraremus, ex priscorum medicorum mente partes narium his vocabulis designari, globulo nimirum, columna, alis, dorso et quae ab ossibus extremis dependeat cartilagine, a quibus et nunc differentias narium resectarum, sed differentiae vocabulo latius capto, non praeter rationem desumimus. Prima igitur curtarum narium differentia est, cum columna et alis nullatenus oblaesis, nasi duntaxat globulus et apicis summum detractum fuerit. Huic vitio sane aliqua turpitudo inest, at longe inferior, ac si alae noxam quandam incurrerint, eamque insignem. Haud enim magnopere portiuncula haec, si abscindatur, narium usum offendit, quod viarum seu cavitatum integra fere quantitas adhuc conservetur. Nec difficulter admodum particulam hanc restituemus, nec indecora propaginis futura est accretio, quod in carnea parte et musculosa haec operatio exerceatur, et quod aliquando, facto fuco, ut inferius docebimus, quasi praestigiis oculorum obtutum fallamus. Lenior etiam est hujus chirurgiae administratio, quod et pauciores acus transfigere, et exiguum ab antiqua narium sede abradere opus sit. Si quid enim fuerit, quod actionem hanc molestam et asperam reddiderit, id omne in excoriandi rigore et suturae saevitia consistit. His succedit alia curtarum narium differentia, quae in dextrae alarum vel sinistrae abscissione posita est, indecora minus mutilatio, etiam illi comparata, quae a glabulo resecto pendet, atque ob eam fortassis causam, quod ab latere, cum constituta sit, oculorum aciem nonnunquam subterfugiet, cum apex alioquin detruncatus et in centro positus quamprimum et necessario aspectui occurrat, et oculos aliorum, utcumque se quis componat, fallere nequeat. Sed longe foediorem esse mutilationem hanc, cum sese in conspectum dederit, nemo satis negaverit, quod cavitates, quae subjectae sint, late hient, et mucorem prolabentem ingrato sane spectaculo intuentibus ostendant. Restituitur adhuc ea haud difficili negocio et minori cum cruciatu. Nam exiguum est, quod deficit, minusque partes eas ferire, et acubus pertundere necessum est. Cum vero altius ascendens et cartilagines narium attigerit, tam difficultatis plurimum et laboris non exiguum in conformando annectitur, majusque est et acerbius, quod aegrotum decet perpeti. Sed narium differentia, quae tertium occupat, haudquaquam, ac fere superiores, simplex est, sed quandam compositionem habet, si eo usque nares dissectae fuerint, ut in ipsis globus, columna atque alarum partes eaeque non exiguae desiderentur. Haec turpis sane detruncatio est, universum faciei nitorem et formae decorem destruens, et reliquis, quod apte conformari nequeat, curatu multo difficilior. Non tamen eam, quae opus excludat, difficultatem intelligimus, sed quae in naribus effingendis diligentiam artificis excitet, et animum in agendo circumspectum magis reddat. Sic enim moderandae sunt sectiones in hac narium efformatione, ita fistulis instruendae, sic integumento dirigendae, statuendae, conservandae sunt, ut ad typum, quem antea natura expresserat, quantum industria nostra et ars patitur, proxime accedant. Sed dictis hactenus et illa differentia annumeratur, cum nasi portio maxima excisis etiam imis alarum fibris quandoque detruncata fuerit. Haec noxa omnium foedissima et iniquissima est, et faciei formam hominisque imaginem tantopere destruit, ut nobis bene notos quandoque vix dignoscamus, et quasi nunquam antea visi sint, eos penitus negligamus. Itaque apud inferos hoc inhonestum Deiphobi vulnus esse, ait Virgilius, dum sibi lacerato labia, aures atque nares una cum Sybilla comite Aeneas occurreret. Porro haec reparatu omnium difficillima est. Nam imae alarum partes, quae alioquin, ut propago inseratur, firmam sedem atque tutam exhibebant, jam plane resectae implantationem aut vacillare faciunt, aut molestam reddunt. Sed enim illae narium detruncationes laboriosae et intractabiliores in hac chirurgia sunt, quae osseis earum partibus e vicino ponuntur, et nonnunquam ossa contingunt. Quoniam et insignem nasi portionem resarcire haud ita facile est, et in ea parte propaginem inserere, non tam possibile, vel quod eo loci lubrica sutura sit, vel quod maximam perficiendi id difficultatem negotium includat. Non enim, ut ab hac exordiamur, suturam rectis acubus administrare possumus, ob figurae narium conditionem et oculorum impluvia adiacentia, sed eas incurvatas et inflexas adhibere convenit. Quae res, quantum et consuendi tempus proroget, quas dolorum torturas moveat, ii plane intellexerint, qui vel semel tantum acubus incurvis in quacumque sutura usi fuerint, vel alios utentes viderint. At nos de suturae inconstantia natura cutis admonet, quae minima quavis occasione, cum tenuis nec satis firma sit, laxata funiculorum disruptioni locum dabit, ideoque inanis erit et evanida. Quod periculum, qui circumjacent oculi adaugent, qui et ex propria dignitate et ob humoris effluentia, dum vicinae partes feriuntur, ex dolore intumescunt, et nullo negotio linum extrudunt. Accedunt et aliae angustae, eaeque maxime, cum alte adeo nares excisae fuerint, ut et labii superioris portio et columnae inferius contermina detrimentum perpessae sint. Neque enim vel peritissimi medici ingenium hoc malo mederi potest. Vulnere enim consolidato et callo cicatrici obducto, trajectum acuum pars illa plurimum detrectat, et saevissimos dolorum aculeos promovet, cum in excoriando, tum ubi forcipe adacta, ut acus transmitti possint, cutis ipsa sublevanda est. Postremo quibus sublimius nares dissectae resarciuntur, in delegationis et insitionis curriculo quicquid est temporis moleste nimis et cum acerbitate transeunt. Nam utcumque prolixa et liberalius educta sit, plurimum tamen propago debet ascendere, itaque facies humero propius affigitur, et aegrius eo adducitur, nec non alimentum ob loci angustiam incommodius suppeditatur. Adjiciendum etiam est, dissectiones curtorum obliquas et incurvas aegerrime omnium consui, et majorem artificis requirere industriam, ut juxta proportionem spatii aptior sutura fiat, quae inter curtas nares atque quae consui debet propaginem tam ob coalitum quam ob vulneris decorem necessario expetitur. Quod profecto non intellexerint, qui huic suturae administrandae bis ad minimum non interfuerint. His porro, quae hucusque diximus, et aliud curtarum narium genus apponendum est, quod nasi medio quadantenus excavato fit, et summo ejus dorso inciso. Contingit enim quandoque, ut ense adacto media tollatur ipsius nasi caro, et velut infixa forcipe pars ejus evellatur. Hinc insignia narium foramina patescunt, ac velut per euripum spiritus ultroque citroque remeat, foedaque illa humorum uligo perpetuo destillat. Hoc porro curtorum genus raro admodum occurrit, idque nos bis tantummodo vidimus, et divino auxilio feliciter satis curavimus: quinimo dum haec meditaremur, obtulit se eques quidam Melitensis, cui in monomachia, quod mirum est, hanc ipsius nares calamitatem exceperant. — Sed hactenus de naribus: nunc labiorum et aurium differentias prosequamur. Labia certe ex brachio propagine educta restituimus, non tamen eas, quas in naribus videmus usu venire, sortiuntur differentias. Etenim a naribus conformatio eorum plurimum distat, quod causae est, cur in illis secus atque hic major quandoque in restauratione difficultas emergat. Quare ex labii duntaxat quantitate sive facilis pendet operatio sive difficilis. Nulli autem dubium est, exiguam portiunculam commodius quam majorem resarciri posse, et majorem minori longe molestius restitui, praesertim ubi altius in labrum vel superius ascenderit, vel inferius laesio descenderit. Auget tamen aliquo pacto hanc difficultatem eadem quae fuit in ipsis naribus incisionis figura vel obliqua vel curva vel angularis, quaeque non minimum in reparando negotium medico facessunt, longe tamen clementiora sunt et curatu faciliora, quam si tale quid naribus acciderit. Sed haec pauca de labiis admonuisse satis sit; non enim natura rei plura requirit. Est quidem et alia labiorum differentia, qua cicatricosa vel leporina vocant, quae tamen artis nostrae limites non ingrediuntur, cum insitionem haudquaquam expostulent, sed levi prius facta excoriatione, commissa protinus et consuta restaurentur, quare majorem verborum apparatum minime requirunt. Aurium porro curtarum differentiae ex quantitate mutilationis pendent atque adeo ex figura, ut de caeteris dictum fuit, quae si recte percepta sint, unumquemque in cognitionem laesionis harum partium non obscure diducit, et quid de operis successu sentiendum sit, liquido commonstrat. Supervacaneum vero admonuisse chirurgos omnino arbitramur, auriculas ex toto abscissas humana industria refici nequaquam posse, cum id naturae partis et materiae promptitudini maxime repugnet. Illud vero eos novisse volumus, quod dimidiae partis altera atque inferior facilius restituatur, si superioris dimidii opus respiciamus, difficilius vero altera atque ea, quae superior est. Haec enim cum figura varia sit atque multiplex, cumque longe incommodius nutriri possit, quoniam emineat, non minimum in opere difficultatis portendit. Illa autem, quia situ decliviori consistens prolabentem nutu suo humorem felicius recipit, simpliciquo quasi et uniformi constat substantia, nec eos figurae anfractus habet et ambages, benignioris multo atque felicioris eventus nobis occasionem praebet. Haec itaque sunt, quae de curtorum differentiis atque eorum in operando praesagiis dixisse non incommoda nobis visa sunt.

Capitulum vigesimum quartum.

In quo restitutae nares ex cutanea propagine a naturalibus ante resectis differant.

Declarabimus modo, quibus notis atque indiciis hae novae nares a prioribus illis et unicuique nativis recedant. Patebit autem, quousque artis termini progrediantur, et quanta sit naturae majestas, quam aditu difficilis, et quam longe artem superet. Non enim fieri potest, ut si omnes nervos intenderis, et quamcumque diligentiam vel operam adhibueris, reconditum illum et imitatione inaccessibilem naturae characterem assequaris. Ob quam causam, si quis operationem hanc calumniari velit, sat sibi ansae ex his praeberi haud obscure videbit. Sed hoc loci illud accidit, quod in caeteris artibus usu venire videmus, quae proposito sibi quodam aut hominis aut animalis exemplo, naturae pulchritudinem et perfectionem atque in superficie solum exprimere conantur. Veruntamen qui pictor ita pollens ingenio, adeo diligenter instructus, tanta cura exercitatus ornatum naturae penicillo satis assequatur, satis commendet, satis imitetur, quin longius ab vivo illo et absolutissimo ejus typo discedat? Non jam dicam de plastis, de sculptoribus, de statuariis, quorum materia intractabilior est et opera major: illos decebat equidem, quod materiem et organa longe haberent sequacia, studiique minus desiderarent, haudquaquam in opere suo peccare. Quid ergo desideremus in hac nostra chirurgia, ubi non saltem quae in superficie sunt partes, sed internae etiam reficiendae sint? ubi materiei neque tantus est apparatus neque adeo exquisitus, et qualiscumque tandem fuerit, boni consulendus est, ubi tanta instrumentorum, quae parare decet, adest difficultas, et quod figuram, quam semel in parte efformanda expresseris, quod in aliis absque culpa fit, eam corrigere hic non possis? Non enim tibi, si nequaquam arrideat, iterum rursus recidendus est et denuo conficiendus. Itaque plurium a calumnia abest haec nostra ars, cum tot et tanta hinc inde emergant incommoda, quae operis perfectionem diminuant, sed summis potius laudibus extollenda, quod foedissimi illius barathri indignum spectaculum corrigat, et pristinum faciei nitorem, si minus integrum, tamen ex parte restituat. Sed prosequamur in quibus nares secundae et arte fabricatae a primis illis et nativis discernantur. Fit autem hoc colore, mollitie, sensus vigore, magnitudine, pilis atque foraminum angustia. Nam narium cute atque etiam faciei totius, quae in brachio cutis existit, semper est albicantior, itaque et nares refectae pallore quodam inficiuntur, et si ambiens frigus illis incubuerit, quamprimum livore suffunduntur. Sunt praeterea nares hae ipsis nativis multo molliores, atque ob cutis brachii naturam laxiores, quae licet a circumfluo aëre densentur quadantenus, eam tamen soliditatem, quam primus opifex indiderat, attingere nequeunt. Veruntamen illud necessario nobis concedendum est, quod post coalitum longo quidem temporis spatio a semetipsis nares hae plurimum distent, et cum primo rariores fuerint et tenuiores, tandem solidiores multo et duriores evadant. Sensu etiam restitutas nares a congeneis longe discrepare semper advertimus. Primis enim diebus a peracta coitione nullo ferme sensu vigere videntur. Is mox post aliquot dies obscurior advenit, at in progressu temporis adeo increscit, ut partes hae primas eas atque naturales vegetiori tactu et perfectiori longe eveniant. Quae res licet inter miranda naturae opera reponi debeat, existimamus tamen effectum hunc a ratione minime alienum esse, et causam illius non male investigari posse. Quare eum paucis nunc declarabimus. Clarum est universis corporis partibus per nervos quasi perpetuos rivulos communicari animalem virtutem, atque eorum vim e cerebro tanquam a fonte et principio derivari. In eorum [1]) distributione triplicem natura sagax scopum observavit. Horum primus est, ut instrumentis, quae motui destinata sunt, vis motrix delegetur: alius est, ut sensoriis sentiendi virtus impertiatur: tertio et postremo, ut caeteris partibus facultas quaedam demandetur, quo injurias, quae aliunde iis incidant, saltem percipiant. Caeterum cum propter temperiem suam, quae proxime ad aequalitatem accedit, tactus organum [2]) constituatur, illud dubio procul evenire necessum est, ut quotiescumque nativa temperie gaudeat, acutior etiam sensus in ea vigeat; at corrupta et ab hac moderantia dejecta, pro substantia tamen intemperiei minus aut nihil percipiat. Accedit et aliud, quod vel obtusius vel acrius partes sentiant, qua majores vel angustiores nervorum ductus participant. Quibus hic constitutis cum brachica cutis, postquam coaluerit, ex translationis impetu et natalis soli defectu a pristina integritate plurimum deturbata sit, non mehercle mirum est, si tum sensu fere penitus destituatur, praesertim cum natura de rebus necessariis magis sollicita sit, et quod primo urget, prius etiam administret. Etenim post coalitum vita et nutritio necessaria est, minus vero opus est, ut partes tantopere sentiant. Itaque parcius animales spiritus demandat, largius vero alimentum atque

[1]) Gal. 5. de usu part. 9.

[2]) Gal. 2. de usu part. 6. et 3. ejusd. cap. 11.

vitam, ut hac de causa nutriantur quidem nares atque vita fruantur, privari tamen sensu ad quaedam temporis momenta appareant. Cum autem ulterius progressa eo quo recessit cutis redierit, liberaliusque recipiat spiritus animales, ideo increscere sensum, et ad munia sua partem redire videbimus. Quoniam igitur ipsis naribus ex natura sua longe sensilior brachii cutis est, itaque et recens nasus multo sentire excellentius, et pristinam partem atque adeo totam faciem superare tactu advertitur, quandoquidem tunc et nativa fruitur temperie, et uberrimo spirituum fluxu perfunditur. Magnitudine etiam vincere primas illas et congeneas partes nares novas consentaneum est, si post unum vel alterum operationis annum veram detruncati membri effigiem prae se ferre debent. Etenim ab ambiente frigore sensim constringuntur et constrictae contrahuntur, unde plurimum de magnitudine illis decedit. Sed si a principio ad eam, quam natura praefixit quantitatis normam accesserint, cum necessario semper decrescant: itaque mutila potius membra, quam perfecta erunt, neque faciei decorem, sed deformitatem afferent. Quare haec incommoda ut fugiamus, quod suo loco docebimus, multo largius ipsius propaginis moles educenda est, et quantum fieri potest, magnitudo ejus adaugenda. Minus enim malum est, amplas gestare nares et prolixas, atque id per breve saltem spatium, quam imminutas et deformes per integrum vitae curriculum circumferre. Non raro praeterea contingit, ut in novis naribus pili expullulent, atque in eam longitudinem eluxurient, ut novaculam aliquando adhiberi necesse sit. Id tamen sive turpitudinis sive incommodi ab naturalibus illis partibus plurimum aberat. Multo enim densior narium cutis est, et ob cartilagineam naturam siccior. Accedit quod ea pars, cum faciei ornamento esse debebat, glabra penitus et levis summa quidem ratione ab natura sapiente exculpta fuit, ad quam majestatem nempe remotissimam ars nostra nequit accedere. Dissentiunt postremo restitutae nares a naturalibus foraminum angustia. Et si enim ampla satis et aperta ab artifice primum fabrefacta fuerint, attamen cum callo statim obducantur, et quia cutis cum mollior sit per se contrahitur, ductus illos plurimum coarctari et contrahi necessum est. Atque id nisi tubulorum quorundam opera, quos ejus rei gratia factos naribus indimus, solerter caveamus, ad eam tandem nares deveniunt angustiam, ut et spiritum per eas aegre et non nisi maximo conatu attrahamus. Haec itaque sunt, quae, qua ratione nares artificiosae a nativis discrepent, liquido ostendunt, quibus ob oculos positis et in operando inspectis fit, ut plurimum gratiae sedulus opifex operi suo comparet, et quae saepe res concomitari solent, incommoda caute declinet.

Capitulum vigesimum quintum.

Solutio quorundam problematum, quae in hoc tractatu occurrunt.

Sed jam pro coronide hujusce libri primi paucula quaedam, ea tamen non ingrata, in medium proponenda et discutienda esse duximus. Horum alterum est, ut declaremus, quonam pacto novae nares nutriantur, vivant et sentiant: alterum vero, ut symptomatum quorundam, quae semper has nares restitutas a principio subsequuntur, rationem reddamus. Ad primum sane illud conspicuum est, quod ex humero cum dissecta nondum, sed partibus curtis suturis commissa fuerit, ipsa cutis traducis beneficio caloris insiti coalescat, et valide conglutinetur. Is enim, ut communi medicorum assensu concessum est, operationum omnium, quaecumque in corpore nostro administrantur, instrumentum est praecipuum. Ejusdem caloris efficacia et cutim jam agglutinatam et nuper rescissam ali, vivere et sentire affirmamus. At quonam pacto id contingat, res anceps est et ambiguitatis plena. Itaque id uti declaremus, hanc jam provinciam nobis desumpsimus. Scimus in corpore nostro terna vasa prudentem naturam ad utilitatem communem architectatam esse, venas nimirum, nervos atque arterias, quorum ductu et vita et sensu et nutrimento partes impartiantur. Scimus etiam atque id oculis ipsis videmus, et nutriri et vivere et sentire cutim illam, quae partibus deperditis ex arte nostra affixa est. Dicendum itaque est profecto, vel novam vasorum sobolem denuo regenerari, vel conservatis iis, quae, cum brachio inhaereret, aderant, cutis ductibus, et eorum oris cum iis, quae in curtis sunt, canaliculis commissis rursus coalescere: vel si neque hoc fiat, vasa illa in curtis existentia hos novarum partium ductus excitare, et agendi vim tribuere. Sed nemo unquam asseruerit, nervos atque arterias de novo gigni, cum membra sint ex semine genita, et genita ex semine membra atque semel deperdita omnis medicorum schola unanimi consensu neget restitui. Venas quidem denuo oriri, quis asseverare posset, quod haec sententia videatur aliquando Galeno arrisisse, dum venas [3]) aspectabiles atque prioribus non similes, sed plane easdem regeneratas se vidisse affirmaret. Sed id rarum esse atque insolens idem Galenus alibi asseruit. Vis enim requiritur, quae partes efformet, validissima et materiae spermaticae apparatus quam copiosissimus: quae duo non ita frequenter in laesis partibus solent suppetere. Sed ipsius verba ascribamus. Primum [4]) dicendum, raro visum esse venam renasci, deinde nihil omnino ex aliis. Vas enim, quod accrescendo recens venae veteri adjungitur (hac enim parte scilicet continuum est), non in qualibet corporis natura materiam copiosam ad

---

[3]) Gal. 14. meth. med. cap. 16.

[4]) Gal. 1, de sem. cap. 13.

generationem habet. Si igitur neque caro orificium venae abscissae circumcrescendo occupaverit, neque abundantis materiae humor defuerit, gigni iterum vena poterit. Oportet etiam simul vim, quae est in venis, abscissis validissimam reperiri, quippe quae partis adnascentis fabricatrix est, et materiam seminalem tantam etiam suppetere, ut ab increscente carne obstrui os non permittat, quae utraque simul rarissime convenire assuerunt. Quare generationem venarum in his novis naribus, si recte Galeni verba perpendamus, longe difficillimam esse, imo plane impossibilem recte statuimus. Cum enim curtarum partium non adeo vegeta facultas sit, quod cutaneae sint, et absque intercursu aliorum ossibus partibus frigidis subjectae, neque tanta materiae supellex, quanta opus esset, in promptu sit, quomodo quis venas easque novas repullulare existimaverit? Rejecta igitur secundi hujus vasorum seminalium ortus in curtis partibus sententia, necessario fateri cogimur, aut vasa pristina utriusque partis et caudicis et surculi coalescere, aut horum vim illorum influxu reviviscere, et ad solita munera vocari. Vasa certe in insita cutis propagine contineri nemo quis recte negaverit, cum aliquando, dum myxas et infimam columnae partem conformationis gratia incideremus, profluxisse sanguinem vidimus tam large, tam impetuose, ut non sine difficultate compesci potuerit. Absonum esset dicere, eundum humorem conservari intra cutis poros et illis incisis promanare. Non enim magis in una parte, quam in alia, atque id praeter impetum, hoc sanguinis effluvium non contingere impossibile est. Hoc tamen eadem penitus vehementia, quae caeteris venis si incidantur usu venit, subsequi experti sumus. Quare rei necessitas, ne venas in traduce adesse non fateamur, nos omnino adigit, cum sanguinem hoc pacto extra vasa sua alienus locus caperet, quod Galeno teste non nisi de corde dici potest, et cum peregrina in regione delitescat, hac ratione is ipse putresceret. Itaque tam ea, quae sunt in traduce, vasa quam in stipite narium conservata hactenus coire et osculis adjunctis invicem coalescere, si quid ratio valet (nam hic oculi coecutiunt), procul dubio affirmabimus. Si enim sanguinem, ut dictum jam, necessarium fuerit in suis receptaculis includi, et per eam jugiter tanquam per rivulos alio deferri, quid fiet, si hunc vasorum coalitum rejiciamus. Nam aut apertis venarum oris vel resudando sanguis excidere, et vasa quae in cute traduce collocantur, novo ordine intrare debet. Sed cur non dispersus potius dilabitur? cur per carneam substantiam non diffunditur? quae quaeso vis hunc fluorem tam rite moderetur, ut denuo ad fontem quasi novum et scaturiginem, ad principia scilicet venarum, quae in traduce sunt, accurrat? quis tantam attrahendi virtutem praeter rationem vacui, ut et sese et alios simul nutriant, in venis concedat? Itaque dicemus omnino jam vasa dicta invicem conjungi et accretione colligari. Etenim et majusculas venas conglutinari posse haudquaquam impossibile est. Neque hic agitationem quandam et influxum occultum concesserimus, quem si incorporeum quis, velut coelorum in haec inferiora impressiones, si tamen fas est credere, esse dixerit, procul dubio erraverit, cum nullo non obstante obice virtutes illae infundantur, et causis generalibus solum influxus hic conveniat. At non eos, sed corporeos influxus habet hoc corpus nostrum, in materia quadam, non tanquam domicilio et sede, quae immota sit, sed quasi in causa, quae et ipsa efficiat, reconditos, quorum vires per instrumenta corporea et aspectabilia alio transferuntur, in quibus si quid insit obstaculi, nulla vis, nulla facultas fuerit, quae hos postes effringere, et aggerem appositum possit perrumpere. Nam sic etiam nervi et arteriae, si mutuo consortio sui generis sejungantur, agitari per vicinas et moveri queant, quam tamen falsum esse is experietur, qui execto unius digiti nervulo, ad vicinum comitem, vim proximi penetrare crediderit, aut adjacentium ope arterias discissas conservari putaverit. Ut enim res distinctas distinctis funibus alligatas, abscisso uno id, cui hic destinatus erat, alterius fune non attraxeris, ita neque in hoc corporis ergastulo, ubi singulis partibus singula organa legata sunt, si alterum laedatur, alterius nutu illud non adjuveris. Ergo haec vasa invicem conjungi et omni dubitatione remota vere coalescere, recte dicemus. Id enim, quod sentimus, si nervos spectemus et venas, non penitus impossibile est. Et si Galeno [5]) credimus, tota cutis continua est et nervosa adeo, ut eam non abs re existimemus esse aliud, quam nervum quendam expansum et ad minima quaeque suis discissis fibris explicatum. Praeterea, si eundum consulamus, venae omnes in flagella quaedam tenuia desinunt, quae rursus extenuata sensim in tenuissima capillamenta abeunt, et undique dispersa, ad summa usque cutis concedunt. Itaque cum ipsa cutis tot et tam densas nervorum fibras habeat, cumque tantae sint venarum illam intercurrentium summitates, quis negat has invicem non aptari, non connecti, non agglutinari? et si non primas, saltem secundas, si neque has, at tandem tertias: et si, neque rectas, solummodo obliquas aut transversas, cum Galenus [6]) ipse in omnibus venis occulta quaedam spiracula et mutuas cum arteriis ἀναστομώσεις concedat. Et quid? si dicamus cutim non esse aliud quam fibras nerveas atque venosas, minutim discissas, commixtas et in cutis formam explanatas (est enim cutis secundum Galenum [7]) sanguine praeditus nervus), quem haud absimilem com-

---

[5]) Gal. 3. de loc. aff. 3.

[6]) Gal. de usu pulm. 15.

[7]) Gal. 1. de temp. ult.

ponendi modum, ut pote ex fibris tam nerveis quam ligamentalibus, dum tendines efformaret, solers natura observavit: itaque et tunc absque ulla haesitantia mutuum vasorum coitum concesserimus. De arteriis quidem, quod jam diximus, minime certum est, cum easdem videamus non tam alte ad exteriores partes penetrare, sed intro absconditas evanescere. Itaque et ad curtas partes eas haudquaquam accedere, neque vita perfundere quispiam existimaverit, quamvis tamen id Galenus [8]) alibi concedat. Sed neque, ut hoc fiat, apprime expedit, cum tenuis sit substantia sanguinis vitalis et ignea, quae facile quocunque subit, et vim suam si non distantibus, saltem propinquis communicet. Quod et ipse Galenus [9]) multoties affirmat, et in corpore nostro ipsum jecur, quod neque insignes arterias obtinet, neque in totam ejus substantiam, quae tamen vivit, dispersas, inspicientibus testatur. Sed id etiam de spiritu animali enuntiandum est, longe tenuiori et penetrantiori: an id fieri nequit, quod vitali spiritu, qui semper una fertur cum sanguine, multo tenuior sit et limpidior, et priusquam accedat ad partes destinatas, dissipetur? Nam vitalis vis, cum densiori sanguinis corpore immoretur, uno ictu transpirare nequit: ille vero, quoniam rarissimus est et tenuissimus, nisi tunicarum obice cohibeatur, momento evanescit. An sensus ea ratione impertitur, ut terram a sole illustrari contingit? Quae vis neque si aër non affuerit, ut sic ponamus, aut si perspicacia sua destituatur, terrae potest communicari: ita et in sensu si nervi non adsint, quos aëri Galenus [1]) recte comparat, aut si oppositum fuerit inter cerebrum et partem eam, quae cerebri influxum recipiat, aliquod obstaculum, neque tunc ulla fiet sensa-

[8]) Gal. 1. de simpl. med. facult. 12.
[9]) Gal. 16. de usu part. 12.
[1]) Gal. 7. de decr. Hipp. et Plat. 5.

tio aut facultatis animalis impressio. Sic enim abscisso nervo et obstructo vis sensitiva intercidit. Itaque necessario nervorum copia, ut sensus potestas membris adveniat, tanquam aër ad excipiendum solis fulgorem expetitur, et si sensu gaudere partes restitutas concedimus, mutuum nervorum aut nervearum fibrarum in curtis refectis congressum fieri fatebimur: e contra vero arteriarum coalitum ut pote supervacaneum, et a naturae prudentia alienum expedire minime dicere cogemur. Aut si quis his ipsis, quae a nobis dicta sunt, non assentiatur cum eo atque Hippocrate, in naturae admirationem abrepti facile exclamare possumus, consensus unus, una conspiratio, consentientia omnia. Ut enim in hortorum irrigationibus aut per occultos meatus humor ipse penetrat, aut abdita plantarum vi a longinquo etiam allicitur: ita et in corpore nostro tam sentiendi quam vivendi et reficiendi materies per vias nobis incognitas demandantur, aut ordine quodam investigabili et inexplicabili a partibus administrantur. Cujus rei gratia naturam ipsam saepissime benignam, optimam, sapientem, divinam divinus Hippocrates pronuntiat, et potestatem illius, bonitatem et prudentiam illustribus et praeclarissimis laudum elogiis praedicat. Atque sic quomodo partes nuper insitae vivant, nutriantur, sentiant, satis superque diximus. — Jam accedamus ad ea, quae nobis eorum symptomatum, quae naribus refectis accidunt, rationem patefaciant. Sunt autem haec sensus ignavia, calor narium albicans, flaccescentia, frigiditas, laxitas, livor et rugositas. Sed omnia haec ex virtute operationum, quae jam diximus, nempe vitalis, naturalis, animalis non penitus quidem exhausta, sed admodum imminuta pendere recte dicimus. Etenim plurimum translationis vehementia et insolita partium sedes a genuina temperie, quae praecipuum functionum naturae instrumentum est, partes ipsas dejecit, quae tamen, cum vis ipsa desaevierit, et partes mutuam ex consuetudine societatem inierint, tandem aliquando redit, et in pristinum vigorem restituitur. Hujus autem restitutionis haudquaquam certa tempora definire possumus, cum in calidis temperamentis, iisque tam humidis quam siccis ob copiam sanguinis et benignitatem ocyus ad ingenium suum partes redeant: at in statu corporum frigido vel humido vel sicco ex humoris inclementia tardius multo membra reviviscant. Non tamen aequo passu jam dictae virtutes accedunt, sed earum alia prior, alia posterior. Nam longo admodum post intervallo sensus supervenit, cum facultatis hujus ratio in exquisita quadam qualitatum omnium symmetria consistat, quae et nutricis potentiae subsidio reparanda, et diuturna consortii mora confirmanda est, quaeque individuum comitem, nempe vitae nostrae famulum secum affert. Non enim in eorum accessu quandam ordinis eminentiam observari par est creditu. Si quis tamen vitalem facultatem eo, quod sanguinis tenuitate facile sese insinuet, potentiam naturalem anteire assereret, id quidem exiguo spacio fieri existimamus, et quo una cum vita et nutrimentum deferat. Nam multoties vitalem sanguinem et praecipue Galenus [2]) alere docuit. Modicum itaque fuerit, ut hae virtutes invicem disjungi possint, cum tanta et tam insignis nutritionis necessitas fuerit, ut partem eam emortuam esse dixeris, quae aliquando, atque id per exiguum saltem spacium non nutriatur. Nam in continuo motu ipsa natura est absque interruptione, et ordine prior est caeteris potentiis omnibus, quae hujus adminiculo, neque ad oculi nictum, vacare possunt. In curtis igitur partibus, quae artis nostrae beneficio restituuntur, primum natura et vita viget, et cum ad integritatem horum influxu et vigorem devenerint, tandem animalis virtus accedit, quae cum singu-

---

[2]) Gal. 4. de usu part. cap. 13.

larem mediocritatis apparatum expetebat, sua munia prius explere haudquaquam poterat. Atque ex his symptomatum, quae jamjam enarravimus, ratio facile patescit. Quod enim aut parum aut prorsus nihil in primis nares sentiant, sed ignavia quadam torpeant, id accidit propter partium illarum immoderantiam ex operationis vehementia caeterisque jam dictis concitatam. Reliqua omnia autem tam in naturalis quam vitalis potentiae labem referenda sunt. Albet enim cutis ob defectum sanguinis, quem adesse alias, rubor certissimus index commonstrat. Friget cutis qui calore, quia in sanguine subsistit, haudquaquam fovetur. Flaccescit eadem, laxatur atque rugis contrahitur, quod alimeutum non suppeditet: alias exuto ingenio illo caudicis novercali felicius enutritae partes quamprimum intumescunt, nitent et solidescunt. Livent etiam novae nares ob caloris et spiritus penuriam, quorum vis intro refugit, cum ob insitum traducis frigus tum propter partis illius raritatem, quae quasque aëris externi injurias facillime recipit. Sed symptoma hoc iis familiare est, quibus ante hyemem paulo nares restitutae sunt, et qui nulla integumenti cura adhibita ambientis iniquitatibus sese exposuerunt. Atque ex his unicuique licet cognoscere, quae sit ratio nutritionis, vitae et sensus, quibus novae narium partes fruantur: quidque causae sit, ut accidant eae naribus affectiones, nimirum livor, rugositas, flacciditas et reliqua jam enarrata, quae naribus jam restitutis vel omnia vel potiori ex parte supervenire solent.

Sed jamdiu in hoc aequore nobis prius incognito versamur; tempus esse videtur, ut aliquando vela contrahamus, anchoras ejiciamus, saluti consulamus et robori, ut viribus refectis, quod reliquum est itineris, commodius conficere possimus, postquam et medium fere itineris superavimus, et a longe littus ipsum et portum jam expetitum aspiciamus. Cum enim finis et scopus operis nostri sit curtarum partium refectio; quae in instrumentorum et auxiliorum, quae nos ad exitum perducant, ratione inventis consistat, atque horum facultas nisi ex partium statu tam nativo quam alieno praeterea minime pateat, itaque diximus jam, quae sit partium earum, quae arti huic subjiciantur, et nativa et morbosa essentia: explicuimus quae sint media, qui materiae apparatus, unde petendus sit, in qua quantitate eligendus, quomodo et quando administrandus, atque id an sit cum exitio, an cum salute conjunctum, demonstravimus. Non omisimus etiam, quae artis hujus origo fuerit, et quid alii sentiant, quidque cum ratione et experientia respondeat. Quibus omnibus hujusce negotii contemplatio tota mihi videtur absoluta esse, atque id saltem restare, ut ad ipsum opus accedamus, et rationem, qua partes curtas reficiamus, vere et secundum methodum tradamus, de quibus Deo favente vobiscum libro sequenti agetur fusius.

Gasparis Taliacotii

de curtorum chirurgia

per insitionem

liber secundus.

Qui est de hujus artis praxi.

Capitulum primum.

In quo scopus hujus libri et ordo actionis atque cum his universales agendorum intentiones traduntur.

Hactenus quae ad artis nostrae partem contemplativam spectare videbantur, ea satis superque judicio meo jam transegimus: superest ut operi manum admoveamus, et de ipsa curtorum actione, qui scopus noster est, sermonem habeamus. Cum ergo paulisper substiterimus, viresque jam refecerimus, agite solvemus anchoras, erigamus malum, antennam attrahamus, vela explicemus, et quod reliquum est itineris superemus. Sed non ea maris est tranquillitas, non ea aëris serenitas, quae primum hoc aequor ingressis affulsit. Non enim de venustate aut utilitate partium disputabimus, neque aliorum sententias enarrabimus: non praecepta exanguia condemus, aut subtilitates enodabimus: sed cultros acuemus, acus, novaculas, ferrum parabimus: incidenda cutis est, partes amputandae, membra convellenda, conflictandum cum dolore, cum molestiis, pugnandum cum gravibus symptomatis, et dura quaevis atque acerba nunc nobis perferenda sunt. Non tamen isthaec dicta volumus, ut rei difficultate proposita, vel obice quodam interjecto ad artem nostram accessum prohibeamus (id enim hominis esset invidi et parum candidi), sed ut ingenia oscitantia excitemus, et manus ad actionem hanc promptiores reddamus: omnino vero ipsi temeritati, qua nihil pejus, aditum intercludamus. Omnis enim actio secundum Ciceronem negligentia et temeritate vacare debet; neque ut supra diximus, adeo verenda est haec operatio et evitanda, cum multis actionibus chirurgicis longe clementior sit atque benignior. Id igitur consilium nobis est, ut eum, qui operabitur, neque cunctatorem in rebus non adeo momentaneis, neque penitus intrepidum et praecipitem in negotiis haud plane contemnendis efficiamus. Ordinem eum observabimus, quem non natura rei, sed actionis consequutio nobis demonstrabit, ne artifices paulo imperitiores confundantur: quamvis et peritioribus illud facile potest imponere. Aliud enim est rem quamque in ocio perlustrare, aliud actione ipsa experiri: et saepissime, quae domi nobiscum diu multumque versavimus, si opus aggrediamur, ingenio excidunt, et quasi non lecta fuerint, nequicquam conducunt. Itaque studebo, ut actionis rationem sic vobis proponam, ut ex ipso libro, tanquam ad Thesei fila, opus aggredi, persequi, perficere et quasi directorio, quod vocant, recta et nullis ambagibus circumducti eo, quo velitis, possitis pervenire. Primum enim rerum apices, quos medicorum vulgus intentiones, scopos, actiones appellant, quibus omnis actio nostra dirigitur, atque eos in genere ob oculos ponam: deinde universam corporis praecautionem, quod in omnibus, ubicunque methodica medendi ratio locum habet, observatur, instituam: postea ad particulares operationes accedam: et quae earum primae fuerint, primo loco, quae secundae, secundo, quae tertiae, tertio, quae ultimae tandem ultimo, ea via et methodo, qua ego usus sum, nullo vel obliterato praesidio, quod negligentis est, vel suppresso, quod invidi est, integre, ingenue candideque absolvam et finem dicendi faciam. — Sed jam ad primum, quod proposuimus paulo supra, accedo. Quare priusquam rem ipsam aggrediamur, quod serio circumspiciendum non semel Galenus, sed plus millibus in locis atque una cum eo universa medicorum respublica dictitat, ob oculos nobis ponendi sunt fines agendorum et rationes, ad quos omnis actio nostra tanquam in scopum collimare debet. Ut enim nulla penitus actio, neque consilium sine apparatu instrumentorum peculiari consistit: ita instrumenta inania et supervacanea, nisi ab objecto et fine operis tanquam navis ab Cynosura dirigantur, et quo sese operatio nostra converti debeat, velut Heraclius lapis demonstrent. Alias ut in pelago ignoto sine duce vagi oberrabimus, et cum tempore, nisi pejora fiant, et oleum et operam profundemus. Veruntamen praesidia haec, sive scopos sive intentiones dicas, non aliunde petenda sunt, quam artificiosa illa arborum insitione, cujus aemulum hanc nostram chirurgiam superiore libro diximus. Accedit tamen his auctariolum quoddam arti nostrae proprium et nativum. Quare si ordinem, quem rustica sedulitas in insitione sua observat, et aspiciamus, et summa operis capita perstringamus, simul etiam velut in diagrammate apices rerum et scopos artis nostrae ob oculos positos videbimus. Consistere igitur videtur insitio, ut supra habuimus, in propaginis vel surculi electione, in arboris quae inseri debet praeparatione, mox in recta surculi cum radice conjunctione, atque in sedula ad coalitum usque conservatione, tandem, quod extremum est hujus rusticani operis, in propaginis a matre antiqua recissione. Sed ut clarius rem intelligamus, agite exemplum quoddam hujus negotii subjiciamus, quod licet superiori libro satis superque explicaverimus, tamen neque hic praeter rationem repetemus. Sed asciscamus hoc in loco suffragium Plinii [1]), hominis in nostra repub. non postremae autoritatis, qui haec verba habet: Est etiam nova inserendi ratio Columellae excogitata, qua vel diversae insociabilesque naturae arborum copulentur, ut fici atque oleae. Juxta hanc seri ficum jubet non ampliori intervallo, quam ut contingi large possit ramo oleae quam maxime sequaci atque obedituro, eumque omni interim tempore edomari meditatione curvandi. Postea fico adepta vires (quod evenire trimae aut utique quinquenni solet), detruncata superficie ipsumque deputatum, et ut dictum est, adraso cacumine defigi in crure fici custoditum vinculis, ne curvatura fugiat. Ita quaedam propaginum insitorumque temperamento triennio communi inter duas matres coalescere: quarto anno abscissum totum adoptantis esse. In hac igitur oleae cum ficu copula haec praesertim opera requiri videntur, primum rami inserendi selectio, deinde rami insitio, posthaec partium insitarum usque quo coaluerint custodia, et demum rami firmiter adnati resectio. Quae omnia si ad chirurgiam ea methodo, qua tradita sunt, adaptaverimus, tunc ejus quoque partes indicasse existimabimus non equidem omnes, sed primas et ex agriculturae arcanis depromptas. Nam et artis ingenio huic operi, quod infra videbitur, aliquid accedit. Olea itaque et ficus, quae inseri debent arbores, partibus curtis ac humero, praesertim in narium et labiorum opera, at in auribus regioni post aures similitudine respondent. Ut ergo in illis prima cura est, ut ramulum, qui implantari debet, seligamus, hic prima consilia in arte nostra ea spectabunt, ut de traduce cute, quae ex humero aut e regione aurium educitur, cogitemus. His succedit rami oleaginei in fici truncum insitio, cui in hoc chirur-

---

1) Plin. 17. hist. nat. 19.

gico negocio cutis traducis vel cutaneae propaginis in curtas partes — sive curta dixeris, immerfio aut rectius implantatio aequiparanda est. Tertium autem operis rusticani est, ut ramulus infixus jam et incurvatus vinclorum opera arcte constringatur, ne vel exiliat vel quovis modo declinet, atque ut ad firmam unionem usque conservetur. Sic tertio nobis spectandum est, ut fasciis circumductis et innodatis jam humero insitae partes illaqueentur, ne aliqua violentia aut divellantur membra, aut oblique et distorte uniantur, quod eousque sedulo curandum est, donec partibus detruncatis cutaneus tradux forti et indissolubili nexu adhaeserit. Postrema tandem cura agricolis in rescissione jam insiti rami vertitur, in qua totius operis summa consistit, et ad umbilicum res deducta est, si novae matri jam surculus insueverit, et in alterius arboris ingenium abierit. Non tamen haec meta est laboris nostri, scilicet ubi propaginem resciderimus, sed aliud quid ars nostra machinatur majus, et in quo naturam superari ab illa recte quis contendat. Hoc enim loco ingenium naturae deficit, et admiranda illa conformationis solertia et prudentia elanguescit: cui obtestricari artem nostram, utpote famulam illius integerrimam, et gratas suppetias afferre decet. Rudis enim illa et indigesta cutis moles, postquam ab humero avulsa fuerit, in formam partis resectae ducenda est, et genuinum illud narium vel labiorum exemplar exprimendum, ut decor suus et gravitas partibus detruncatis restituatur. Quo loci naturam accedere neutiquam posse, nullus certe dubitaverit, cui materiae ratio saltem perspecta est, quam non nisi puram et sedulo elaboratam, nec non peculiari imperio partibus singulis neque largius neque parcius dicatam esse, naturae leges decernunt. Hinc monstra saepissime contingunt, et abdominandae animalium conspiciuntur facies, quod operi subjecta materies vel abundet vel deficiat: vel quod manum naturae artificiosam aut sequi velit, aut quod aliena humoris substantia et dissentanea nativam rerum perfectionem impediat. Conformationi autem narium artificiosae illud postremum accedit, ut diligenti cura et magna industria jam confirmatas partes conservemus, robur addamus, et ad constantiam perducamus. Ut enim natura non solum ortui rerum, sed conservationi earum studet: ita neque profuerit hic rem absolvisse, si opus vix dum in lucem productum quamprimum intereat. Operis enim imbecillitas rudem summopere et imbecillis ingenii opificem ostendit; et id in artibus tam laboriosis et negotiosis quam liberalibus laudamus, si opera eximia fuerint atque constantia. Quis eum commendabit architectum, qui domum efficiat adeo infirmis fundamentis innixam, ut tecto vix imposito quamprimum corruat? Quis mercatorem praedicabit, qui corrasis tanta cura et difficultate opibus, eas vel malitia vel negligentia profundat? Quis leges et arma laudibus extollet, si pacem, cujus ministri sunt, concilient quidem, non itidem conservent? Non enim rem quandam tueri, quam acquirere, minor virtus est. Itaque et in hac nostra operatione studebimus tandem, ut partes novellas et teneras et propter labores exantlatos maxime imbecillas, ab omni ingruentium noxarum incommodo tueamur, augeamus et confirmemus. A fine enim fere nostrorum operum pendet commendatio: et quamvis non cuncta rite et secundum modulum gesta fuerint, plurimum tamen si ultima recte procedant, primorum defectus et error obvelatur. Sed quae hactenus dicta sunt, jam colligamus iterum brevibus et in unum fasciculum congeramus. Prima artis cura est, ut cutaneam propaginem apparemus: secundo ut eandem cum partibus curtis inseramus: deinde ut insita invicem colligata usque ad coalitus tempus conservemus: postea ut ab sede antiqua surculum resecemus: tunc ut partes novas efformemus: tandem ut injurias ab iis arceamus, et opus jam perfectum ad constantiam perducamus. Atque haec omnia senario comprehenduntur. De quibus in caeteris vobiscum eo ordine quo diximus integre et perfecte, absque dolo malo tandem sermonem habebimus.

Capitulum secundum.

De universa corporum expiatione per singula medicinae instrumenta.

Nunc instituti ratio postularet, ut cutis traducis apparatum, quod primum est eorum, quae sese agenda offerunt, proponeremus, et omnia, quae huc spectare visa essent, declararemus. Sed ab recto tramite nos parum abducit corporis, in quo exercenda est haec chirurgia, expiatio, ejusque ad commoderantiam quandam traductio. Nemo enim adeo exquisite et secundum geometriam vitam instituit, ut ibi et potus rerum ab natura nostra longe distantium impressiones non sentiat, et aëri circumflui caeterarumque, quas res non naturales medici vocant, injurias eludat. Ex qua vitae ratione adeo lubrica et invitabili illud firmissimum pene axioma promanavit, in universa medicina ratione recta, experientia certa et diuturno aevi judicio confirmatum, quod neglecta totius corporis ratione in partis cujusdam, quaecunque tandem illa sit, curationem haudquaquam liceat descendere. Secus qui egerit, morbum conduplicat, non tollit; exasperat, non delinit. Maximas enim offensas partes subeunt vel humorum colluvie irritata, vel benigna quadam redundante plethora, quae natura sua licet mitis sit et blanda, persaepe tamen inter initia saevire consuevit. Non tamen id promiscue tentandum, ut quocunque pacto corpus exinaniamus; varia enim causae aestimatio et variam curam efficit. Protinus ergo ubi se corpora exhibuerint, quaenam illa sint, primo considerandum, cujusnam temperamenti, quis habitus: mox quamnam aetatis partem ingressi fuerint: adhaec quae anni tempora, quae tempestatis genera intercurrant. Cuncta enim haec eo respiciunt, ut corpore quantum industria nostra patitur perbelle expiato, opportunitatem tuti ac citi operis assequamur. Neque hoc pro re levi ac supervacanea ducendum est. Nam si negligentius haec agantur, in operis decursu turbas ingentes movent, plurimumque facessunt negocium, quam plura symptomata eaque pergravia: et bene mehercle nobiscum actum fuerit, si saltem ob haec errata curtorum curam extrahamus, nec artem ipsam ob infelices successus turpi ignominia defoedemus; spatium enim et curandi mora ab operis frustratione longe dissidet, habetque suas utrumque molestias: hujus tamen injuriae illius taedium multo praeponderant. Nulli igitur temeritati aut confidentiae vacandum, ne operi perniciem mala haec aliquando accersant, et artificis autoritatem una cum artis dignitate non modo imminuant, sed penitus conterant. Quare summopere monendi mihi fuerint chirurgi, ob artis praecipue novitatem, in qua ut in caeteris operibus medicis calumniae pro mercede ut plurimum sunt paratissimae. Una enim inter alias haec medicorum est infelicitas, ut non modo aegroti, quamvis delinquentes, semetipsos non incusent, sed omnem erroris culpam in medicos conjiciant. Quod cum eveniat, ubi probe artifex suo munere perfunctus est, quid tandem fiet, cum nonnihil in eo aut studii aut prudentiae desiderabitur? Acerrima igitur diligentia conandum est chirurgis hoc opus molientibus, ut sinceritati corporum et praesenti et futurae consulant, atque omni studio in id incumbant, ut sin minus integra saltem, ut probe expiata corpora in operatione hac tractanda suscipiant. Caeterum ut hujus providentia summum complectatur (neque enim ea quae ad unumquemque spectant singillatim pertractari poterunt), inter ea quae superius a nobis enumerantur, temperamenti varietas et corporis habitus perpendenda sunt. Caeteris vero, ut aetate, anni tempore, coeli statu atque adeo ipsa regione utendum, ut victus atque auxiliorum rationes vel imminuant vel adaugeant: non autem ut quid proprio et primo agendum sit per indicationes ut dicunt significent. Quicquid enim penes aegrum medici molimur, et victum et auxilia includit. Sunt porro auxilia, quaecunque morbis aut instantibus aut praesentibus opem ferendi gratia adhibentur, quae in manuum opera, quam chirurgiam vocant, et medicaminum apparatu, quam pharmaciam appellant, consistunt. Victus autem ratio illud totum moderatur, quod aegris peraeque ac valentibus ex usu est. Unde tres illae medicinae activae partes nempe diaetetica, pharmaceutica et chirurgica promanarunt, quae lege non ita stabili atque certa cuique morbo peculiares sunt, quin in quamplurimis etiam nullatenus conjunguntur. Sed temperierum ratio superius quintuplex a nobis constituta fuit, quibus omnibus et victu et auxiliis, instrumentis jam enarratis providebimus. Cum autem et habitum corporis spectare necesse sit, itaque studebimus, ut quos humorum malities occupaverit, et ad ingenium suum transduxerit, quos habitus cacochymos vulgo appellant, ea ratione, ut in caeteris et quantum fieri poterit expurgemus. Non enim quae jam in pravam naturam penitus abierint, uno ictu ad bonitatem transferri possunt; nam consuetudo, quae firmiores radices egerit, difficulter evellitur. Videndum itaque, ut — non quid debebat, sed quid fieri liceat agamus. Habitui pravo annectitur confine malum (nam id statum corporis penitus transformare solet), nempe illa pestis amatoria, lues Gallica, quam non vulgaribus illis machinis, sed arietibus dedita opera ad id confectis expugnabimus, quae tamen ad eadem capita, quae antea retulimus, adscribi possunt. Cum autem sub hunc censum temperamentum illud εὔκρατον haudquaquam veniat, quod eum jam obtineat, quem desideramus, humorum commensum, agite a calido illo et humido exordiamur, in quo duplex illud plethorae genus facillime suboritur, nempe cum succi ex aequo in venis redundant: vel cum integer ac purus sanguis reliquos in permixtione succos vincit magnopere, ut venae benigna humoris affluentia turgescentes quoquo versum distendantur. Ne autem in propaginis apparatu humor hic molestias excitet aut affluxu nimio aut profusione immoderata atque adeo inflammatione, id cavebimus certe unico illo ac peculiari remedio, larga scilicet et liberali sanguinis missione, secta vena jecoraria, quae et recto tramite et affatim et ipsis cordis et hepatis fontibus sanguinem effundit. Nam praeter sublatae plethorae emolumentum aliud etiam consequimur bonum, ut nimirum attemperatis venis et visceribus atque adeo retuso sanguinis fervore, omnes in corpore functiones felicius proveniant. Porro sectionem venae subsequitur victus ratio accommodata et opportuna. Haec tenuis esse debet, si quantitatem respiciamus, aut parcitati quam proxima; at si qualitatem consideremus, ab humiditate ad siccum declinet modice, eo tamen moderamine, ne ampliori quam par est exiccatione proventum bilis adaugeamus. Cuncta ergo, quae ad res, quas vocant non naturales, spectant, ea aequitate administrare oportet, ut sanguinis luxuriem remorentur, humiditatem vero quadantenus absumant, modo id parce et juste fiat. Quibus vero rationibus jam dicta expleamus, id dixisse non necessarium duximus, cum unicuique mediocriter quidem in artis officiis instructo pateant: satisque esse putavimus, jam summas rerum et apices tradidisse. Pharmaciae hic nullus locus est; non enim modo supervacanea est et inanis, sed corporibus hisce prorsus inimica, cum non purgentur, sed colliquentur id generis corpora, si quod infra dejiciat medicamentum assumpserint. Namque cum occulta naturae sympathia aut pituitam aut aquosa superflua aut bilem utramque attrahant, quare si illi succi defecerint, nec habeat, in quod vires suas pharmacum exerceat, caliditatis suae impetu una cum carnibus fundunt et colliquant sanguinem, et protinus vertigines et tormina ingentia excitant. Hujus rei testes locupletissimos Hippocratem Galenumque medicinae principes habemus. — Cui corporis statui proxima est temperies calida et sicca, quam vulgo biliosam vocant, jecore et corde et mox caeteris visceribus calore et siccitate aestuantibus. Hoc pertimescamus plurimum, nisi efferam ejus vim et indomitam quasi rabiem mitigemus. Primo itaque consultum est, ut ventrem ac primas venas eluamus, idque tentandum leni pharmaco, ne magis magisque ex commotione bilem accendamus. Opportuna est cassiae pulpa ad ℥ j s. vel electuar. lenitivum. Potiones ubi placuerint, sunt syr. ros. solutae, syr. violat. solutae, alterutro ad ℥ v vel decocto cordiali vel aquis refrigerantibus diluto. Commodiores fuerint, nisi ex herbis ipsis parentur decocta, oxalidis aqua, sonchi, endiv., borag. et id. generis alia. Quibus si tamarindorum pulpam vel prunorum infundamus, suaviusculae fient potiones atque adeo leniores, et quae in hisce temperamentis etiam levi de causa efferuentibus multo tutius administrantur. Alvo subducta biliosam colluviem simulque ejusdem serositatem, quae majores venas occupant, auxiliis peculiaribus, et quae eorum vim respiciant, attemperare oportet, quo pharmaco sese educturo magis obtemperent. Praestabunt haec serapia ex succo endiv. et succo oxalid., cichor., oxysacc. simplex et alia permulta, quae diluantur vel decoctis herbarum ac seminum vel aquis ad ea destinatis, ut sunt oxalidis, endiv., capill. Veneris, ros., cichor., cicer., sonchi, cum reliquis. Interea praeparationis jecorariam venam aperiamus, sanguinem educamus, circumspecto tamen virium robore et aetate ac reliquis auxilia medica moderantibus. Quarta vero vel sexta die ab venae sectione universum corpus pharmaco expurgandum est, atque id quam prius validiori. Talia sunt elect. cathol., diaprunis solut. admixto vel elect. ex succo ros. vel ros. Mesues; horum quae posterius adjecta sunt, rhabarb. matari pollen vires sustinet. Sin diluta magis arrideant, manna cum rhabarb. opportuna fuerit: vel decoctum ex pulpa tamarind., myrobalor., citrinor. cum rhabarbaro per noctem infusum. Interim tamen victus ratio accommoda sit, quae incrementum bilis arceat, et omnem jecoris aestum demulceat. Res igitur omnes non naturales ad frigiditatem et humiditatem inclinabunt. Vinum album probatur et tenue. Probatur ptisanae cremor et seminum peponum, fercula ex oryza, ex cucurbita. Haec succum generant viscidulum, nec ita prompte fluxilem, cui rei maximopere studere oportet. Carnes sint vitulinae, hoedinae, pullorum elixae, non assae; humor enim illis permistus calorem quodammodo reprimit, ac siccitatis impetum sustinet. Pisces sint saxatiles. Acetaria ex borag., endiv., cichor., oxalid., et pro temporis ratione ficus, uvae pensiles, pruna Damascena, pepones: non respuimus pyra, sed cocta, neque poma. Caveant vero sibi aegri ab vigiliis, curis et animi molestiis, Venere praesertim, quae licet exiccet et refrigeret, effoetum tamen corpus et vires imbecillas exhibet, quarum conservatio tanquam thesauri preciosi non negligenda est. Interim alvus, si subsistat, passulis proritabitur seu clysmis lenientibus; alioquin pigra et ignava venarum ac jecoris incendium suscitabit, cum quod vapores retorridi eleventur, tum etiam quod excrementum illud biliosum in venas regurgitet; quo velut calcari ad excitandam facultatem propultricem, atque ad detergenda a sordibus ventris spacia solers natura abutitur. His tertium in ordine temperamentum succedit, frigidum aeque ac humidum, quod omni ingenio ob impurissimam humorum colluviem et per quam diligenter eluendum est. Initium curationis ab ventriculo est tanquam a gurgite et sentina hujus recrementi, sensim tamen ac quam fieri poterit, blande. Inter solida hiera est cum speciebus, elect. hierae cum polline trochiscorum ex agarico. Potiones commodabunt mel. ros. solut. et cathol. ex decocto cymarum absinthii. Cassiae pulpam, quod alii nescio quo consilio faciunt, non approbo; non enim minus ac anisis et coriandris aspersis in hoc stomachi statu flatus excitat ac ingentia saepius tormina, praesertim si corpora his obnoxia fuerint. Si qui tamen paulo firmiores sint, illud cassiae extractum ad ℥ 1 cum 2 aut 3 elect. ex hiera picra aut cum polline ejusdem hierae ad ʒ j s. multo tutius devorabunt. Hoc absoluto phlegma praeparandum est, et viscerum infarctus, quos materiae lentor et crassities generavit, expediundi. Ita enim vel uno vel altero pharmaco pituitosae sordes eluentur. Conveniunt igitur calomel, syr. de beton., mel. ros. zuccar., syr. byzant. ex quinque radicibus, et omnino quae lentorem incidere, crassitiem extenuare, et visceribus incrustatum humorem norunt abradere. Quorum mensura sit ad tria cochlearia. Haec vel decocto betonicae si placebit vel absinthii, mentae, origani, stoechados, jure passul. vel aquis eorundem dilui poterunt. Post haec pharmaca propinentur et quadantenus valentiora, ut mel. ros. cum modico diaphoenic., elect. cathol. cum diacartami semiuncia: vel infusio agar. trochiscati ex oxymelite. Ab horum consortio non summoveo rhabarbarum; nam pituitam crudam et aquosam probe elicit. Pilulae octavo seu decimo quoquo die exhiberi poterunt; nam, ut diximus, hoc humoris saepe expurgandum est. Tales sunt ex hiera cum agar. de tribus cum rhabarb. cocchiae, et si dolores articulos afficiant, ex hermodactylis: aut si libuerit, quae his magis valeant. Maxime enim studendum horum corporum munditiei. Neque interim cessandum, quin ventriculum oleis vel ceratis, ut robur sibi addatur, et quam liberaliter foveamus. Ab phlebotomia abstinendum est, nisi vel aetas vel anni tempus id nobis persuadeat. Sit autem parca, utpote frigido corpori et praecipue ventriculo inimica. Ab hinc viscerum frigiditas attemperanda, et uligo illa conficienda est electuariis et trochiscis. Talia sunt diagalanga, rotulae ex aromatis Galeni, theriaca seu Mithridatus ad ʒ j alternis diebus exhibita: ut et elect. ex beton. major., cichor., additis simplicibus speciebus, et reformatis vel syr. de corticibus citri vel syr. stoechados. Videndum praeterea ne aliquis in victu error obrepat; quare coelum humidum vitandum est et frigidum. Carnibus utendum euchymis, iisque assis potius quam elixis, quas aromatibus condiri non fuerit absonum. Pisces ablegantur qualescunque praeter saxatiles, et ut brevitati consulamus, dejiciantur omnia, quaecunque crassum aut lentum humorem progenerant. Cujus census sunt caro bubula, suilla, agnina, vervecina, pedes et caetera extrema animalium, caseus, lac, fructus horarii et hujus generis alia. Vinum concedimus generosum; nam ventriculi vires ὀλιγόφορα vina dejiciunt. Eo parcius utendum: imo licet sitiat, ab hoc tamen aeger quandoque abstineat. Siti enim per calorem interius accensa, velut terrae humor a sole, ita omnis superflua uligo consumitur. Nec cibum ad satietatem usque assumere oportet, et si fieri poterit, quandoque a caena abstinere. Venus, si quid aliud, perniciosa est. Motus et corporis exercitatio juvabit, si non a cibo statim, quae maxime noxium est, sed mane ad sudoris usque eruptionem fiat.— Atque haec de temperamento frigido et humido unde ad ultimum nosmet contulimus. Eadem ergo praecautionis ratio, quam supra de caeteris habuimus, ineunda est. Quare alvum quamprimum subducamus elect. diasenae ad ʒ vj, syr. de polypodio, sero ex infuso fol. senae et passulari decocto. Postridie serapia propinanda sunt, qualia sunt de succo borag., de lupulis, fumaria cum aquis eo destinatis aut decoctis. Aquae illae sunt ex borag., melissophyllo, callitricho, glycyrrhiza, passulis, aspleno caeterisque ejus generis permultis. Pharmacum autem fuerit ex conf. hamech., ex decocto myrobal. Indorum, ex infusione fol. senae, ex syr. de epithymo aut polypodio. Praestabit etiam quandoque pilulas exhibere de lapide cyaneo, de fumaria. Venae sectio ex usu erit, nisi aetas et anni tempus obstiterit, cum sanguinis effluvio non largo. Ea sit jecoraria aut quam vulgo vocant salvatella sinistra. Harum vicem hirudines supplebunt ani venis applicatae, et praecipue ubi vel anni tempus sectionem venae dissuaserit, vel natura expellendis superfluis per eas partes insueverit. Veruntamen si corpora aegrotantium horum, ut assolent, tenuia fuerint et exanguia, tollenda erit macies aut ex parte corrigenda potu lactis vel caprini vel bubuli vel asinini ad multos dies, quousque partes alimentum sentiant, et recreatae in molem leviter attollantur. Sic viscerum intemperiem haec electuaria emendabunt, nempe ex borag., ex bugloss., ex violis admistis pelvisculis, qui idem praestare valeant. Interim strenuo victu cavendum est, ne humore melancholico corpora demum repleantur. Itaque omnis diaeta humectationem spectabit. Proderunt ergo carnes vitulinae, vervecinae, pullorum, avium parvarum, et si quae aliae carnes fuerint euchymae, elixae potius quam assatae. Parentur acetaria ex borag., ex capparibus, arcto passulato. Coquantur poma, pyra vase duplici, zuccaro aspersa. Potus vinum esto album, subdulce: rejiciendum est crassum, nigrum atque dulce. Hoc enim vini genus flatus movet, et cum difficultate in nutrimentum abit, simulque id viscus afficit, quod alias in melancholicis perraro suo munere fungitur. Curet aeger, ut dormiat (somnus enim humectat): curas simul, et sollicitudines ex animo abigat, et hilarem jucundamque vitam vivat. Venerem autem velut anguem fugiat, quae corpus reddit exuccum et nativae caliditatis spiritusque plurimum exhaurit. — Hoc pacto igitur instruenda sunt et dedolanda corpora, si quae a moderata illa et omnium exactissima corporum constitutione defecerint, priusquam ad alias operationes nobis propositas descendamus. Supersunt tamen adhuc et alii duo corporum status, de quibus nunc paucis agendum, quorum alter cacochymus est, alter Gallica scabie infectus. Corpora igitur cacochyma, quamvis procul hinc ab opere nostro exulare debeant, utpote ob humorum perniticm ineptissima, cum tamen medicina in omnium usum a Deo optimo maximo creata sit, et boni viri sit, suam nemini denegare operam, et humanae sortis meminisse, quapropter non aspernabimur talia corpora, sed quovis modo auxilium cum arte nostra afferemus. Adhibenda autem est diligentia ut in caeteris ita in una universi corporis expiatione. Pravi enim illi humores et maligni effera certe inducunt symptomata, dum propaginem vel secernimus vel inserimus, excitatis ulceribus adeo gravibus, ut omnem partium coalitum interrumpant. Quare propinanda sunt pharmaca, eaque bis terve repetita, praemissis tamen ut ajunt praemittendis, et interposito aliquot dierum spatio, ut sensim impuritatem hanc et blande educamus, malitiam utut poterit tollamus, et quod instat periculi metum imminuamus. Non enim una dejectione hanc camerinam extirpabimus. Quaecunque diuturno usu confirmata sunt, non tam facile atque uno impetu possunt corrigi. Praescribentur vero pharmaca ex peccantis natura humoris petita, qui et phlegmaticus et melancholicus et biliosus esse solet, aliquando quidem per se, quandoque vero invicem permistus. Itaque paranda erunt medicamina vel simplicis vel justae facultatis, prout humorum ratio nos edocebit. Quae cum ex superioribus abunde pateant, ab eorum enarratione supersedemus. Interim tamen aeger commodo cibandus est, selectis ad hoc negotium cibis quam maxime euchymis, et qui non facile corrumpantur. Nam si qui talis exhibeatur, quamprimum pravae illi colluviei permistus contagione quadam in alienam corporique inimicam substantiam convertitur. Sed id nostra sedulitas vix aut nullatenus praestabit; jactis enim fundamentis iisque pervalidis, haec humorum noxa funditus tolli nequit, et semper, quod putrido conjungitur, idem etiam putrescere necessum est. Enitendum tamen, ut quo ad licuerit sedulo et omni cura illa corpora expiemus, nec nostro desimus muneri. Coctiones adjuvandae sunt et promovendae. Ut enim omnium vitiorum concoctio correctrix est, ita cruditas universae salutis nostrae destructrix. Id autem praestabimus tam intro quam foris adhibitis auxiliis, electuariis nempe, pilulis, trochiscis, perfusionibus, inunctionibus, fomentis, ceratis caeterisque ejus generis; quorum sylvam, ne nimis prolixi simus, aliunde oportet petere. Id tamen serio consulimus, ut praecipue ad jecur animum adhibeatis, quo nil ad obstructiones aptius est, et quod in cacochymis fere semper afficitur. Si qua igitur infarctum sit humoribus lentis atque crassis, itaque obstructiones amovebimus bolis et trochiscis ex eupatorio, ex rhabarbaro, ex absinthio, dialacca, diatrium santal. aliisque quamplurimis, quae et obstructa reserant et non mediocre jecori robur conciliant. — Atque haec ratio sit in primis observanda, si tale quoddam corpus, cujus jam menimimus, ad manus nostras devenerit. Alterum autem est, quod ex lue Gallica quandam labem contraxit. Hoc mali genus quanto est saevissimum, tanto caeteris est pessimum, cum ex maligna et venenata qualitate originem duxerit. Protinus ergo ubi corpora hac contagione inquinata sese obtulerint, aestimare ante omnia opportet morbi vires et aetatem, ut rabie ejus et immanitate vel edomita vel quadantenus delinita haec corpora tutius contrectare possimus. Est enim, cum nuper vitium contractum sit, mali labes in spiritibus et humoribus leviter saltem atque in superficie affectis carnibus, ideoque multo benignior, et maculis pustulisque hinc inde erumpentibus haud difficulter innotescit. Quod malum, tanquam recens natum, jugulare licet protinus in ipsis incunabulus, nisi corporis affecti habitus aut viscerum et praecipue jecoris status atque temperies repugnet. Symptomata itaque diligenter investiganda sunt, et pernoscenda tam ab aegris quam ab aliis, quam diu aegrum afflixerint, et quisnam illorum cumulus sit et congeries. Nam ex horum cognitione omnis cura instituenda est. Quod si penitius venenum irrepserit, et praeterlapso principio malum inveteraverit, quod ossium caries aliarumque partium exesio patefaciet, id solum consilii superest, ut furore represso morbum mitigemus, ne virus excandescens aut in propaginem sese effundat, ut ulcera chironia et maligna circa aream atque surculum exsuscitet. Quatuor ergo ante menses instituenda hujus mali est curatio, et ea in primis adhibenda, quae universi corporis saluti consulant, eluendo primas venas, humores digerendo, eos evacuando cum pharmacis, cum phlebotomia, observatis tamen iis, quae recta ratio et experientia omnium medicorum assensu confirmata nobis perscribunt. Arripienda posthaec et vibranda ea tela sunt, quibus solis hoc malum si non conficere, at vires illius non mediocriter labefactare datum est. Tale est ligni guajaci decoctum, vel per se vel cum sarsaparilla: provocato interim sudore, et eo victu proposito, quem mali natura et substantia nobis insinuaverit. Quae omnia ex suis locis petenda sunt. Non enim diutius hic immorabimur, quae felicius alibi dicta sunt, et commodius huc transferri possunt. Nec fastidio legentibus esse velim, quos ad ipsam rem protinus accedere, et in artis nostrae sacraria introducere quam primum expedit. Illud tamen dixerim, ut vinum aliquod cum guajaco paratum sit, quod tam in prandio quam in coena propinemus. Non enim conducet modo, sed et decocti illius vicem feret, quod aliis exhiberi in more positum est, tanto quidem convenientibus, quanto id naturae gratius est, et medicamenti vires subeunt, atque in medullas usque penetrant. Hanc igitur rationem inibimus, hanc methodum insequemur, quamprimum nostrae curae corpora quaedam concredita sint, in quibus hanc artem nostram exercere integrum est. Etenim prospiciendum primo, et in id sedulo enitendum est, ut corpora non impura, sed defoecata et omnis labis expertia recipiamus, quod quantum utilitatis habeat, is facile cognoverit, cui perspecta sit earum affectionum varietas et copia, quae corporibus cacochymis et pravis quandoque irritatis quotidie contingere experimur.

Capitulum tertium.

Enumeratio eorum, quae pro cutis propaginis delineatione necessaria sunt, ac omnis supellectilis apparatus.

Quoniam hucusque de corporum expiatione disseruimus, quo salubriora, utut fieri poterit, huic chirurgico negocio subjiciantur, jam operi insistendum, et de apparatu cutis traducis sive cutaneae propaginis, quae operis nostri materies existit, cogitandum est. Hic enim statuitur carcer, a quo in opus non secus ac in metam sibi propositam artifex excurrit. Priusquam tamen de operis administratione loquamur, ante omnia, quae ad opus praestandum necessaria sunt, singillatim enumerare convenit, ut edoceantur chirurgi, quo rerum apparatu et suppellectili instructos esse deceat, cum primam hanc cutis traducis delineationem aggrediuntur. His enim perspectis et rite digestis, pro dignitate negocium administrabunt, et summota plane omni confusione cujusvis erroris, qui subinde potest intercurrere, ansam praecident. Eorum autem, quorum delectus habendus est, vel artificem respiciunt vel aegri vulnus. Et quae ad artificem spectant ministri sunt et coadjutores. Nequit enim unus solusque artifex hujuscemodi praestandi operi sufficere, cum sane multa peragenda sint et eodem prorsus tempore, quae aliorum operam et subsidium desiderant. Necessarii itaque sunt chirurgo ministri saltem duo, qui non solum corporis ac manuum agilitate prompti, sed et oculis vigilantissimis illi jugiter assistant, et mandata ejus exequantur. In his vel scientia vel peritia hujusce chirurgiae necessaria existit, aut summa omnino prudentia et acerrima diligentia. Etenim opera eorum non modo chirurgus indiget in medicamentorum praeparatione, sed etiam in dissectione facienda, in deligatione delineatae propaginis ac demum in ejusdem cum partibus curtis insitione, quod unum opus caeteris in hac chirurgia praestanda necessariis difficultate longe admodum praestat. Seligat itaque artifex, nisi doctrina peritos ac usu dociles habuerit, quos mente, sensibus et corporis dexteritate vigere animadverterit, ac si rudes illi contingant, subinde ante operis administrationem edoceat de iis omnibus, quae in hac operatione praestanda veniunt. Ita enim promptiores ad famulitium reddentur, habebitque eos ad nutus suos quoscunque etiam maxime sequaces et longe obedientissimos. Interest praeterea et loci opportunitatem seligere, in quo facienda sit operatio, quemadmodum et lectuli in quo aeger decumbat et eorum, quae huc pertinent, diligenter rationem habere. Non enim minimum refert, quis lucis modus sit, quis ejus positus et qualia pulvinaria obtingant. Horum omnium necessitatem infra aperiemus: nunc de loco parumper transigamus. Cubile profecto pro temporis ratione ipsius administrationis primas nanciscitur, numquid vel ad orientem aestivum vel brumalem vel in austrum vel in oppositam sibi boreae regionem conversum esse debeat; pro temporis inquam ratione, in quo haec chirurgia peragetur. Quod tamen, quemadmodum et regionis et loci situm, humilis ne sit, an celsus, num caliginosus, an ventis perflatus, jam recensere omittimus, sed id generis studia, quemadmodum quoque alia permulta, non ignaro et imperito chirurgo committimus, atque ad ea tantum definienda accedimus, quae propius artem attingunt, ac prae omnibus magis necessaria sunt. Nam de omnibus singillatim disserere supervacaneum nimis et operosum est. Primum itaque cubile ipsum, in quo lectulus aegro statuetur, splendens sit et clarissimo lumine illustratum, cum id genus operis summum luminis nitorem requirat, quo singula, quae sane permulta ac varia sunt, sub oculis chirurgi et ministrorum facile esse possint. Exigit autem nitorem lucis praesertim una cutis propaginis delineatio, in quo opere praestando omni ingenio cujusvis erroris ansam oportet praecidere. Nam undecunque, quis tandem ille quantusve fuerit, irrevocabilis plane esse consuevit, aut saltem eas difficultates secum advehit, ut eundem ad aequitatem revocare arduum nimis et operosum existat. Utcunque enim cereis accensis tractari possunt caetera, una tamen propaginis delineatio lucis splendorem expostulat. Non enim ministri, qui propriis detinentur muniis, in cereorum usus revocandi sunt, nec alii accersendi, quorum ad minimum duo esse debent, (cum enim bini cerei sint huic muneri, obeundo unus nequaquam suffecerit), qui ministris et chirurgo quam proxime assideant, et eos hac de causa loci angustias includant agentesque impediant. Quod quam iniquum planeque incommodum sit, unusquisque per se videt. Nam oculorum aciem candela scintillans et exusti fungi non minimum perstringunt. Praeceptum itaque illud maxime servetur constans et opportunum, ut clarissimo aëris lumine, semota perinde omni assidentium turba, opus ipsum administremus. Qua de causa fenestram late patentem lectulus proxime habeat vel non longe dissitam ac omnino faciei aegri decumbentis adversam. Lectulus etiam parte ejus superna atque adeo ad ipsa latera a parietibus longo intervallo sejungatur, quo circa illum et chirurgus et ministri nullis angustiis praepediti hinc inde discurrere et circumobire possint, ea pertractaturi, quae ex usu fuerint. Lectulum pulvinaria excipiunt, quorum usus pernecessarius existit cum in cutis propaginis delineatione tum pro manu sustinenda, quod suo loco docebimus. Interim tria parentur, quorum rationem consuetudo definiet, et unum pusillum ad manum componendam. Haec lanea sint vel ex tomento leniori. Quae enim plumis impacta sunt, subinde incalescunt, et quod mollia sint, prompte cedunt, quorum utrumque maxime incommodum est. Nil enim pejus est, quam si partes vulneratae invaleant, et quod ab initio cavendum est, humoribus affluentibus distendantur, aut si, quod opus est dum brachium fulcimus, id novis motibus concutiamus. Interim vero chirurgum commonefacere oportet, quo pacto brachium aegri collocari deceat. Id brevibus transigemus tam ratione ipsa quam diutina experientia et usu edocti et ab omni disputatione, quae non angusta nobis aperitur, supersedebimus. Censemus itaque et longe aptissimum esse existimamus, ut aeger in lectulo decumbat, quod et ex superioribus collegisse haud difficile fuerit. Utcumque enim in sedili aegro composito, propter luminis splendorem, quod unicum est emolumentum, hoc opus tractari possit, haec tamen vel ob situm vel ob motum post dissectionem necessarium, cum aegrum omnino decumbere oporteat, molesta nimis et importuna sedente aegro delineandae propaginis administratio contingit. Primum enim, dum aegrotus sedet, ministro indiget, qui cubitum ulnamque sustineat, et brachium stabile plane et immotum reddat; nam levissima quaeque mutatio, dum dissecamus, plurimorum malorum autor esse potest. Sed laboriosum est ac plane impossibile, eo metro quo convenit et regula partes continere, quando vel ingruente ferri acie ob dolorem percellatur aeger, et quomodocunque tandem constrinxeris, brachium contrahat. Has igitur difficultates in lectulo omnes effugimus, si universo corpore rite composito in pulvillos reclinemus humerum, quam si in sedili collocato dissectionem moliamur. Quamvis autem incommodis hisce aliquo ingenio possimus occurrere vel scamno, quod substratis pulvinaribus quam blande brachium excipiat: vel cathedra id generis in hunc usum fabrifacta; inepta tamen et metus plena videtur haec sedente aegro administratio, quam dico ab ipsa dissectione motus excipit. Nemo enim non novit, confestim atque brachium incisum sit, aegrum debere decumbere, et tam corpore quam potissimum ipso brachio quiescere, ne ex motu humóres concitati ad offensas partes provoluantur, et praecipue tunc cum ab incisione jam perpetrata quasi efferuescant. Saepe enim parvis initiis ingentia mala orta sunt, et exigua scintilla maximum incendium quandoque peperit. Propterea quam lenis etiam deambulatio sive gestatio illa fuetit, dum in lectulum aegrotus ex sedili feratur, quam maximo jure etiam nobis suspecta est. Dum enim aeger lectum adeat conscendatque utcunque parvo intervallo diremptum, non potest non aliquantisper brachium moveri et vulnus intorqueri, unde vel syncope, ubi stomachi imbecillitas adfuerit, vel ob sensuum mollitiem Panicus quidam terror et corporis stupor hominem corripiat. Sic neque gestatio, si deambulationi parcemus, opportuna magis et utilior esse poterit. Non enim adeo exquisita et omnibus numeris absoluta esse queat, quin semper ob aliquas offensiones quantumvis leves periclitemur. Satius itaque fuerit cum positus, cum ipsius motus ratione aegrum in lectulo decumbentem incidere, quam eo in sedili composito illas subire difficultates, quas jam diximus; praecipue vero cum placidissima etiam motio statim ab incisione facta humores commoveat, et fluxioni aptiores reddat, quod unum maxima praesertim cura indefessoque studio ac perplurium horarum spatio sedulo cavendum est. — Sed hactenus fere omnia, quae ad chirurgum spectant meo judicio perstrinximus, nunc vero de illis, quae aegro seu propagini delineandae conveniunt, agendum relinquitur. Horum alia, si rei naturam introspiciamus, antequam aggrediaris opus, peragenda sunt, alia in opere, alia autem eo jam confecto. Inter ea quae opus praecedunt, illud est atque principium, ut quanta poterit solertia et conatu videamus, quo pacto nobis sanguinis fluor reprimendus ejusque impetus inhibendus sit, simul atque primo cutim inciderimus. Quamvis enim solam cutim, caeteris partibus illaesis, secando vulneremus, ne tamen eam inflammatione distendi aut erysipelate tentari contingat, hoc vulnus nobis suspectum esse debet, atque pluribus de causis iisque non levibus. Nemini enim non perspectum est tam ex ipsa anatome qnam ex iis, quae supra adduximus, hanc corporis nostri partem, quae incidenda est, quam pluribus vasis iisque insignioribus stipari, venis nimirum, nervis atque arteriis, eaque, cum a ventre per loca ad axillas declivia suo singula caudice perducta sint, ad humeri articulum in minores ramos discindi, eosque rursus in multam sobolem diduci, et tenuissimis flagellis universa brachii spatia intercurrere. Hic ergo, qua parte sectio fit, ingentia vasa sub cute delitescunt, et vulneri assistunt, quae haud difficulter, nisi caveamus, posse laedi unusquisque videt. Accedit et vulneris amplitudo pro ratione et modo ipsius traducis, quem non exiguum, sed prolixum satis atque latum esse, perfectio operis requirit. Etenim licet una sectione tantum vulnus infligatur, gemina tamen illius facies est, simulatque forcipem relaxaveris, duasque habet lineas aequali quidem spacio, at non modice distantes, quas idcirco parallelas dicimus, quorumque ambitu parallelogrammon exacte circumscribitur. Quae plagae amplitudo seu magnitudo quantam vim, quale periculum in se contineat, nemo est qui non noverit, praecipue cum non raro et venulam quandam incidi, et partes subjectas denudari necessario contingat. Illud enim evitare, quocunque tandem velis modo, nequaquam licet, cum quandoque membranam, quam ob fibras carneas carnosam vocant, editiores quaedam venulae perreptent, quas eandem cum cute violentiam experiri, et ferro discindi necesse est. Sic ubi cutis, quae propaginem constituit, jam incisa sese contraxerit, quod necessitate quadam consequitur, tum ea, quae reliquum ambit humerum, in insigne spatium latumque panditur, ex quo tandem omnes, quae substratae sunt, particulae in conspectum prodeunt, et nullo rectae velamine penitus denudantur. Ex quo vulneris hiatu quantas et quam multas suboriri noxas accidat, nemo certe iverit inficias et propter ejus insolentiam, nec non quod hinc aër paulo immoderatior irrumpat. Etenim utcunque partes hae probe muniantur, nunquam tamen ejus generis tegumenta nativo et congeneo tectorio aequipollent. Cum igitur ex vulneris amplitudine, quo loco ingentia vasa natura posuit, caeterisque his annexis humorum confluxum ad affectam partem concitari posse videamus: quare ut velut ab alta specula providentes his calamitatibus occurramus, hoc periculum avertere consilium est, et admotis praesidiis humorum impetum quoad licet coercere, et omnino intercludere. At horum non eadem atque simplex natura est. Una enim terrena est et sicca, aquea et frigida altera: alia quidem validissima, alia vero imbecilla. Ex superioribus fere sunt lactuca, trifolium, polygonum, auricula muris, lenticula palustris, psyllium, umbilicus Veneris, sempervivum, portulaca, ovi liquor et id generis permulta alia. Alterius ordinis est omphacium, solanum, rubus, capreoli vitium, plantago, sorbi, corni, mespili, cithonii, myrti folia eorumque fructus, rosarum capita, balaustia, sumach, acacia, bolus Armena, nuces cupressi, galla immatura et multa alia. His adjungitur Graecorum posca, acetum nimirum et aquam ea proportione continens, ut gustui minime insuavis sit, quo pacto hujus mixturae symmetriam Galenus definivit. Ex his igitur omnibus, quae potiora sunt et magis conveniant, in usum suum chirurgus seliget, quorum tamen nos et formulas perscribemus, atque ea tradituri sumus, quae familiaria nobis esse consueverunt. Sed quando hisce auxiliis quave in parte uti liceat, prius decernere oportet. Atque ut a loco incipiamus, certe natura rei docet, ac velut digitis commonstrat, in propinquo partis, qua sanguinis impetum exspectamus, id generis praesidia circumponenda esse et quam maxime ad supernam regionem. Ita enim, quasi manuum compressu aut vinculo his quibusdam injectis, praestabimus, quo minus ab elatioribus partibus ad subjecta loca et plagae vicina sanguis possit confluere, sed constipatis quae subjacent, vasorum meatibus repellatur. Est autem locus hic universa articuli humeri regio tam superna quam inferna, interior atque exterior, quae et a capite et a subjecto illi thorace, quicquid sanguinis transfertur, omne excipit, et ad caeteras brachii partes demandat. Plurimum autem nos suspensos teneat illa quae sub axillis est humeri regio, qua ductus quidam amplissimi venarum atque arteriarum per thoracem sublati prorumpunt, quae haustum ex ipsis fontibus sanguinem pleno alveo suscipiunt. Quare parti huic, unde longe vehementior inundatio ingruat, majori sedulitate consulendum est, quod quam aptissime fiet, si pilis prius praecisis jam dictam regionem medicamentis diligenter et absque intermissione foveamus. Caeterum negotio huic perficiundo ea hora accommodata fuerit, quae sub ipsam operis administrationem cadit, dum caetera, quae usui futura sunt, interea adornantur: fiatque id semihorae spatio ante. Hoc munus alteri ministrorum deferri poterit, ubi una cum artifice, dum reliquum apparatum instruit, alter detinetur. Illa tamen adsit cautio, ut post breve temporis intervallum absque mora ea renovemus, ne propter partis calorem, ubi ipsa quoque incaluerint, minus praestare valeant, quod ab ipsis expectamus. Sed repellentium istorum varia et diversa genera sunt, alia quidem solidia, alia mollia, alia tandem humida. Ex primo ordine tale quoddam fuerit. Recip. Olei rosat. omphac. ℥ j s., myrtini ℥ 5, sanguin. dracon., terrae sigillatae an. ℥ j, boli Armen. ℥ 5, camphorae ʒ j, cerae albae ʒ 6. Contundantur quae contundenda sunt subtilissime, et caera cum oleo eliquetur ad lentum ignem, addantur pulveres, ubi parum refrixerit, et reficiantur secundum artem. His majus et refrigerandi et astringendi robur addemus, si ea aceto rosato abluerimus. Illiniatur ergo linteolum quoddam, et universa humeri regio circumquaque muniatur. Eadem ratione atque hoc sub linimenti forma aptum fuerit. Recip. Olei rosat. ℥ j s., myrt. ℥ j, aceti nigri acerrimi ℥ 5, pulver. boli Armen. ℥ j, agitentur omnia in mortario plumbeo, quousque consistant, et obliniatur undiquaque humeri articulus. Sed si magis arriserit, hoc utique repellente utemur. Recip. succi plantag., sempervivi, solan. an. ℥ ij, aceti nigri acerrimi, aq. ros. vel pedunculorum ros., plantag. an. ℥ j s. Infundantur lintea in liquorem hunc, atque illis actu frigentibus universus articulus circum late foveatur. Si tamen decoctio potius convenerit, eam tali pacto parare decet. Recip. summach, summit. rubi, myrtill., gall. immatur., balaustior., ros. an. m. j., fiat decoctio in vino nigro austero, quousque tertia pars superfuerit. Infundantur lintea et dicto jam modo applicentur. — His omnibus sic expositis, quorum opera utilis esse videbatur ante operis aggressum, nunc ad ea accedendum, quorum animadversio in opere necessaria est. Sunt autem haec forceps atque cultri, quorum cura, dum ministri aliis occupationibus detinentur, chirurgum tangit; animadvertat igitur numquid illis desit, an acie valeant, siccine an secus conveniant, eaque in lancem peculiarem componat, ut cum usus postulaverit, ad manus esse queant: et oculis aegri subducat, ideoque vel linteo vel alia re quavis ea obvelaverit. Plurimum vero interest haec chirurgum ipsum curare, cum non possit non fieri, ut negligentius iis vel paratis vel collocatis non leves noxas ex mora vel agendi ineptia incurramus, cujus errati occasio ut et reliquorum omnis postmodum in artificem, non in ministros referri solet. Qua propter non tantum haec, sed et reliqua omnia, quae ad hunc apparatum necessaria sunt, acriori diligentia chirurgus et scrupulosius rimetur, num recte administrata sint et suis quaeque locis disposita, ne incisa jam propagine insigni cruciatu aegri et malo vulneris suaque ipsius medici ignominia et dedecore moram quandam interponi et opus prorogare necesse sit. Ut enim non satis est agricolas surculum secernere, et ad alterius arboris truncum deligare, sed id quomodo et quibus fiat priusquam opus aggrediantur, diligenter rationem habere: sic boni artificis fuerit, non solum videre, ut recte cutim delineet, verum etiam qua ratione jam delineatum deliget, eique medelam adhibeat, omni studio et attentione circumspicere. — Atque haec absoluto opere peragenda sunt, quorum tamen rationem praemeditatam et apparatum instructum habere decet. Hic omnis cardo in his sequentibus vertitur. Primum ut linteum adsit, quod in vulnus immittitur. Secundo, ut stuppas in promptu habeamus, quibus ipsam plagam et partes circumjacentes muniamus. Deinde ut medicamenti, quo stuppae imbuantur, adsit copia. Postea ut latum linteolum suppeditet, quod super stuppis impositum vulnus ipsum contegat. Tandem vero fascia opus est, ut stuppas eas obvoluamus et vulnus deligemus. Sed quae sit omnium horum necessitas jam paucis demonstrabimus. Atque primum linteum quoddam intra cutim et subjacentes ei partes immittere necessarium est, ut illius interpositu a musculis subjectis jam incisa cutis dirimatur, nec semel dirempta cum illis denuo coalescat. Etenim consilium est cutim a brachio educere, atque eatenus efformare, ut curtis partibus, quae insitione reparandae sunt, sufficiat, qua de causa liberam eam et nullatenus cum caeteris conjunctam esse decet. Accedit tamen ex hoc linteo atque ex abundanti alia quaedam et non contemnenda utilitas, quod eidem medicamenta illiniantur, quibus et sistendi et repellendi sanguinis non ignava facultas inest. Observandum vero est, ut linteum illud eam, quam par est, et latitudinem et longitudinem obtineat. Etenim si vel amplitudine defecerit vel excesserit, et extrema complicari necesse sit, alterum quidem inutile erit, cum partes eas, quas disperatas esse praestiterit, rursus conjungi contingat, molestum vero alterum, quod non leves ex distentione dolores patiantur aegri. Quare ex vulneris amplitudine desumenda mensura lintei est, atque id praestandum, ne quadantenus vel angustius vel latius sit, sed ut inter extremos plagae angulos impositum aeque quadret. Quo in casu quam plurima lintea ad manus habere, non abs re fuerit, ut quod magis convenerit, id operi nostro adhibeamus, et praecipue cum incertum sit, quanta fieri debeat cutis ipsius delineatio. Non secus etiam conduxerit et longum satis et prolixum esse linteum, adeo ut fere humeri crassitiem exaequet. Minus enim periculi est, ne forsan elabatur. Sic ejusdem opera licet uti, dum alia lintea atque persimilia multoties huc trajicere oportet, quod suo loco docebimus. Opus praeterea est linamentis stuppeis, quibus vulnus ipsum muniamus: aliis quidem amplis et prolixis, aliis vero brevibus et exiguis, omnibus tamen forma orbiculari et lateribus hinc inde paulo compressis. Quae igitur majuscula fuerint, quatuor numero ad minimum adsint latitudine trium digitorum et sex vel septem longitudine, crassitie vero non excedant. Gravant enim inepta mole, dum et liquore medicaminis et sanguine, qui affluxerat, absorpto turgescunt, et quod pejus est, ubi semel incaluerint, denuo partes incendunt. Minora lata sint binos digitos et ternos prolixa. Haec omnia imponere et plagam probe munire convenit. Veruntamen non erit incommodum, si plura ac diximus linamenta conficiamus. Etenim ea praestat superesse potius, quam deficere. Operae etiam precium est aliud ab illo superiore habere linteum, quod impositum linamenta constringat et vulneri subsidium afferat. Sit vero liberalius eductum, latum atque satis longum ordine duplici, ut humerum involvat et universum vulneris ambitum sic, quo supra infraque emineat et plagam amplitudine excedat. Haec omnia imbuentur ovorum albis, quae vase quodam peculiari obnixius concutiantur, additis superinde aqua rosarum, quo ad suffecerit, et portione quadam sanguinis draconis cum terra sigillata, omnibus invicem permistis et probe agitatis. Tandem vero fasciam parare decet substantia tenuem et sibi ipsi a capite usque ad eandem maxime aequalem, latam ternos digitos et quatuor potissimum cubitos longam. Non enim validius comprimere plagam necesse est, nec laxam deligationem facere, cum utrumque incommodum sit. Quare rem ita moderabimur, ut id quod ab arctiore deligatione recedit, voluminibus orbium resarcitur, et nec desit quicquam, quin fascia toties implexa sat bene comprehendatur. Sic neque angustus sit neque latior quam praescripsimus. Horum alterum ineptum est, cum partes eas nequeamus constringere, alterum vero cum molestia conjunctum est, quod quae strictior fuerit in seipsum residens conglobetur, suaque tenuitate et corporis inaequalitate partes subjectas, ac si laqueis cogantur, angat summopere et doloribus excruciet. Eligenda itaque fuerit ea fasciae quantitas, quae ad mediocritatem jam dictam accedat, nec quicquam, quod vel vobis vel aegro detrimento sit, secum afferat. Hanc minime aridam, sed madidam posca circumponi brachio necesse est. Sic emollita circumducetur lenius et medicamenti, quod sanguinem inhibere potest, vicem supplebit. Omnia autem singillatim et peculiari loco decet statuere, ut illico atque sectio facta sit, ad manus esse possint, nec ulla sit in artifice remorandi occasio. Etenim odiosum est, si quid agatur negligentius et incusandum, si quis error irrepserit, quem declinare poteras: omnia autem loco suo atque modo nec non cum ordine pro dignitate administrasse, id tandem laudandum est.

Capitulum quartum.

Quo pacto cutanea propago delineanda sit.

Hactenus dictum est de iis omnibus, quae pro delineanda cutis propagine atque universo id generis negotio secundum rationem perficiendo ex usu esse videbantur, praecipue de chirurgico illo apparatu, quem operis natura exposcebat. Nunc ultra pedem promovere convenit, et recte declarare, in quibusnam propaginis delineandae ratio consistat, et quo pacto illam tuto, jucunde et cum celeritate perficiamus. Qua in re illud nobis experientia et longo usu edoctis certe praefari licet, spem nobis fore firmissimam, ut artis ipsius finem consequamur omnino indubiam, atque id clarissimo laudis praeconio eximioque laboris nostri praemio. In hac enim cutis propaginis delineatione summa artis nostrae consistit, et illi ipsi quasi fundamentis rite jactis totius operis fabrica innititur. Quamobrem maxima cura invigilare oportet, et summa animi contentione eniti, ut cuncta quae peragenda sunt juste et velut ad Polycleti regulam perficiantur. Neque enim turpius quicquam et contemptibilius possit contingere, quam in ipso artis vestibulo impingere, et circa limen, quacunque occasione id fieret, indecore labi. Cogitet itaque secum chirurgus velim, hoc sibi esse propositum, hunc scopum praefigi, quod nunc cutaneam propaginem seu cutaneum traducem principium et basim totius operis delineare velit, cujus quantitatem definire omnino incertum est atque anceps, et quam conjectura solum eaque ut plurimum fallaci et multiplici investigemus. Quamobrem ne hac in parte diligentia ejus quoquo pacto desideretur, prudenter circumspiciet omnes illas conditiones, quas supra enarravimus, et curiose contemplabitur cutis brachicae laxitatem, crassitiem, ejus soliditatem, tenuitatem atque alia, quae in examen revocanda sunt. Ab hac consideratione, quam exactius instituerit, intrepide opus ac hilari prorsus animo viriliter aggrediatur. Principio aegrum lectulo componat, omnesque procul offensas semoveat cum aegro iniquas tum chirurgo ineptas. Mox illos, qui sibi ministraturi sunt, et quorum subsidio, dum opus administret, indigeat, suo quaeque loco et ordine disponat. Aeger itaque supinus in margine lectuli exteriori decumbat. Hunc locum commutare licebit vel pro cubilis vel pro brachii dissecandi instituto, dummodo lucis, quae commoda esse debet, ratio usquequaque constet. Sic collocabitur ad manus ipsi chirurgo et ministris, dum opus administraturi sunt. Brachium, quod propaginem commodet, denudetur universum vel manica indusii prius detracta vel ipsa discissa, ut sectioni et quae ulterius instituenda est curationi prompte pateat. Ministri locis aequis statuantur. Haec ministerii ratio decernet. Atque prior ad aegri verticem ex parte superna lectuli secundum artificis dextrum latus resideat. Hic ulnam aegroti dextra sustentet (quoniam, cum firmior sit, id opus commodius praestiterit), laeva vero, ubi luminis occasio fiat, id opportuno administret, aut si minus, liberam eam ad alia, quae peragenda sese offerent, promptam habeat. Alterius officium est cutim attollere suspendendo, forcipem adigere, chirurgo auxiliari, mox et forcipem suspendere, dum sectionem artifex administrat, et patrato jam opere laxatam removere. Atque is juxta sinistrum chirurgi latus assidebit; aut e contra, si quod ex opposito est brachium incidendum fuerit. Ita enim uterque illorum ex loci opportunitate munia sua promptius implere poterunt, et nutus chirurgi quoscunque etiam observare, quod sane illis acerrima diligentia faciendum est, cum multa dum opus peragitur occurrant, quae nutu saltem non voce indicanda sunt. Etenim ob aegrum consulto verbis oportet parcere. Interim chirurgus rejecto importuno manicarum defluxu, quo expeditior sit ad opus, et ulnis parumper denudatis, ad aegrum proxime accedat, ac omnino stans, ut quacunque occasione quocunque libuerit sese possit conjicere, operi semet accingat. Primum autem cutim ad anticam humeri regionem, et a qua propaginem mutuari decet, leniter manu contrectet, illam attollat, rursus dimittat, itidemque elevet, denuo remittat, ut hac leni contrectatione a subjectis partibus quanto poterit suavius divellatur, et assidua id generis suspendendi blandaque meditatione emollita facilius postmodum obediat, cum illam dissecaturi comprehensam forcipe omnino suspendimus. Esto tamen ea cautio, ut moderatione quadam singula peragantur, ne infestiori motu duriorique quam par sit contrectatione partes eae calorem concipiant et noxas incurrant, cum sectione facta in vulnus humores impetuosius delabantur. Nam in propinquo sunt vasa venarum et arteriarum amplissima. Libranda itaque fuerit cutis contrectatio, ne pars illius acerbitate calamitatem quandam posthac subeat. Cum autem omnia ejus rei gratia fiant, ut traducis symmetriam, qua magnitudine nempe futurus sit, recte percipiamus, illam propterea chirurgum, ubi singula attente circumspexerit, si usu ac experientia fuerit edoctus, atramento designasse supervacaneum forsan existit (nisi talis sit, qui noviter ad opus et prius intentatum accesserit), sed probe animo comprehensam ubi cutem, quantum res ipsa indicabit, suspenderit, hanc sustinendam tradet ad laevam ministro, statimque utraque manu forcipem apprehendet, et intra ministri manus in traducem demittet. Si tamen interim a praescripta quantitate aliquid decesserit, id attractum attollet, et animadversa ex parte utraque, num recte sese habeant omnia, jam forcipem constringet, ferreoque annulo firmabit. Hanc rursus ministro, qui ex sinistris est, sustinendam praebeat, atque sic sectionis consilium ineat. Protinus itaque dextra manu cultellum arripiens eundem punctim intra lineam forcipis adigat, atque moderata quadam violentia et facto sectionis initio, ubi fere centrum est ejusdem lineae, inde cultrum in assidentia latera propellat, non tamen praecipitanter, sed sensim usque in forcipis angulos, modo illud commodum videbitur. — Sectione sic peracta, quod primum artis vestigium ac velut universi operis rudimentum est, cultroque deposito vel ministrorum alterius manibus excepto, per jam hiantis cutis spacia sive stylo specilli sive basi orbiculari linteolum immittere conetur. Hoc ut sumministretur, qui ad sinistras est, ministro incumbit. Ille ex tanta linteolorum varietate id quod commodius est secernat, et subducta ejus quantitate ad forcipis lineam juxta ponat. Ubi hoc transmissum fuerit, si qua in parte corrugari contingat, exacte complanandum est, ac per universam spacii amplitudinem distendendum ea cautione, ut aequis partibus utrimque ex forcipe dependeat. Namque laxata forcipe, quod mox futurum est, intra vulneris spacia continebitur, nec, quod ob inaequalitatem haud difficulter evenit, lubricum elabetur. Forcipem posthaec artifex laxet sublato annulo, quo manubria conjungebantur, et laxatum ministro ad laevam suspendendum suaviter committat, illicoque dextram manum subjiciat humero supino ex parte interna, et brachium parumper elevet, ut curationi, quae statim adhibenda est, locus non inique pateat. Eodem pacto et intra forcipis latera quod laxatae illius et hiantis intervallum est, sinistram plagae imponet, digitisque expansis linteolum utrinque comprehendet, quod adhuc linearibus forcipis divisionibus injectum est. Sic enim non inepte cavet, ut dum subducat forcipem minister, quod statim praestare debet, simul ac vulneri manum applicuisse chirurgum senserit, linteolum una evellatur. Quod quam ignominiosum sit in ipso artis limine et quam difficulter, quantaque molestia reponi linteum possit, nemini credo non apertum est. His peractis jam partes medici fuerint, propaginem componere, atque aequali situs libramento stabilire. Vocamus autem propaginem eam, quae jam a substratis musculis est avulsa cutis, et quae interna superficie atque externa nec non utrinque sectionis lateribus circumscribitur. Haec quandoque iis de causis, quae infra a nobis dicentur, redeunte in sese cute atque conversis intro extremis plagae labiis, importuna conglobatione turgere consuevit. Expediet igitur specillo leniter subjecto vel interim manu angustias illas explanare et recte componere, ut secundum omnes ejus partes aequaliter propago extendatur, atque quamprimum, quod curae superest, illi incumbere. Omnis quippe mora insignes noxas accersere videtur. Quare stuppas paratas jam easque breviores interiori vulneri subjiciet medicus, et extra alias apponet, hisque superne majores insternet, qui subsidio sint breviusculis, easque non incommode tutentur. Cum autem linamenta majora quatuor numero esse ad minimum debere diximus, ut ea rite disponantur, vulneri bina injiciat utrinque singula, itidemque alia duo utrique fini. Ubi demum vulnus integrum hoc pacto communierit, tunc linteolum illud latum conduplicatumque insternat, in communem omnium custodiam, et ut aptius plaga deligari possit. Sed hoc fasciarum circumjectu sedulus artifex praestiterit. Fasciam itaque manu dextra arripiens et initium ejus explicans eandem superiori traducis parti, qua lata est, ex aequo rectam admoveat, principium sinistrae pollice interim comprehendat, mox reliquam promoveat, et per inferna ad latus internum circumducat, ut circumducta ad initium suum denuo recurrat. Hoc praetergresso, brachium leniter constringat, novasque circumductiones moliatur, quas toties repetere necessum est, et sensim versus inferna vinciendo descendere, quousque universa propago et linteum illud latum, quod super injectum est, aequali et a principio usque ad finem consentiente orbium implexu penitus contegatur. Dabit vero operam medicus, ne ad alterum extremorum, quae vel in arctiore constrictione vel in solutiore laxitate collocantur, imprudenter inclinet, sed quod moderatum est teneat, et fascias eas constringendo laxet, laxando vero constringat. Alterum enim si fecerit, nec arctiori vinculo partes munierit, et promptius sanguinem affluere, et medicamenta dilabi sentiet. Si vero alterum eligat, non abest, quin partes eas, quas vehementius coegit, imbecillas reddat, insitumque cuti calorem strangulet. Hinc fit ut sensim tradux deficiat, et cum omnis suppeditandi alimenti via interclusa sit, quamprimum emoriatur. Praeterea cum aliquos dolores deligatio strictior inferat, non potest non affluxum humorum ciere, et quae una propaginis pernicies est, inflammationibus, erysipelatibus aliisque tumoribus ansam dare. Quare, ne quid nimis agat, videbit artifex, cautusque evitabit, quod arti suae et expectationi non respondeat, si excessus ejus, quos paulo supra adduximus, in deligando fugerit, sed mediocritatem, qua nihil commodius, nihil aptius, in operaado amplectatur. Mox fasciam, quam desinit, ad digiti amplitudinem ad interiora convertat, lini funiculum ter quaterve trajiciat, et moderate constrictum nodis irretiat. Ita enim fasciam explicatum iri longe metus aberit. — Atque administrationis quidem in propagine delineanda, quae prima hac sectione molimur, talis maxime ratio est. Sed alia adhuc artificem cura manet, quae est, ut tam brachium quam aegrum ipsum ad quietem securam et ab molestiis vacuam componat. Huic situs qui commodior sit nullus esse potest, quam qui est figurae mediae: uti et brachio eundem in modum reclinato. Haec tamen animadvertat velim, ut humero parumper subsidente, ulna clementer assurgat, et aequali moderantia extrema manus ipsi ulnae emineat. Primus non ille decubitus atque aequalis molestus est. Qua de causa et pulvillorum rationem habendam esse decrevimus, atque eos in caeterorum penu retulimus. Itaque dum pulvinaria chirurgus componit, ministri ambo patientis manum firmiter sustineant. Horum ille qui superior est et ad dextras chirurgo assidet, sinistram suam ad cavum, quae sub axillis est, dextram vero ad ulnae articulum injiciat: ille vero dextra manu cubitum firmet, et laeva corpus comprehendat. Hoc pacto utrinque valentius continebunt brachium ministri, atque id immotum plane et stabile quieti dabunt, quae a principiis maximopere desideramus ob sanguinis praecipue ad effecta loca proruentis impetum. Quibus sic dispositis ipse brachium chirurgus reclinet ministris opitulantibus, et in securam opportunamque figuram, qualis nempe media est, blande componat, ac pro temporis anni coelive statu vel linteis vel parmis obvelet. Sic et minime se movere ipsum aegrum interest, ne vel levissimo quidem momento brachii quies interpelletur, et humores, qui tunc commoti aestuant, vehementius ipse motus concitet. Necessaria itaque fuerit non tam brachii quam totius corporis quies, atque ea quam curiosissima et absolutissima. Non tamen haec aeque suffecerint, nisi et solliciti simus, quemadmodum et humores inhibere, et eorum impetum sustinere oporteat. Etenim neque levis illa atque mitis contrectatio, non laxior deligatio, non brachii sustentacula, non illius quam suavissima reclinatio, non quies ipsa totius corporis tantum possunt, ut nos omni metu solutos et periculo vacuos penitus relinquant. Itaque vulnerati humeri regionem universam, ac praesertim eam, quae ad alas convertitur, refrigerantibus ac repellentibus praesidiis unius horae vel alterius spatio frequentius facta perfusione vel per ministros vel assidentium aliquo defendere et communire tentabimus. Ex quorum censu posca fuerit quantitate liberaliore parata et ad manus posita, quo praesidii genere, velut promptissimo omnium atque valentissimo, quascunque etiam sanguinis fluxiones atque sane impetuosissimas quam felici successu jam longo usu edocti jugiter sisti et compeci dicimus.

Capitulum quintum.

Curatio cutis propaginis jam delineatae.

Jam vero sequitur, ut cutis delineatae, cum primum albumina sublata fuerint, curationem instituamus, et quae ab aegroto interim victus ratio curiose observanda sit, usque dum inflammationis metus refrixerit, paucis proponamus. Vertitur itaque vulneratae partis curatio primo in suppuratione, interim usu non neglecto repellentium. Cum enim perpetuo humores affluant, atque adeo languente membro jugiter congerantur, chirurgi potiora debent esse consilia, ut quicquid assiduo colligatur, suppurantibus discutiatur: quod vero aliunde convenire potest, repellentibus abigatur. Ita enim prompte sanitati pars restituetur atque citissime, interim non otiante natura, sed munia sua sedulo complente. Quod innuebat Hippocrates, [1]) dum ulcus quam citissime suppuratum tutissimum reddi ait ab inflammatione, cito detergi et carne repleri. Cum autem ea, quae pus ducunt, medicamenta non uniusmodi, sed varia et multiplicia sint, ac pro temporis ratione diversi mode usurpanda, itaque ea subjiciemus, quae frigidioribus et calidioribus anni partibus, quandocumque eorum intervenerit occasio, aptissima fuerint, et citra incommodum aut noxae metum recte usurpari queant. Ex usu igitur erit inter omnia atque sub veris exitum, quin per universae aestatis decursum, quod oleum dulce commune et ex olivis exacte maturatis confici solet, adhaec ceram purissimam, ac terebinthinae sincerae liquorem continet, aequis omnino portionibus. Haec enim pus vehementer promovet, ac nobis familiare est. Huic proximum est, quod in gratiam opulentorum parari poterit, cujus hoc est exemplum. Recip. terebinthinae lotae ex rosacea ℥ 5, olei ros. compos. ℥ j. Addatur cerae albissimae, quod par fuerit his omnibus excipiendis, et ex arte conficiatur unguentum. Tempore vero frigidiori, cum ad interna calor sese receperit, valentioribus multo praesidiis agendum est. His utemur sub autumni exitum ac per hyemis totius progressum usque ad veris initia, quae quid cum bruma commune habent, nec omnes frigoris injurias exuerunt. Est autem tale quoddam. Recip. olei communis ℥ ix, cerae purae ℥ ij, colophoniae, picis navalis, sagapeni an. ℥ j, mastichis, thuris, galbani, terebinthinae an. ℥ 5. Ubi oleum cum cera ad ignem probe liquata fuerint, injiciatur colophonia primum: deinde pix navalis, sagapenum, terebinthina, mox et reliqua et refrigerata recondantur. Profuerit vero et isthuc. Recip. cerae albae, resinae pini,

---

[1]) Hipp. de ulc. text. 2 et de vulner. cap. text. 23.

saevi vaccini, picis navalis, terebinthinae, thuris, myrrhae an. ℥ 5, misce, et in pulverem, quae convenit, redactis, cum oleo q. s. unguentum ex arte refice. Sub haec medicamentis repellentibus usus est, quae cum exterioribus duntaxat plagae, iis quae pus movent intro reconditis, adhibeantur, atque adeo superne humeri regioni: ideo medicamentorum suppurantium, priusquam ad ea descendamus, rationem tradere, et quomodo administranda sint, dicere satius esse existimavimus. Sequenti igitur die vel postridie aut ubi omnis haemorrhagiae metus deferbuerit ac matutino tempore, quod natura sua opus levissimum est, albumina summoveantur, et quam blande, ne, si qui venulae cujuspiam ramulus jam ante laesus fuerit, eo refricato demum sanguis erumpat. In quam rem opportunum fuerit, paravisse gossipium ustulatum prius, et usu exposcente, applicuisse vulneri. Consulet autem medicus, ut lenissima sit haec operatio, si linamenta arida jam, et quae prae siccitate adhaerent, contumacia, profundendo interim emolliantur. Promptius enim evellentur, si profusa madeant, et nulla subinde aut motus asperitate aut doloris molestia vulnus suaviter detegetur. Utilis est posca, quam supra descripsimus, et mox oleum ros. ex omphaciis. Haec nonnunquam commisceri poterunt atque applicari vel frigida vel leni calore tepentia, dummodo aut temporis aut aliorum, quae in quavis actione medico consideranda sunt, rationem penitus non negligamus. Etenim ubi modicum incaluerint, facilius sese medicamina insinuant, et felicius et benigna qualitatis moderantia id quod cupimus praestari posse efficiunt. Caveat vero chirurgus summam caloris vim, ne sanguis vehementia illius exstimulatus denuo erumpat. Prudenter itaque haec animadvertisse opus fuerit, nedum molestias quasdam atque exiguas quis levare cupiat, illas potius adaugeat, quin saevioribus accersitis, pessimo admodum exemplo conduplicet. Ministri itaque utrinque assideant, quorum alter pelvim contineat, ut ea, quae a vulnere semovenda sunt, excipiantur, alter vero liquorem habeat, qui stuppis emolliendis conveniat. Interim fascia amovenda est et quanta fieri poterit lenitate, ut si minus, brachium atque aegrum non angamus. In quam rem magis ex usu fuerit, adacta forcipe universim discindere, non quidem simul omnibus ejus gyris incisis (namque et hoc inconveniens est), sed membratim singulis, atque potius ad partem externam brachii quam internam. Sic enim neque motu partes eas concutiemus, neque prope accedemus ad vasa illa brachii quam insignia, quae nullatenus contractari non incommodum est. Ubi autem fasciarum orbes siccitate rigeant, aut sanguine imbibito induruerint, ministri partes fuerint, illos liquore perfundere, et ab alto destillando irrigare. Etenim hoc pacto et felicius humorem absorbent, et opificis manui attrahentis facilius obsequuntur. Tum vero illos specillo attollere vel digitis leniter connexos distrahere, et in pelvim decet conjicere, atque mox ubi rite denudatum fuerit vulnus, id candido linteo et repenti contegere, dum sese operi reliquo ipse chirurgus accingit. Hujus initium fuerit, ut e vulnere, quod impositum est, linteum illud educat, et aliud, cui medicamenta suppurantia illita sint, substituat, et vulneri injiciat. — Hic nobis monendi sunt chirurgi, quonam pacto molestiis parcant aegrorum, et quomodo labore quam toedii plenissimo sese exoluant. Censemus enim ab humanitatis officio abesse, si ea quae artem condecorent, et tam patientes quam medicos juvent, non honesto consilio occultaverimus. Noverint itaque artifices illud linteum, quod adhuc vulneri inhaeret, haudquaquam eximendum esse, nisi ea observata lege, ut novum illud atque recens, dum haec educimus, una eademque opera introducatur. Atque hoc praeceptum perpetuum esto: quo alioquin neglecto pessime aegrotus torquebitur, dum educto primo ad substantiam musculorum, qua propago delineata est, haec tela sese applicuerit et quo minus uno impetu imponatur atque quam facillime, in introducendo moram fecerit. Quare ut non modo ea, quae jam dicta sunt, evitemus, sed et alia incommoda quam gravissima, scilicet novas inflammationes et sanguinis eruptiones: ideo linteoli talem impositionem moliri convenit. Partem linteoli, quod adhuc injectum est et extra vulnus pendentem, e regione brachii exteriori chirurgus attollat, ad novum linteum oras illius aequaliter applicet, et lini funiculo utraque consuat. Suturam simplicem et linearem esse praestiterit, posterioribus haudquaquam replicatis, ne consuti moles, siquidem duplex sit, ipsum vulnus exasperet. Mox vero ubi dextra linteum vetus arripuerit, intrinsecam ejus partem sublevet, et sublatam ad vulneris altitudinem promoveat, sensimque inde detrahet: nec detrahendo cessabit, quam illo ejecto hoc novum intra vulneris hiatus diducat. Sub eo ministrorum alter vetus praecidet, et in patinam ad alia projiciet. Sed si quandoque introvertantur margines, tum cutis propaginem explicet medicus, et specillo quam fieri poterit blandissime componat, modiceque terebinthinam instillet vel simplicem vel cum rosaceo permixtam, linamenta undiquaque addat suppurantibus oblita, et lata linteola, quae repellentibus madeant, tepida imponat. Tandem vero ea moderantia, qua praescriptum fuit, fasciis cuncta vinciat, ac media brachium figura non inepte collocabit. Nihil autem aut perquam exiguum ab iis, quae supra dictavimus, haec medicamenta repellentia different. Sed liceat nobis in gratiam eorum, qui noviter ad actionem accedunt, nec singula in numerato habent, quaedam praesidia subjicere nobis certe familiaria. Tum vero id observabimus, ut leniora propagini, vehementiora vero superiori humeri articulo, quo universa omoplatarum regio circumscribitur, nec non ad axillae cava applicemus. Sunt enim duo loca unde sanguinem arcere et retropellere convenit. Ad propaginem haec opportuna fuerint. Recip. Olei ros., omphac., olei ros. comp. an. ℥j, misce. Vel Recip. Olei ros. comp., myrt. an. ℥ j, misce. His licebit et per sese singulis uti parumper calentibus, et imbuto linteolo propaginem undiquaquam irrigare. Pro humero conducet oleum omphacinum cum myrteo aequis portionibus, et linimentum hoc pacto confectum. Recip. Sandal. rub., gran., myrt., ros., rub. an. ʒ 5, unguenti ros. mes. ℥js, redigantur in tenuissimum pollinem sandali, myrti et rosae, pareturque ex arte linimentum. His omnibus nonnihil roboris addemus, si vase plumbeo infusa olei ros. comp. parte plumbeaque pila ea agitaverimus. Hoc demum perungenda est, quae circa humerum est, universa regio, et sanguinis compressioni studendum. Sed interest etiam aegris, qui conveniat, victum instituere, ubi et ad affectum, ad anni tempus, ad regionem, ad aetatem, ad sexum, ad habitum corporis, praecipue vero ad vires et, quae altera natura, est ad consuetudinem consilia dirigere oportet. In primis autem parsimoniae incumbere, quantum prae viribus licuerit, ne succorum mole adaucta, in affectam regionem sanguis procumbat. Atque id praeceptum in quartum diem aut ultra observare decet, quousque nimirum omnis aestus humoris conciderit. Interim qualitas ciborum ea seligenda est, quae cum supra enarratis a nobis pugnet, nempe panis elotus cum uncia una vel una et dimidia lactis amygdalarum. In aestate lac sem. melonum aut per se aut cum pane loto exhibeatur: vel succus oryzae, hordei vel cucurbitae fercula. Vino vale dicendum est omnino. Ejus vicem supplebit aqua hordei cum saccharo, addito aliquantulo vini granat. vel subdulcis vel austeri. Praestabit et propinare aquam oxalidis aestibus mediis, vel endiviae, atque iis diplomate eductis. Haec vel absque aliorum permistione erunt utilia, vel poterunt affundi julapium violat. aut syr. ex citri succo aut oxysaccar. aut granator. vinum. Semina melonum sacchаro inducta poterunt dari ad cochlearia nostratia duo, statim a prandio. Haec ipsa coena paulo largior sit. Hoc diaetae institutum ad quartam usque studiose aeger colet. Ea transacta si paulo langueant vires, capi junioris aut pulli jusculo alimenta incoquantur, si tamen ventres eorum aut oxalide aut ejus semine atque simul plantaginis prius infarciantur. Idem jusculum, si percolatum sit, pro potu substituatur. Licet et quandoque pulli momentum cibis addere, atque id vel malorum citrinorum succo vel granatorum conspergere. Septimo jam transacto ubi nulla de sanguinis affluxu praeterea suspicio affuerit, tum liberalius cibum offerre decet. Non tamen omne vinum ex usu esse videtur, sed tenue, candidum, quod ὀλιγόφορον Graeci vocant, ad primos dies et praecipue aestivo tempore. Omnibus enim incommodis omnis ansa praecidenda est, quod vel levissimo quovis irritamento humores concitari non sit impossibile. His igitur primam post perfectam paulo ante delineationem propaginis curationem descripsisse sufficiat.

Capitulum sextum.

Medela quorundam symptomatum, quae cuti jam delineatae advenire solent.

Sed mox subjungere expedit, quaenam symptomata, ubi jam propago delineata sit, accedere consueverint (non enim adeo immunis ab incommodis penitus haec operatio est), et quanam ratione illis occurrere conveniat. Sunt autem tria fere, nimirum internecio seu corruptio ac ut ajunt mortificatio alicujus orae cutanei traducis, ejusdem inflammatio ac circumsitarum partium atque tandem sanguinis impetuosa profusio. Horum quidem singula prava sunt, non tamen aeque exitialia. Etenim vehemens malum est, si traducis labia corruptio quaedam invaserit, atque perniciosum, cum intra initia sua subsistere nequeat, sed serpendo latius vicinas partes inuadat, et si quidem negligentior fuerit medicus, totum traducem depascendo tandem absumat. Quare circumspectus hac in parte medicus esse debet, et omnes ingenii nervos intendere, ut huic perniciei, si quidem possibile fuerit, nullam occasionem praebeat, aut si quidem evitare nequiverit, eam protinus eradicet. Sed ut ea, quae nobis comperta et jam usu longo confirmata sunt pro malo hoc edomando, in medium afferamus, non lusuros operam nos esse confidimus, si prius naturam hujusce labis atque essentiam, mox vero illius causas proposuerimus, quibus tandem medicamenta subjiciemus non injucunda et nobis familiaria, quorum efficaci vi hanc immanem belluam eventu sane felicissimo persaepe confecimus. Primum igitur hujuscemodi cutis corruptio seu mortificatio, ut ajunt, caloris innati, quo singulae corporis partes vigent, aluntur et sentiunt, ejusque effluxi vitium est. Abit vero calor insitus ex parte quadam nostri corporis cum intemperantiae cujusdam ac virulentiae in parte interim exortae copiaeque influentis humoris, quae calorem genuinum obruat, aut si qua exterioris causae, quae calorem opprimat, violentia accedat. Porro autem hoc cutanei traducis symptoma non ex interiori causa originem ducit, utcumque interim corporis conditio plurimum adjuvat, sed quicquid est, principio in externam referendum est, ac in forcipis ipsius violentam nimis constrictionem, ad cujus impressiones et corporum status nonnihil concurrat. Interdum enim tam arcte cutis constringitur, ut strangulato partis calore intra forcipem adhuc emori illam contingat. Huic malo promptissime subjiciuntur, quibus laxa admodum et tenuis cutis extiterit, substantia certe minimo atque quam imbecillo calore perfusa, et praecipue cum tanto impetu, tanta conquassatione ab annexis partibus divellatur. Adauget persaepe hunc partis interitum, atque jam incipientem promovet, si violentiori paulo et arctiori constrictione exigui illud caloris, quod in propagine inest, suffocando restinguamus. Nec desunt praeter illa cutis vitia et alia incommoda, quae ab ipsis corporis penetralibus accita calorem partium interimant. Nam et plurimum potest corporis habitus, quem prava quaedam colluvies et foeda humorum sentina obsederit, et in quo ulcera ad integritatem difficulter reducuntur: aut si Gallica quaedam lues efferatam suam rabiem impresserit, et jam diutina mora firmas atque immotas radices egerit. Itaque corpora haec, ut et de quibus paulo ante diximus, non tractanda erunt violentius, nec forceps tanto conatu adigendus, sed adjungendum temperamentum quoddam, ut neque nimis laxes, ne cutis exiliat, et inanem operationem reddat, neque ut vehementer comprimas, unde partes eas et calore et vita spoliari contingat. Quo in loco non leve afferet subsidium, si liberalius paulo, quae traducem constituet, cutim excideris, ut quicquid internecione dematur, id cutis affluentia compenset. Quin id necessarium atque constans praeceptum esto. Eodem pacto eademque aequitate deligationem moderabimur, ut quod conveniens fuerit atque utile, acri conjectura et sollicita cura assequamur, nec ad extrema illa, neque minimum quidem, si fieri liceat, a mediocritate declinemus, quae quam perniciosum sit, quam erroneum, cum caeteris, quae antea hac de re proposuimus, haec una corruptionis noxa satis superque commonstrat. Protinus igitur ubi mali hujus suspicio aderit (quod in corporibus jamjam dictis promptissimum est), vulnus detegi oportet, nec differre in tertiam vel quartam diem, et oras ejus diligenter circumspicere, quo matura curatio hanc pestem penitus auferat. Et jam initia duxisse malum hoc, inditio fuerit et sensus interceptus, si quidem specilli cuspide admoto vix aut nullatenus sentiant, etsi pars ea pallore aut livore suffundatur. Occurrendum igitur iis est, quae validius exiccant, et putredinem quamque circumcidunt. Tale quid est unguentum Aegyptiacum, cujus descriptiones circumferuntur quam plurimae. At nobis ea semper utilior visa et confirmata est, quae aluminis, viridis aëris, mellis acetique acerrimi aequas portiones continet. Opportunum etiam fuerit, quod vulgares praecipitatum appellant. Praeparatur autem, si in vitreo vase lenti ignis subsidio ex rosacea chymica arte conficiatur. Hujus pollinem levissimum inspergere possumus, vel eundem unguento rosaceo excipere et linamentis applicare. Sic aloes pulvis cutique inspersus quandoque malum sustulit et delevit penitus. Commodissimum etiam fuerit, cum abstergendi occasio sese obtulerit, decoctum lupinorum usurpasse, in quo aloes decoxerit. Hoc omnem partis sorditiem eluimus, interim corruptioni consulentes, cum ipsum putredinis fomitem, humorem nempe exiccemus. Tutissimum praeterea extitit unguentum tale. Recip. Terebinthinae lotae ex succo absinth. ℥ j, farinae hord., cretae ʒ j, pollinis aloes puriss. ʒ ij, mell. albi synceriss. quo ad sufficit, et agitetur mel, excipianturque singula et ex arte paretur extergens medicamentum. Hoc utemur linamentis superillito et partibus, quae corruptionem experiuntur, injecto. Atque fere fit, ut praesidia haec si admoveamus, commode satis cedat curatio, malumque universum penitus tollatur. Haec igitur illius peculiaria sunt remedia, caetera vero communia (quae nihilominus magna cura praestanda sunt), et cibo, potu aliisque huc relatis hujus symptomatis violentiam demulcent. Quare caveant chirurgi, ne ob errata, quae hic plurimum committi solent, periculo quicquam adjiciatur, ac praesertim in iis corporibus, quae ob cacochymiae seu tabis venereae malignitatem hoc malum fovent strenue. Omnia igitur exiccent validius, et omnem excrementitiae humiditatis illuviem removeant. — Sed haec aliunde accersiri possunt, ne fastidio simus legentibus, et sermonis moles nimium nobis excrescat. Nunc ad aliud symptoma transeundum est, saevitia alteri non absimile, et quod tandem eo desinit. Talis est inflammatio, quae vel cutis propaginem vel circumsitas partes obsidet. Cum enim largiore affluxu magnoque impetu sanguis eo procubuerit, turgent partes, rubent et acerrimo dolore conflictantur, quae praesidiis si minus expugnetur, internecionem partibus iis et praecipue propagini interminantur. Haec enim ut plurimum languet cum ob interceptionis ex forcipe vehementiam, tum quae a caeterorum consortio longe abducatur. Igitur in lubrico propaginis salus fuerit, ni remediis opportunis ac maturo tanto malo obviam eamus. Contingit id generis symptoma fere circa tempus vernum, cum in corpore sanguis liberalius succrescit, et praesertim iis hominibus, quibus viscera calida atque humida obtigerint: ac eo magis, quo sese anteactis diebus liberaliori cibo expleverint, etsi diligentius, ut conveniebat, prius expientur. Quamobrem cognoscant medici, nulli vel scrupulosiori diligentiae parcendum esse in corpore emundando, ac ejus vitiis, si quae adsunt, vel tollendis omnino vel, ubi id non licuerit, quadantenus deliniendis. Est etiam interdum, ubi partes ob sanguinis fervorem et ebullitionem inflammari contingat, eo exagitato nimium, vel brachio noxam quandam perpesso. Tutissimum igitur fuerit, ubi auspicabimur curationem, venam incidere, atque in opposito brachio et venam regiam. Hinc velut ex ipso fonte exhaurimus sanguinem et largius et promptissime. Quod auxilii genus non inutile erit, dum partes inflammantur ex sanguinis copia impetuose eo delabentis. Etenim credi par est, detracto sanguine, et in oppositam plagam revulso, impetum ejus cessare quamprimum. Quantitatem vires decernent, ad quas omnia medici consilia et conatus dirigunt, cui suffragabitur aegrotantis aetas, corporis habitus atque adeo anni tempus. Nam subinde nihil perpetuum est, possuntque in aestate adesse frigora. Quod ubi contigerit, nemo certe non novit, nos parciores esse debere in sanguine mittendo, et tantum a liberalitate declinandum, quantum magis spiritus dissipet deinde exurens aër et caloris feruor. Caeterum accersenda etiam est victus ratio: haec multum semper in omnibus corporis malis perficit. Abstinendum itaque ab omnibus calidis, et quae penetrantiorem substantiam obtineant. Commodiora sunt, quae refrigerant et astringunt. Nam et jecinoris fervorem minuunt, et sanguinis impetum coercent. Quare cucurbitae fercula, lac oryzae, amygdalarum, hordei quoque maxime ex usu fuerint, et eo magis, si succum malorum punicorum instillemus. Atque haec assumantur parcius. Potus omnis circumcidendus est, sorbitionibusque utendum. Interim linteis paulo asperis confricentur infernae partes, cucurbitulae applicentur, cute non incisa, aut si parcius sanguis detracta sit, etiam sacrificata. Prosunt extremorum lotiones vel calida tantum, vel si illi ipsi frigidae herbae incoctae fuerint. Easdem partes et vinculis arctissimis constrinxisse, et citra initia multoties profuit. Sic hirudines in usum eedunt haemorrhoidibus applicitae, praesertim ubi mittendi sanguinis occasio tollatur, vel si emissus parum vel nihil profecerit. — Tandem vero inter symptomata cutanei traducis sanguinis profusio est, ubi nimirum seu venae seu arteriae ramulus quispiam vel violetur vel penitus dissecetur. Hoc malum repentinum est atque nimis reformidandum, praesertim, si vas illud, quod incidatur, paulo amplius fuerit. Adjicit periculo et aegroti aetas, anni tempus, temperies, sanguinis natura, quae omnia singillatim vim haemorrhagiae et animos addunt vel eo amplius, ubi simul conspiraverint. Quapropter et valentius pugnandum, et malo huic acriter obnitendum est. Adolescente enim corpore, omnes venae humore turgent, sanguinisque copiam jecur liberalius subministrat, qui cum abunde caleat, quoquo versum sese insinuat, et quemcunque perrumpit obicem. Quamobrem tum noverint medici, haud ita facile eum constrictum iri, et proinde omni sedulitate caveant, ne infideli curationis mora quasi resumptis viribus maximo impetu et extrema aegroti noxa sese effundat. Huic proxime succedit et non exiguo cum discrimine virilis aetas. Quae autem relinquuntur vitae progressiones, et fatiscente natura ad exitium properant, non tantas ut reliquae turbas excitant, ideoque audacter et tuto contrectari possunt. Non secus discrimen augent et anni tempora ob caloris et frigoris vices, quibus corpora nostra valde concutiuntur. Etenim sub graves autumni incertitudines et hyemis asperrimos rigores venae torpescunt, et sanguis ad exteriora non ita prompte subit, quare tunc si vena quaedam dissecetur, effluentis impetum tutius ac citius licet corrigere. At aestatibus mediis, exurente Sirio ac per totum quasi veris decursum circumsitus aër sanguinem acrius promovet, et laxato corporis ambitu ex ipsis penetralibus evocat. Atque tum eadem operis difficultas est, quae adolescentibus et virili aetate constitutis contingit. Etenim et adolescentiae ver et aestati juventus paribus votis et eodem pene calculo respondent. Imminuunt etiam vel adaugent symptomatis hujus saevitiem et status corporum. Etenim quae calida et humida vel calida et sicca fuerint, difficulter hoc malum tolerant. Non enim leves stimulos addunt ipsorum temperies vel calida et sicca vel calida et humida, haec quidem dum benigno sanguine venae distendantur, qui simul atque frena laxata fuerint, affatim et instar torrentis sese effundit, illa vero ob bilem humorum tenuissimam, quae et acrimonia et calore et substantiae tenuitate ubicunque sese insinuat, et partes ad propulsionem exstimulat. His de causis atque in his corporibus hoc symptoma difficillime omnium licet compescere. Quapropter omnes industriae et vigilantiae nervos decet intendere, quo mature ac ex legibus prudenter curatione instituta affluentis sanguinis vehementiam frenare queamus, et motum ejus sistere. Quicquid praeterea est temperiei frigidae, sive humidae sive siccae, licet vena etiam crassiuscula adaperta sit, non aeque periclitatur. Cum enim sanguis his insit frigidus, atque hac de causa iners, ideoque in habitum corporis cunctantius excurrit, aut si quidem sese effuderit, paulo post ipse subsistit, aut exigua cum difficultate coercetur. Eodem pacto nullus aut perparvus periculi metus est, si sanguis fibrosus et compactis partibus solidus et bene unitus fuerit: econtra ingentis mali exspectatio aderit, quando qui fibris careat sanguis sua sponte diffluat, et substantiae tenuitate et acumine etiam per angustissimas partes nec minori violentia erumpat. Experiemur autem, nunquid talis sit sanguis, ut vel aegre vel prompte dilabatur, si vena incisa, eoque matula excepto, postquam coiverit, aut vitri labro aut ferri lignive acie eundem divellamus. Si quidem enim tenacius cohaereat, et non nisi cum nisu separari queat, procul dubio fibrosum esse et compactum existimabimus: at si ferro vel ligno vix admoto non secus, ac quae vetustate corrupta sunt, protinus dissiliat, eundem tenuem esse et nullius crassitiei participem recte affirmabimus. Cum igitur singula haec, quae jam diximus, quam plurimum vel detrahant vel adjiciant, quae ex sanguinis effluvio pendet, pericula aestimanda sane fuerint diligentius ipsis medicis, atque singillatim his incommodis occurrendum, acriusque et obnixius conandum, quo plurima eorum simul convenerint. Omnis autem horum sive curatio sive correctio in duas partes diducitur. Nam perinde ac in caeteris fluxionibus et aversioni studendum est, qua et revulsionem comprehendimus, et partium, quae fluentem sanguinem excipiunt, robori consulendum. Avertimus sanguinem, si oppositi brachii basilicam aperiamus. Parcendum est nimiae quantitati, dum sanguinem educimus, ac intra modum consistendum. Nam caeteris, quae paulo post dicentur, praesidiis, si quid adhuc redundet, absumi commodo poterit. Prodest etiam, ubi profluentis ejus vis adhuc saeviat, utrique hypochondrio amplam cucurbitulam et magna flamma apponere. Hoc praesidii genus felici eventu persaepe experti sumus. Si longius avocasse consilium fuerit, tali vena incidere expediet. Sed contingit quandoque venae sectionem interdici vel ob animi quandam patientis mollitiem vel quod medicum abesse contingat, qua in re nullo modo cunctandum, sed ad caetera praesidia animus convertendus est. Quare si cute scarificata et suris et femoris partibus domesticas cucurbitulas applicemus, non exiguo cum emolumento ipsius phlebotomiae vicem supplebimus. Nam exhausto aliquantisper sanguine, et dolore ob sectionem excitato, omnis illius vis eo convertitur. Hoc remedii genus repetiise quandoque profuerit, quod experientia, fidelis testis id longo usu nobis commonstraverit. Sin languidius, quae jam habuimus, aut nullatenus auxilia profecerint, accurrendum est ad vincula dolorifica, quae persaepe nobis visa fuere non incommoda. Devinciantur ergo tibiae inferna propter malleolos et femoris ima juxta genua quanto arctius poterit et validius. Partes enim doloribus exstimulatae omnem sanguinem ad sese pelliciunt. Sic frictione partes atterere non erit inutile, quod suscitato calore eoque quam blandissimo viae aperiantur et pori cutis, quae sanguinem posthaec in semetipsas attrahant et quasi absorbeant. Prudens itaque chirurgus, ubi periculum acriter aestimaverit, subinde hisce auxiliis utetur: at non unico temporis momento, ne temere illorum copia usus vel effectus eorum impediat, vel semetipsum exhauriat, dum, quae profutura novit, uno ictu confertim effundit. Sic enim et artis decori atque adeo sui ipsius dignitati prudenter consulet. Singula igitur suis temporibus digerat, et suo loco destinet, interim promiscuo remediorum usu renuntiato. Exacte autem et quantum fieri poterit curiosius pensitet, quo pacto justitiam in quibuscunque aestimatis recte et aetate et anni parte et corporis habitu, aliisque similibus et aequalitatem observet. Interim vero et partium confirmationi incumbet. Quo in casu fascias conduplicare proderit, nec brevi post, sed tardius paulo removere. Gyros igitur fasciarum numero plures esse oportet et validius constrictos, nec arentes, sed posca liberalius ante irrigatos. Haec sane remedium praesentaneum esse quandoque perspeximus. Nec primo vel altero die denudare vulnus conveniet, sed in quartum usque extrahere: dum enim citatiore cursu sanguis ruit, nihil quicquam movere satius est. Nam furorem ejus compescit quies, et commotum inhibet, qui leviter alias exagitatus acerbius saevire solet. Interim otiari naturam haud quaquam quis perspexerit, sed mirifica benignitate objecto grumo quasi obice quodam ruenti sanguini vias intercipere. Hos non dimovisse juvat, non sivisse perniciosum est. Proxime vero omnis humeri regio et usque ad scapulas posca fundenda est et linteola, quae eadem imbuantur, brevi interstitio deponenda, subindeque renovanda, ne calorem concipiant. His praesidiis, siquidem recte adhibeantur, hoc malum desidere non infrequentius consuevit, vel saltem ejus acerbitatem mitescere, quae tandem levi etiam aliunde impulsu penitus concidit. Caeterum cum vulnere detecto, quod aliquando faciendum est, ut malum recrudescat, non immerito verebimur: paranda sunt et adhibenda quae astringant medicamina, quibus profusioni sanguinis, si quidem incidat, occurrere valeamus. Tum venulae hianti gossypium ustum obvertamus aut saltem vicinae parti. Utilis est et castaneae cortex exiccatus et in pollinem subtilissimum redactus, ut et Galeni gluten, quod aloes, thuris, mastiches aequas portiones continet, et ovi albumine excipiuntur. Ex eodem censu est praesidium illud quod bolum armenum, sanguin. draconis pulverem atque adeo pilorum leporis pollinem recipit. Sed ut auxilia haec plurimum per se habent ponderis, ita si victus ratio exquisita et commoda non addita fuerit, nihil aut parum juverint. Prodest igitur et sitim perpeti, et a cibo, quo ad vires suffecerint, penitus abstinere, aut, si quidem necessitas exposcerit, cibos crassiusculos paulo et lentoris nonnihil participes apponere. Talia sunt lac oryzae, ptisana hordei coctione consumpta, quae decocta ex seminibus astringentibus dilui poterunt. Prius autem oxalidis semina et plantaginis aqua decoquere convenit, et mox percolato ciborum succo affundere. Mane ex usu est saccharum ros. antiquum et quod ex oxalide conficitur, adjecto mastichis pulvere aut aliis persimilibus. Exemplum tale est. Recip. sacchar. ant. ros. ℥ j s., ex oxalide ℥ s., pulv. mastich., mumiae, sem. plantag. an. ℈ ij, misce et cum syrupo myrteo ex arte reformetur electuarium solidum aeque et aureis phylliis obducatur. Hujus ℥ s. deglutiisse suffecerit. Sic orbiculi parari poterunt hunc in modum. Recip. pulv. sandal. rub., mastich. an. ʒ 5, mumiae, cornu cervi usti an. ʒ 5, sacchar. albiss. in aqua plantag. dissoluti ʒ 6, efformentur rotulae s. arc. pondere ʒ 2, quarum unam vel alteram eadem ante cibum hora praebere poterimus. Nec alienum fuerit ex trochiscis terrae sigillatae et studiose tritis vel ferculis vel sorbitionibus quid inspergere, ea tamen lege, ut sacchari duplum adjiciatur. His igitur rationibus jam a nobis dictis et sanguinem fluentem sistere, et caetera, quae non raro oboriri solent symptomata, et propaginem modo delineatam aut vicinas ei partes exagitant, corrigere sedulus medicus et circumspectus recte et cum aegri emolumento poterit. Sed hoc loco scrupulus nobis, qui ex jam relatis emersit, eximendus est, atque quam brevibus et perspicue. Diximus enim, dum sanguinis effusionem pertimescimus, ne statim vulnus commoveamus, sed ad tres quatuorve dies pacatum relinquamus. Illud etiam quamprimum detegere jussimus et sedulo circumspicere, an earum partium putredo quaedam et interitus ingruat. Nunquid igitur re ancipiti et ubi ambo convenerint symptomata desistendum ob haemorrhagiae metum, et de propagine periclitandum? An sanguinem largius effluere satius est, et partium internecioni occurrere? In primis quidem, postposita traducis salute et stillante adhuc sanguine, nihil tentandum esse videtur, nec plagam contrectare. Metus enim est, ne vel aegrum largissima profusio exhauriat, vel eousque progrediatur, ut aegre quam valentissimis etiam praesidiis et longo intervallo post subsistat. Sed nihilominus, ut plagam detegat, peritus medicus accedet, et partis interitum, si licet, prohibebit. Qua in re duo haec observet velim, ne scilicet universum vulnus simul denudet, et ut quod blande fieri queat et suavissime illud attractet. Nihil interni vulneris agitandum est, exteriora saltem et suspensa manu leniter dimovenda, ac illa praesidia, quae supra allata sunt, ab adversa traducis facie dejicienda. Sed et illud additur, si vulnere jam aperto repente et ultra modum sanguis effundatur, nec exiguum jam sit, quod in parte ad interitum tendat, quidnam tunc medico faciendum sit? cuinam illorum prius incumbat? quo pacto utrique, si liceat, suppetias ferre queat? Hanc litem actionis, quam perire necesse est, ususve dignitas dirimet. Exiguum enim est quod ex traduce intermortuo perpetimur (obest etenim quo minus faciem ad pristinum decorem revocemus), at cum sanguine, si violentius erumpat, et ipsam vitam profundimus. Frigidis itaque ac rigentibus plane medicamentis haemorrhagiam ut coerceamus, necesse est, quantumvis ex altera parte propago intereat. Si tamen malum hoc non tantopere saeviat, ita quidem curationis consilia explicanda fuerint, ut moderatione quadam saluberrima utrisque symptomatis ex aequo occurramus. Etenim quae commodissima fuerint, et utriusque mali vim compescant, praesidia reperiantur, quae calore simul et siccitate id quod volumus recte praestare possunt. Nam quae sicca sunt, profluentem sanguinem coercent, quae calida non tamen usque adeo vehementia, sed benigna, internecionem partis totam elidunt. Horum farraginem supra ostendimus. Caeterum enarrasse victus rationem, quae symptomatis his accommodata sit, plane supervacaneum est. Id enim sagax medicus et peritus ex supra a nobis allatis venari poterit, ubi ejus et quantitatem et qualisnam esse debeat, satis clare diximus. Haec tamen admonere jam sufficiat, ut abstinentiae, quantum fieri poterit, et virium ratio permittit, ad quartam usque saltem studeamus. Negocia omnia et curae quaeque somnum abigant molestiae profliganda sunt penitus. Quieti concedendum, ac ejus cum universi corporis, tum praecipue brachii, quam pro symptomatum ratione oportet decernere. Extrahuntur enim mala haec in quartum usque diem vel in septimum: raro aut nunquam in undecimum. Sunt perplurimi, qui nihil horum experiantur, sed eam benignitatem humorum atque corporis tantamque operis securitatem secum afferant, ut vel surgentes a tertio die ad consueta munia revertantur. Hoc tamen iis factitare licebit ea lege, ut nulla malorum adsit suspicio, neque ut his, quae sopita facile excitantur, qualemcunque ansam praebeant. Quare tutissimum fuerit, etiam optime constitutos ad quartum usque intra domesticos parietes sese continuisse, victu parciori indulsisse, ad horas usque antemeridianas lectulo decubuisse, ut hac vitae moderantia victusque frugalitate ab impetu tantae noxae securi et immunes esse possint. E lectulo ubi surrexerint, curiose brachii positum custodiant, et latissima quadam taenia ex cervice suspensum gerant, sic collocatum, ut mediam figuram, quae opportuna est et doloris expers, gestando obtineat. Transacta septima liberaliori victu indulgeant, vinum assumant, non tamen usque generosum, quo jecur et venae incaleant: ὀλιγόφορον, quod vocant Graeci, nos leve, sane profuerit, vel quod minimum illius naturam excesserit. Nigrum longe accommodatius est. Hoc vitae genere ad decimum quartum usque aegri utantur, qui unus fere statuitur terminus educendae propagini, quod inferius declarare tentabimus. Medicus interim quod est curationis acerrime diligentia moliatur, et juxta praecepta, quae supra descripsimus, cum pharmacorum tum ipsius temporis et administrandi modi suppurationi sedulo incumbat. Ita enim faeliciter artis opera tractaverit, et non infimam laudem nullis interpellatus calamitatibus gloriosus consequetur. Quas enim recensuimus noxas, non ut perpetuo hanc actionem comitentur, retulimus, sed ut nihil incaute, nihil ut temere agamus, nec quicquam in hominem, medicum eruditum et expertum cadat inopinatum. Non enim culpa vacat, qui, si quid tale acciderit, ut removeat quod noxium est non habeat, sed velut mus in pice haereat, quo se vertat, quid consilii capiat, ignoret. Nec licebit ad id confugere, quod ex improviso evenerit, te non putasse: quam enim ineptum hoc? Omnis error, utcumque inopinato accidat, illaudabilis est. Est enim ars teste Cicerone [1]) certa quaedam et minime fallax, quae ad eundem finem spectant, praeceptorum collectio: nec artificem dixeris, qui quae artis sunt non perspecta et explicata habuerit. Nam neque in scientiis, quibus est immota veritas, aliquem recte versatum esse

[1]) Cicero 1 de orat.

quis pronunciaverit, qui non rem ipsam, et quod diversum persuadere poterit; una opera cognoverit. Etenim contrariis invicem collatis et juxta positis multis partibus plus elucescit veritas. Quis imperatorem collaudarit, qui solum palam cum hoste novit contendere, et non simul eorum insidiis occurrere? Quis nautam commendarit, qui tranquillo mari clavum gubernet, mox oborta tempestate ob imperitiam navim demergat? Paratum igitur in omnem eventum esse decet, et casum ab actionibus nostris secludere. Hic enim ubi affuerit, nil certum, nil constans est, omnia incerta, omnia mutabilia: illae et consilio reguntur et solertia perficiuntnr. Sic praestat neque securum esse neque praecipitem nimis: hoc temeritatis est: illud negligentiae, quae a bono viro longe abesse debent. Quare instructos esse chirurgos nostros voluimus, ut in utramque fortunam sint paratiores, sive omnia parata sint, nequid ipsi erroris committant, sive difficultas quaedam in opere et incommodum emergat, ut quamprimum suppetias ferre et mederi malo recte noverint, quae omnia facillime assequentur, si quidem nostra paulo attentius praesenti animo evoluerint.

Capitulum septimum.

Cur traducis cutanei depromendi actio diducatur, neque id unica sectione fiat, quodque sit tempus opportunum huic eductioni administrandae, et quis sit futurus omnis illius apparatus.

Propaginem cutis seu cutaneum traducem delineatum conformare penitus, in eumque statum adducere, ut faciendae insitioni non ineptus sit, nunc instituti nostri est. Quare necessarium est, ut quae conferant pro opere peragendo, in primis edoceamus. Cogimur autem, priusquam omnem penum hujus negocii instruamus, pauca praefari non indigna, et quae ad propaginem maxime pertinent, ut minimum sit aut perexiguum, quo ad mihi constiterit, quod in hoc opere nostro ab mortalibus desiderari queat, et propterea caeteris annecti debeat. Conamur enim primi hanc artem edocere alios, a nullis, quod nobis perspectum sit, factitatum hactenus. Quicquid enim juniores nostra tempestate, et qui paulo supra ab hominum memoria repetuntur, pro artis hujus declaratione tentarunt, illud ineptius certe conati sunt, quam ut referri a quoquam debeat. Nam in artis infantia pro rudimentis primis atque vel crassioribus et minus ingeniosis meras nugas attulerunt, orationis vanitatem, commentitia omnia atque adeo universis artis notionibus repugnantia, ut incertum sit declarasse, turpiusne quid an indoctius aggressi fuerint. Sed parcendum est, ne quis liberalium hominum in illorum maledicentiam stylum nosmet acuisse existimet, quo nihil minus agimus, cum illud etiam ingenue fateamur, quicquid illi vel scripserint vel dixerint, non acerbius aestimandum, sed benigne et humanius interpretandum esse. Utrinque enim aberrarunt, et commentitia pro genuinis scripserunt (non enim omnia omnes possumus), nihilominus benefaciendi studio nostras voluntates promeruerunt, et socordes ad aggrediendum, quid dignum nobis et laudabile, instigarunt. Hoc praeterea illis suffragatur, ut doctissimos et pios Manes tueamur, et promptissimam eorum erga nos voluntatem fideli argumento testificemur, suffragatur inquam, illos non ita rem enarrasse, ut, vana interim experimenti autoritate adducta, quasi fuco quodam artem ipsam exornare et stabilire voluerint, sed hoc ipsos ex aliis audivisse, non item facto comprobasse, ingenue testati sint; licuisset enim cuipiam illorum, qui vulgarem quandam gloriolam aucupatus esset, id se re ipsa comprobasse dicere. Quae illorum ut est non improbanda modestia, praeter illum benefaciendi promptissimum animum, non iniquis contumeliis proscindi, sed cumulatissime laudibus extolli debet. Sed ut eo, unde digressi sumus, revertamur, deprecari nobis consilium fuerat nostram negligentiam, sicubi in hac nova artis et minus ante tentata commentatione, quod erudita ingenia desiderarent, praetermissum fuerit. Neque enim fieri potest, quin prae ingenii nostri tenuitate atque adeo in primis artis incunabilis imperfectionem nostram et mentis imbecillitatem attestemur. Nihil enim aeque primordio perfectum est: non una die Romanum crevit imperium: quicquid est mortalium operum, gradatim consequendum est: lente ac per vices ab imperfectis ad perfectionis apicem devenire oportet. Sic artes crevere, sic scientia. Nam quae alii jecere semina et satis indecore, ea excepta a posterioribus et felicius exculta incrementum sumpserunt et aliquando maturuerunt. Sic Aristoteles, sic Galenus, sic alii quamplurimi, quod ab priscis illis sapientiae professoribus rude satis et impolitum acceperunt, id ad limam revocarunt, conformarunt, expoliverunt. Non enim eidem quid invenire et perficere datum est. Unus bonorum omnium nobis fons et autor Deus quadrata et omnibus numeris absoluta, exemplo nunquam non satis admirando, nedum imitando, profert opera. Mortales rerum perplexitate occoecati, titubantes, imbecilli, mente capti, licet clarissimum ingenii jubar explicare conentur quandoque, mancis tamen, distortis et nonnunquam plane ridiculis imaginibus inscitiam suam et imbecillitatem produnt. Quare meo judicio recte Columella judicat in villatico suo opere ad finem, dum nobis cunctarum rerum prudentiam minime dedisse naturam affirmat. Etenim quicunque mortalium habiti sunt sapientissimi, multa scisse dicuntur, non omnia. Imo ausus est eorum quidam ingenue satis fateri, se, quo magis disceret, eo minus cognoscere. — Sed insistamus vestigiis et gressum promoveamus. Discutiendum primo videtur, priusquam ad earum rerum apparatum, quem propaginis requirit eductio, orationem convertamus, quanam de causa factum sit, ut depromendi traducis opera interjecto dierum spacio, eoque non exiguo prorogetur, nec unica vice, sed separatim perficiatur. Videbitur enim quibusdam forsan praestare longius, si omnem moram explicandae propaginis intercidamus. Nil enim obest, quin cutim, quae in traducem cessura est, parata hunc in usum forcipe nostra architectonica vel ad infernam partem vel ad supernam, utcunque id nobis ratio persuaserit, una eademque opera excidamus. Sic enim et temporis jacturae, cruciatuum magnitudini, operationis securitati consultum esset. Nam propaginem si uno impetu excipiamus, et pro insitione paremus conformem, festinaret promptius nostra operatio, et citius ad exitum absque tanto temporis dispendio, ad tres menses et ultra scilicet, deduceretur. Quid praeterea non tormenti subeundum est? etenim nec bis patiendum esset, nec acerbius. Namque vix aut non tanto dolore operationis vehementiam aegri experiuntur, quod adacta forcipe partium sensus quadantenus obtorpescat. Hoc multi non obscure professi sunt, se operationem hanc prius perfectam vidisse, quam animadvertisse. At qui stimuli, quae vellicationes, quae tormenta, dum propaginem depromimus, perferenda sunt? Videbimus id infra, dum actionem hanc cum superiori conferemus. Quid non incommodi superest, dum parti ei medemur, atque vel sorditiem extergimus, vel linteum imponimus? Certe cutaneus tradux si una opera totus, quantus futurus est, e brachio eximatur, faciliorem multo blandioremque curationem nobis promittit. Quid non praeterea fructus in operatione percipiemus? quam tuto rem administrabimus? Etenim si vas quoddam vel arteriae vel venae idque non leviusculum violari quandoque contingat, licebit utique injuriis ejus facilius occurrere, quod sub aspectum et manus nostras recta cadat, sive id deligandum esset obnixius, sive vel ustione, ubi contumacius sese effuderit, sanguis cogendus, vel fauces ei obturantibus praecludendae sint. Atque hoc apud nonnullos plurimum ponderis habiturum esse, facile adducor ut existimem. Haec tamen omnia, quanta sint, unius exitus lubrici (atque adeo quod frustra fiat quod moliamur), opposito ariete cuncta ruunt penitusque demoliuntur. Quantumvis enim cita et cruciatuum exors, tametsi lenis et secura illa existat operatio, nihilominus tamen et artis finem excludit, et omnimodam perniciem propagini interminatur. Haec enim prima calamitas est, si quidem simul totam propaginem ut decet excideris, quod simulatque una ex parte avellatur cutis, quamprimum resiliat, et uno fere oculi nictu totam sese contrahat, quam sive manu complanare, sive vinculis explicare adnitaris, omnem tamen operam luseris. Praeter enim quod id ob partis illius flaccescentiam fieri nequit, et subjectarum partium jamque convulneratarum curatio hoc opus minime patitur. Videtur simile quid fidibus in testudine accidere, quae simul ac validius distensae rescindantur. Nam et ipsae uno impetu resiliunt, et explicatae haudquaquam eo, qua eas incideris, redeunt. Sic quandoque vulnerum labia hiare vidimus, ut ea adducere rursus quantumvis insudaremus, plane impossibile fuerit. Dissuadet ergo et penitus prohibet haec in sese currentis cutis noxa, quo minus una eademque opera et propaginem delineemus et universam depromamus, et tanto plus, quanto majus periculum fuerit, ne praeter illa incommoda penitus emoriatur. Etenim conglobata minus difflabitur, minus curam ex remediis admittet, et si qua illius parte intereat, id latius serpendo et reliquum contactu inficiet, et totum confestim absumet. Negat id operandi genus posse concedi et partium, quae substratae sunt, non contemnenda dignitas, sive musculi fuerint, sive venae et arteriae, quae si insolentius denudentur, mirum quantum ex aëre circumfluo offendantur. Non enim non omni ferro penetrantior est, licet partes eas satis strenue fasciis muniveris, et praecipue tunc impedit, cum suam propago curationem expectat. His ergo incommodis tollitur illa administrandae propaginis praeceps et accelerata cura, et in medium venit ea, quae interpolate fit et distractim, quae sane utcunque tardior paulo fuerit, utcunque quaedam cruciatus momenta includit, longe tamen tutior est et ad institutum nostrum accommodatior quam illa, qua non solum de lucro, sed de sorte etiam periclitamur. — Sed jam ex ordine sequitur, ut tempus, quo propaginem depromi necesse sit, recte definiamus. Hoc ut in caeteris artis operibus fit, non certis diebus aut horis describi potest, sed ex rei natura et substantia petitur. Quod enim illa nobis commonstraverit, id sequendum est, quod vero alienum ab ea erit, recusandum: nec annexa est ejus virtus certis regulis. Quando igitur propaginem jam denotatam educere conveniat, illius nobis, quae necessaria est, corpulentia ostendet et symptomatum omnium intermissio. Affluente enim sanguine, eoque caloris vi in fibras carneas compacto, solidescit cutis et densior fit, quo quasi freno jam incisa revellitur, quo minus corrugata evanescat, sed expansa pristinum quantitatis decus retineat. Hoc erat illud, quod sectionem hanc una cum superiori, qua prima lineamenta traducis duximus, simul fieri vetabat. Expectandum itaque est, ut crassior cutis quoquo pacto et compactior evadat, quod, si in incertis rebus certi aliquid licet statuere, intra quatuordecim dies fere solet contingere. Quo temporis beneficio et quae corpora subjecta sunt non sine utilitate fruuntur, dum exiccata nova cute sese investiunt, cujus ope confirmantur, et egregie se tuentur ab aëris exterius advenientis injuriis. Itaque ex hac excerpendae propaginis occasione quasi auctarium quoddam nec ingratum subsidium partibus his accedit, quas externis noxis exponere et immunitas relinquere nec commodum nec tutum satis foret. Praecipue autem hocce operationis genus adigit ut differamus ipsa symptomatum, quae contingere solent, violentia, atque quousque penitus conciderunt, quod intra illud dierum, quod diximus, spatium non potest non fieri. Si enim effrenatius sanguis proripuerit, si inflammatione partes distendantur, si erysipelate incaleant, quis quaeso non videt nihil tentari posse, tantumque abesse, ut de traduce educendo cogitemus, quod novis doloribus novo periculo fit, ut potius quo mala, quibus partes illae conflictantur, deliniamus, eo omnes conatus nostros, omne consilium, omnem operam et studium convertere oporteat. Nec contemnendum illud est, quod ex interitu propaginis impendet periculum. Jam enim ubi traducem haec mali labes concutere occepisset, nullatenus ejus saevitiam vel compescere vel extirpare nobis integrum esset, si quidem primis incommodis nova denuo aggregassemus; quin ferocius longe et immitius in propaginem grassaretur, et eum sua virulentia penitus consumeret. Non enim tum pluribus malis simul incumbere possemus, et eorum vim evertere. At cum ex mora interposita curationi locus detur, ut si quid obripuerit acerbius, id statim e medio tollatur, et non parum interea recreatis viribus propago confirmetur, utpote quae ex duplici loco tanquam geminis uberibus et sanguine et spiritu perfundatur, itaque minus periclitabitur, et omnes operationis impetus, si qui sunt et futuri sunt, promptius et minori cum noxa sustinebit. Si enim altero nutritio exempta privabitur, infelicius multo vitam deget, nec vires jam labantes recuperabit, sed iis collapsis protinus evicta et emortua concidet. Operae igitur precium fuerit, hanc secundam actionem paulisper prorogare, et tum eam aggredi, cum omnis symptomatum fragor conciderit, et ubi redintegratis viribus ipsa propago a malis respiraverit. Sic operis securitati consulemus, sic aegroto molestias imminuemus, sic maturo rem absolvemus (sat enim cito fit, quod sat bene), sic etiam aliis partibus, et praecipue quae substratae sunt, non leve emolumentum comparabimus, cum omnem aëris iniquitatem arceamus, atque paullum sese reficiat potestatem faciamus, tandemque id agemus, quod recta ratio, omnium scientiarum magistra et actionum regula, nobis commonstret, cui nec experientia, gravis et ipsa testis, et illius quasi comes, si non socia, repugnet; nam conatus nostros hucusque felices rei successus semper confirmarunt. Sed jam apparatum hujus administrationis expedit ut edoceamus, ut paratiores esse possint medici, dum opus aggressuri sunt, et ad agendum alacriores. Non enim leve solatium est nec minima pars operis, instrumentis, quae ex usu sint, satis instructum esse, et ea accommodata apteque disposita habere. Illud enim agenti calcar addit: hoc artem et artificem commendat. Veruntamen suppellectilem hanc ad superiorum normam, quae in prima operatione adduximus, facile unusquisque ex se posset instruere; ne tamen quis haesitare possit, nec sibi ipsi satisfacere, agite brevibus et compendiose rem omnem enodemus. Cumque ita dissecanda sit cutis ex altera parte, cumque venulae quandoque intercurrant, ideo illa prorsus instruenda sunt omnia, quae in prima traducis delineatione supra descripsimus. Ovi ergo albumen, rosaceo dilutum, liberalius adsit. Huic bolum Armenum et sanguinem draconis injicere convenit. Adsint linamenta stuppea, bina, lata et in ovatam figuram conformata. Quantitas ex amplitudine sectionis petenda est. Sint autem ampla satis, ut universam sectionem nuper factam obvelent cum propaginis, tum ipsius brachii, ex quo is ipse jamjam depromptus fuit. Medicamenta adhuc et linamenta in promptu sint in curam subjecti vulneris, cujus totam circumscriptionem eo, quod propaginis fundamentum sit, perbelle aream vocamus. Ut igitur ei medeamur, linamenta parare decet suppurantibus oblita et linteolum, quod injiciamus, ipsi areae amplitudine respondens: sub haec alia quoque linamenta ex usu fuerint, quae interno traducis vulneri prospiciant, sintque unica vice hac praesidiis supra habitis, quibus pus movere datum est, adhuc obducta. Caetera videbimus alias. Requiruntur etiam fasciae duae eadem quam supra notavimus magnitudine. Illarum altera aream et quae medicamenta injecta sunt continebit: altera in subsidium est cutaneo traduci. Hanc universo brachio extra circumducere oportet, ideoque longiorem illa esse convenit. Adsit etiam culter politissimus aeque et acutissimus unus atque alter, quibus sectio administranda fuerit. Sic acum adesse decet trajecto funiculo, qua fasciarum fines consuemus, et praecipue internae, quae nullatenus in nodum vult constringi. Famulorum praecipua cura fuerit haec administrasse, vel in iisdem apparandis chirurgo praesto fuisse, cui illico incumbet, nunquid recte se habeant omnia, oculis ipsis perlustrasse (nihil enim magis actum erit, quam quod ipse agas), tandemque singula suis locis probe collocasse. Atque haec de apparatu: caetera in sequentibus prosequamur.

Capitulum octavum.

De cutanei traducis jam educendi administratione.

Edocturi jam, quo pacto cutaneum traducem seu cutis propaginem educere conveniat, ita orationem instituamus necesse est, ut pro curtarum partium ratione, in quarum usum ipse cessurus sit, ejusdem educendi modum primo demonstremus, mox rem ipsam aggrediamur. Non enim parum refert, quid agas et cur agas, prius cognovisse. Illud igitur primo scitu dignum est, cum in alterutram partem cutaneum traducem educere possimus, id tamen indiscriminatim facere non licere, locus enim pro sectione hac non promiscue omnis est, sed quem curtae partes ostenderint. Cum itaque nares curtae et labia utraque ex ipso restituantur, videndum est, num singula istorum eundem sectionis locum requirant, an plane diversum: et nunquid aliqua eorum consentiant, aliqua vero dissentiant. Hanc rem definiet recte operis finis et artis scopus, qui est, ut partes curtas ad deficientis quantitatis normam restituamus, neque id simpliciter, sed apposite et quam decenter, ut quantum fieri poterit naturae typum assequamur, et hoc grato spectaculo mortalium oculos perstringamus. Id autem praestabimus, si traducem substantia quam similem adjungamus curtis, atque ut eum in membri, quod perierat, figuram apte et concinne ducamus. Sed hoc infra rectius docebitur, jam illud evolvendum est. Cum igitur in traduce duplex adsit superficies, externa scilicet et propria, scilicet domestica, et minus propria, quinimo ascititia, et cum utraque earum educi, et curtis applicari queat, quanam parte atque vel infrane vel supra id faciendum est? Si in applicatione hac decentem ornatum, si naturae aequitatem observare licet, si diversarum partium concentum, ut hominum oculos afficiant, exprimere convenit, utique profecto nihil aptius erit, nihil conformius ipsa cute brachii ad externam faciem curtis partibus extra etiam applicata, nil vero ineptius, nil enormius ipsa parte aversa traducis, si cum adversis curtorum partibus conjungatur. Haec enim rubra, inaequalis est et aspera, illa levis, aequalis et grato candore conspicua. Conveniet igitur partes hasce et curta et traducem adversas aggregare et unire; sic enim et partium substantia et similitudine concinne sibi invicem respondent. Quod cum ita, ut statuit recta ratio, faciendum sit, sane et positum traducis vel situm in unione quadrare opportunius est. Quare si ex inferna parte propaginem incidamus, ac naribus applicemus, nemo certe non videt, eam inverti debere, et domesticam ejus partem externis et adversis narium partibus conglutinari. At haec ab illius symmetria et substantia longe dissidet, estque hoc agere ab fine et bonitate artis alienum penitus, quae mirificum quendam partium invicem consensum requirit, et id unum curat sedulo, ut recte agentis naturae, si modo licitum est, vestigia semper insequatur. At quamvis ingenio quodam invertere propaginem possimus et intorquere, noverit tamen unusquisque velim, hanc contorsionem sive inversionem magna certe mercede vel inflammationis in traduce vel cruciatus in aegro fieri. Nec prudentis est, res dubias et ancipites certis atque accommodatis ante ponere. Quod faceret is, qui propaginem infra excideret, excisum contorqueret, contortum insereret. At si ex superiori parte rescissam eduxeris, mirum est, quam recta, quam sine incommodo et ad nares et ad superius labrum feratur, quam laevore, aequalitate, si sic curtis adversa applicetur, quam candoris specie caeteris membris respondeat. Merito igitur statuendum est, si nares atque adeo superna labra instauranda sint, non infra propaginem, sed supra et qua parte ad alas inclinat, incidi et a brachio educi debere. Secus accidit, cum infernum labium refici oportet. Tunc enim, si loco alto excideris traducem, et affecto loco connectas, partem eam, quae illi genuina est et nativa, intro converti contingit, quam vero ex incisione nactus est superficiem callosam asperam et fuscam quasi, oculorum aciei adversam exponi. Quod cum maxime absurdum sit et fini nostro penitus adversarium, enitendum est, ut depresso loco, et qua ad ulnam convertitur, traducem excindamus. Ita fiet, ut infero labio recte cohereat, et ex artis praescripto ad exemplum ipsius naturae partibus curtis summa aequitate consentiat. — Sed nunc operis administrationem ineamus, qua in re admonendi nobis sunt chirurgi, nos sectionem hanc duplici modo praestare posse. Aut enim recta fieri poterit propaginis incisio aut obliqua: quarum illa ab interiori propaginis angulo ad alterum exteriorem recta, neque huc neque illuc inclinata ducitur: haec vero ab interno cutis angulo ad superiora et decussatim quasi ascendit, et quae propaginis regioni ad humerum conterminα est, cutis illius partem quantam eripit, aliquando quidem adeo insignem, ut sesquidigitum exaequet. Hanc vero diversitatem nos magna Dea necessitas edocuit, et usus optimus artifex comprobavit. Cum enim aliquando propaginis delineationem non exacte constitisse, a nobis animadversum esset, nec parum esset, quod imminuta ejus longitudine a praescripta mole discederet, quare ut hunc errorem corrigeremus, propaginem quadantenus exporrigere, et amplitudinem ejus adaugere instituemus, quod non alia ratione; quam sectione hac, quae obliqua fertur, nec incommodo licet assequi. Solet enim ad caeteras decrementi traducis noxas et illud accedere, quod juxta angulos tam superiores quam inferiores perenni vegetandi agitatione natura ipsa coitionem moliatur, et inde propaginis moles fere plus quam par est pro insitione imminuatur. Nec minus opportuna est sectio haec, cum laxa cute et tenui insigne traducis decrementum fore, quod ex latitudine jam imminuta certo constat, non immerito verebimur. Admonemus itaque medicos, si quidem non absque illorum culpa paulo brevior, quam satis est, propago fuerit, aut ubi cutim excisuri non leve quid de quantitate ejus decessurum fore suspicentur, ut errata illa corrigant, et futuris malis hac prudenti sectione prospiciant. Ubi vero nullus dubitandi locus relictus est, tum recta et absque aliqua ad latera declinatione sectionem molientur. Praestat tamen semper in omnem eventum attentum esse, et ut redundet potius quid, quam deficiat, providisse. Aeger igitur lectulo decumbat eo penitus loco et situ; ac fuit, cum prima traducis lineamenta ducebamus, lumini opportunus, a parietibus intervallo diremptus, proxime ad exteriorem marginem, ut sub artificis manu haereat, circaque lectum hinc inde excurrere liceat, et ut absque cereorum usu operatio possit peragi. Ministri interim sua loca observent, alter ad artificis dextram, qui penes aegrotum erit, alter ad sinistram: hic aegri brachium pulvillis innixum cubito tenus manuque extrema recte sublata continebit: ille vero, ut medicus praeceperit, et vel recte vel oblique propago excidenda sit, sic superam humeri regionem contrectabit. At quoniam utrumque horum modorum, nempe aut rectam aut obliquam sectionem, in usum transferri constat, non ludemus operam, si unumquemque illorum non semel et una praeceptione comprehendamus, sed distinctius et accuratius describamus. Quare si rectam sectionem chirurgus facturus sit, ministrum, qui a dextris objicitur, supernam brachii cutim et quae traduci proxima est comprimere jubeat. Cedit enim cutis ob mollitiem, et sectionem, quae recta futura est, non raro interpellat. Comprehendet vero cutim minister, et ad normam continebit, si alteram manum axillae injiciat, alteram vero ad cutaneum traducem quam proxime imponat. Interea chirurgus propaginem specillo attollat, indicem sinistrum imponat, pollicem extra e regione adjiciat, et traducem blande sublatum contineat. Mox dextra ferrum imponat, aciem impingat, et ad rectam lineam ad angulos superiores aequali et non erranti ductu perducat. Propaginem jam eductam ad ulnam inclinet, et parte ea, quae vulnerata est, stuppas imponat probeque muniat. Fit enim ut non levem sanguinem haec pars effundat, si quandoque venula quae incidatur eandem perreptaverit. Itaque et hic habet, quod non negligat artificis sedulitas. Interea minister caeteris partibus, nempe areae incumbat, stuppas injiciat, et sanguinem profluentem arceat. Atque haec prorsus fuerit rectae sectionis ratio. In obliqua, quam nunc edocebimus, primum eo supersedendum est, ut neque quod supra voluimus, brachium minister comprehendat, neque manus geminas, imo nullam injiciat. Hoc tamen medico perspectum sit, ut inter traducem et subjecta corpora ferrum adigat, et superiora versus sectionem paret. His enim duobus operatio haec a superiori descendit. Protinus itaque ubi perspexerit, quantam portionem cutaneó traduci adjicere oporteat, hunc pollice et indice dextrae manus suspendat, et ministro, qui supra est scilicet ad dextram, comprehendendum tradat. Ipse propagini specillum intro subjiciat, eandem attollat, et indicem sinistrae manus lenius imponat: huic pollicem ex adverso objiciat, et quemadmodum diximus cutim ipsam sublevet, pauloque altius, ut cultello non impedito aditus pateat. Eundem dextra injiciat, aciem adigat, et valide transversoque ictu quantum sibi opportunum esse visum fuerit, obnixe educat. Propaginem jam depromptam ad ulnam reclinet, et qua parte resecta est, stuppa contegat et recte muniat. Sed hoc negocii statim ministrorum alteri concedendum est. Ipse medicus ad aliam partem recurrat, linamenta injiciat, probeque et sedulo curet, ut omnem sanguinis impetum quovis modo refrenet et inhibeat. Exinde consilium est universam aream contegere, atque diversis linamentis, et linteolum illud latum imponere. Propaginem vero ministro sinistrorsum credat, qui dextra eam comprehendat commodissime, et linteolis tepefactis adversus aëris injurias indefesso foveat. Interim chirurgus altera fasciarum totam aream circumdare et opportuno contegere hoc prorsus modo meditabitur. Initium illius ad superiora et interiora areae explicet, id pollice manus firmet, dextram sub postica parte demittat, ad interiora sursum fasciam educat, mox qua parte cepit revertatur, rursus fasciam circumducet, quod eousque peraget, quo tandem universum areae spacium circumjecta fascia contectum fuerit. Ea tamen lex esto, ut in externam brachii partem fascia desinat, ubi reliquis spiris eam affigere, et funiculo assuere elaborabit artifex. Haec ubi peregerit, tum propaginem depromat, et qua parte residere debet, super eundem plane locum, unde exemptus est, linamenta quaedam pro interna ulceris curatione supra eam fasciae latitudinem insternat, et eo impositum traducem reclinet. Hic observatione dignum est, ut locum traduci convenientem satis assignemus, atque ut eo tam in latitudinem quam longitudinem explicato, ne quid erroris committamus, moderantiam quandam actionis observemus. Plurimum enim ad operis perfectionem proderit, eundem recte componere: nec minimum a mole ejus decedet, si quae non rite peragantur, quo nihil erit vel ad operis finem inutilius vel ad artis commendationem ineptius. Nec protinus id animadverti licet, sed furtim labes haec ac per momenta sese insinuat, quousque tandem aliquo tempore post ejus incrementum concipias. Nullum igitur oportet non movere lapidem, seduloque et obnixe contendere, ne erratum quid negligentia et culpa nostr committamus, sed quo ad licet officii nostri munia expleamus. Traduce igitur reclinato, explanato et rite composito, jubeat volo chirurgus, supremam ejus a ministro supra comprehendi, imposito indice medioque digito, et ne quid remittat, sollicito admoneat. Etenim, ut propago contrahatur cavendum est. Ipse fasciam arripiat, ad infernam partem, et qua matri propago adhuc inhaeret, injiciat, mox deligationem promoveat, quousque tandem integram propaginem comprehenderit, et cum brachio devincierit. Noverit autem chirurgus in hoc fasciae circumpositu totam operis jam dicti dignitatem consistere. Nam contabescit quam primum tradux, si arctius constringatur, et calore suffocato emoritur: sin vero laxius deligetur, neque sic fiet, quo minus a quantitate sua recedat. Aequitatem igitur et regulam adhibeat, ne quid vel connectendo obnixius vel devinciendo solutius non sine querimonia peccet medicus. Sed cum arduum sit primo ictu metam attingere, et non nisi experientia constet, num ad normam actionem tuam direxeris, itaque ut certior evadat et peritior, quotiescunque fasciam deprompserit chirurgus, universam cutis substantiam animadvertet, et curiose circumspiciet, nunquid recte sese habeant omnia: an vero propago emoriatur, aut quodammodo sese contrahat. Hoc autem oculi demonstrabunt: illud vero pallor et in sentiendo torpor ostendet. Itaque si quid praetermissum fuerit, id rite et sine difficultate corriget. Sit autem diligens valde chirurgus expeto. Quare quod reliquum est ubi omnia peregerit, tum brachium in locum suum atque in mediam figuram collocabit. — Atque haec fere, ni fallor universa operationis hujus administratio est. Sed hoc in loco, quascunque traducis partes annotasse et propriis appellationibus designasse commodum est, ut illarum, si quando mentio incidat, absque ulla verborum circumscriptione meminerimus. Effingendis nominibus agricultura faces proferet. Ejus enim signa libenter sequitur ars nostra, sub cujus auspicio in campum prosiliit, cujus ductu, ut unicuique patet, hucusque militavit. Partem igitur universam, quae operationis nostrae materies et sedes est, et cutaneum traducem et cutem propaginem et cutim brachicam novo efficto nomine hucusque, ut et inde fiet, nuncupavimus. Haec longitudine et latitudine insignis est, altitudinis minimum obtinet. Longitudine vero et latitudine adeo differt, ut illa tertia parte hanc fere semper superet. Longitudinem autem, quia insignior est, in superiorem, mediam et infimam partem secari licet, et singulis sua nomina indere. Superiorem eam intelligimus, quae proxime a brachio abscissa fuit, quam traducis apicem jam aliquoties diximus. Eundem proprio magis nomine insititio seu apice insititio posthac significari volumus, quod hoc loco praesertim is ipse in curtas partes inseratur. Infernam portionem, quae a brachio dependet, radicem traducis appellamus. Hinc enim, velut ab radice in arbores, sic in reliquam traducis sustantiam alimentum defertur: sic partem, quae radici brachii contermina est, nutritii nomine designamus, quod ejus beneficio nutriatur tradux et adolescat. Quae vero media est inter radicem et apicem, eam propaginis corpus non immerito vocabimus. Quod autem ad ejus superficiem utramque spectat, nos equidem communi nomine et interna et externa, aliquando etiam aversa et adversa usi sumus. Quae enim interna est a facie nostra aversa est, quam quia in callum decoquitur, nonnunquam callosam nuncupabimus: quae vero exterior est, haec oculis nostris ex adverso ponitur, quam usitato cutis nomine cutaneam deinceps dicemus. Caeterum traducis oras vel interiores vel exteriores, aut lineas vocabimus aut linearia confinia vel interna vel externa. Nec ea incommodo et labia dicere possumus, quod rotunditate et crassitie labia oris fere repraesentent. Atque haec pauca de his sufficiant. Quantumvis enim rei aestimationem his nominibus non assequamur, non minimum tamen lucis conferunt, et omnes errorum tenebras, qui subinde his nominibus occuluntur, discutiunt.

Capitulum nonum.

De curatione recentis et antiqui vulneris cum in traduce cutaneo tum in area ipsa nec non de cutanei traducis educatione.

Postquam igitur cutaneum traducem eduximus, et nequid nobis sanguinis effusio negotii facessat, prima curatione cavimus, mox sequenti die vulnus detegere praestabit, seduloque circumspicere, quid nobis in hac curatione fugiendum sit, quidve posthaec peragendum relinquatur. Qua in re ut distinctius, quam fieri poterit, progrediamur, partienda nobis oratio fuerit, cum id res ipsa postulet. Duo sunt omnino vulnera in utrisque partibus, in area scilicet et in traduce, diversa penitus, quorum unumquodque suam curationem et propriam exposcit. Primum illud tam in brachio quam in propagine jam antiquum est, quod in prima delineatione obvenit: alterum recens est ad eductionis locum cum ad apicem traducis tum ad areae regionem supremam. His singulis varia deberi auxilia, nemo plane est qui ignoret. Quae enim pars nuper attrita est et ferro lacessita, suppurationem requirit. Illud vero jam inveteratum vulnus, consumpta immani illa cum affluentis tum congesti humoris copia, ob partis imbecillitatem ex convulnerationis impetu illatam, rejectis jam inde suppurantibus, exiccatione indiget eaque non vulgari, quo demum quidquid molle est, siccando compressum in callum seu cutem obdurescat. Quare sedulo annitatur medicus, ut sub exitum hujus operis, atque ubi in callum concreverit cutis, nullo impedimento ad artis finem recta pervenire queat. Quae cura illi etiam incubuerit, simul ac jam propaginis apex et summum areae confinium ad exactam suppurationem devenerit, quod negotium fere intra novem dies vel ad summum intra undecim, quandoque et septima luce perficitur. Non enim id pus movendi intervallum quod antea admittimus, cum non idem jam nobis propositum sit, multaque fuerint et non indigna, quae vulneris tunc suppurationem extraxerint. Primum enim id nos fecisse adegit symptomatum gravitas, quorum vel metum concidere, vel saevitiam penitus placari prius necessarium fuit. Sic expectandum erat, ut interim compacta carne solidesceret cutis, et in majorem molem excresceret, quo minimum certe aut non tanto impetu et priusquam auxilium afferas, ipse tradux decrescat. Non enim exiguum est, quod illi ex carneis fibris alibi subnatis robur accedit, quae quasi frenis in quibusdam impendentem et jam erumpentem cutis decretionem inhibent. Celerius itaque suppurantibus renuntiasse licet, atque exiccantia ad manus sumpsisse, ut partes illae callum seu cutem dixeris quamprimum contrahant. Indicio autem fuerint, jam satis superque suppurata esse vulnera, cum [1]) in ipsis medicus conspexerit, quae Celsus doctissime refert, aequalem ubicunque ruborem, siccitatis et humoris moderantiam nullumque vel exiguum doloris vestigium. Tunc enim suppurantibus supersedere oportet, et ut cicatricem plagae inducas, omnes conatus exercere, quod iisdem fere tam in area quam propagine auxiliis perficitur. Paulo tamen valentiora, ut usus nos edocuit, ipsa area praesidia requirit, quod uliginosum magis (ni fallimur) id brachii vulnus et sordidius existat, cum musculis inhaereat, quibus quae vasa circumsistunt liberalem vaporum humorumque copiam jugiter affundant, et ulceris curam, quod sicco gaudet, maxime suspendant. Ast ubi exigua colluvies fuerit, ut est, quae traducem cutaneum obsedit, itaque promptius occallescit, et mitioribus multo quam areae vulnus tractari cupit. Praestiterit ergo, quando delectus adest, utcunque idem artifici scopus sit, hanc curationem nihilominus diducere, quod etiam ea de causa non negligendum esse videtur, cum diversis fere atque propriis symptomatibus pars utraque subinde excrucietur.

Sed transeamus propaginis curam, atque eam, quae areae est, jam prosequamur. Medicamenta pro cicatrice quamplurima sunt, at nobis usu comprobatum est unguentum ex pompholyge, cujus haec descriptio est. Recip. Cerae albae, olei ros. an. ℔ 5, succi fructus solani sat. ℥ iiij, plumbi usti et loti, pompholygis an. ℥ j, thuris puri ℥ 5. Coquatur oleum cum solani succo ad illius con-

[1]) Cels. lib. 5. cap. 26.

sumptionem, tunc adjiciatur cera, qua liquata addantur caeterarum rerum pulveres iique tenuissimi, subigantur in mortario omnia, et ad unguenti formam reducantur. Hoc unguento linamenta oblinimus, et brachii plagae imponimus. Est et aliud, quod non minori fructu multoties experti sumus. Recip. lapid. calamin., terrae Lemniae an. ℥ iiij, litharg., ceruss. an. ℨ iij, succi sempervivi ℨ ij, cerae ℥ v, olei ros., omphac. libr. 1, misce et s. art. reformetur unguentum. Non secus unguentum ex minio profuerit, ex lithargyro, ex cerussa, ex calce lota et alia id generis permulta, quae cum humiditatem absorbeant, validissime exiccant, carnemque exinde in callum excoquunt. Veruntamen cum quandoque humidam carnem, mollem atque mucosam oriri contingat tam in areae meditullio quam in universa illius peripheria (quod plerumque corpore humidiore et frigidiore accidit et impuro sanguine), prudentis medici fuerit ad alia praesidia interim mentem convertere, quibus putrilaginem illam carnemque flaccidam penitus conficiat. Alitur autem id vitii genus alimentis humidioribus ac omnino erratis, quae in victu committuntur. Quapropter praecidenda sunt aegro sorbitiones, jura et id genus cibi humidiora, imperandaque sicciora, ut sanguine aquosiori et minus consistenti edomita ad frugem corpora redeant, et exiccata citius convalescant. Interim autem haec medicamenta usurpasse profuerit. Recip. Terebinth., cerae alb., resin. ammon. an. ℨ xiv, floris aeris, opopon. an. ℨ ij, aristoloch. longae, thuris masculi, bdellii an. ℨ vj, myrrh., galban. an. ℨ iv, litharg. ℨ ix, olei si aestas fuerit libr. ij, si hyems libr. iij. Bdellium, ammon. et opoponacem in aceto, quod satis est, per unam noctem macerato, calefactis terebinthinam permisceto, in oleo adjecta cera caeterisque in pulverem redactis coquito, et ex arte unguentum efformato: hoc linamenta inungito, et vulneri imponito. Mirifice enim humorem absorbet, et mucidam carnem consumit. In eundem usum aliud paramus aeque validum ac diuturno usu comprobatum. Recip. resin. pini ℔ 1, cerae ℔ 5, olei comm. ℥ 4, aeruginis ℥ 1 s.; resinam ac ceram in oleo liquato, aeruginem studiose terito, oleo addito et unguentum conficito. Utilissimum etiam fuerit, quod ex unguent. ros. et praecipitato paramus quandoque, cujus egregiam operam innumero experti sumus, dum nobis putredo haec debellanda esset. Compositionis ratio haec est, ut quartam praecipitati partem unguento ros. immittamus, velut exempli gratia: Recip. ung. ros. mes. ℥ j, praecipit. opt. pulv. ʒ j s., misce. Hoc praesidium sensim abradit, et carnem putridam et universum ulcus absque ullo dolore deterget. Caeterum contingit quandoque jam exporrigente sese cute et aream involvente, pustulas quasdam in tota area atque momento fere excitari, quae quod reliquum est curationis inhibent, et officium recte operantis naturae interpellant. Odiosum profecto hoc symptoma est, et cujus occasione longissime insitionem traducis differre necessarium est. Fit plerumque aestivis ardoribus, corpore picrocholo et calentioribus cibis enutrito. Tum enim biliosa colluvies excresrit, quae cum turgeat et huc illuc agitetur, tandem in brachium, et quoniam tenerior est, in aream ipsam procumbit. Hinc circa tenuissimam cutem, quaeque nondum confirmata est, in aream pustulae excurrunt, quae praeter operis moram et acerrime pruriunt, adeo ut circumsitae partes aliquando lancinatae, dum ab aegrotis mollioribus scabuntur, non exiguum sanguinis flumen effundant. Non solum autem, quod pars haec imbecillior sit, phlyctenae erumpunt, sed quod non raro ad partes has suam natura sentinam, tamquam longius distantes a vitae principio, exoneret, qua de causa insignia vasa, quasi amplissimos quosdam rivos ad materiae derivationem hoc loco constituit. Hoc malum et phlegmatica exercet corpora, cum salsus quidam ichor isque tenuior exudaverit, et partem eam occupaverit. Augetur id mali genus ex imbecillitate capitis, quod in proximo situm est, et hinc ab alto quasi in vallem sua excrementa praecipitat. Huic autem symptomati cum victu commodo tum medicamentis oportet occurrere, quorum illud non enarrabimus (jam enim saepe haec praecepta evoluimus, et quia non imperitos ad hanc operationem accessuros esse confido), sed exundantem copiam levissimam pharmaco primum medici velim detrahant, quae si levior fuerit, unica victus ratione edomabitur. Itaque medicamenta duntaxat praescribamus, et ea praesertim, quae longo usu cognovimus, atque super omnia hoc quod subsequitur. Recip. olei ros. compos. ℔ 5, olei ros. omphac. ℥ iij, succorum fol. plantag., fol. solani hortensis, centaur. minor., lapat. an. ℥ j s. Olea bulliant cum succis ad eorum consumptionem: adde ceram albam, quoad suffecerit ad efformationem unguenti mollis, asperge demum litharg. pulv. ℥ j s., pompholyg. praeparat. ʒ ij, recrem. plum. pulv. ʒ iij, pulv. hordei cremati ʒ j s., boli Armen. veri pulv., camphor. an. ʒ s., unguent. infrigidi Galeni, populeon. an. ℥ j, misce et reformetur unguentum s. art. Est adhuc aliud neque id contemnendum. Recip. litharg. ℥ j, ceruss. ℥ v, cerae alb. ℥ iv, olei ros. ℔ 1, alborum ovorum recent. n. iiij, liquefiat cera cum oleo in olla vitreata, addatur lithargyrum et cerussa, continuoque misceantur: ubi autem refrixerint, ovorum albumina eaque probe agitata injiciantur, et unguentum conficiatur. Hoc praesidium humorum fervorem apprime restinguit, et benigna siccitate ad cicatricem ulcera perducit. Superest tamen adhuc et aliud areae malum, quod impuris eo confluentibus humoribus enascitur, qui cum paulo crassiores sint, ibi haerent ob corporis molem, et partem eam in profundiora ulcera excavant. Haec labes equidem ut dicam pessima est, apposito tamen victu, si quid in illo erratum fuerit, et corpore pharmacis expurgato quod reliquum est extrinsecus applicatis non infeliciter expugnatur. Sed ab illis lubenter supersedeo, cum chirurgus peritus observatis interim anni tempore, aetatis ac temperamenti ratione ea facile praestare poterit, haec tamen nos operae precium est addere, quae licet multa sint eaque usu a nobis non improbata, bina tamen tanquam omnium accommodatissima et saluberrima subjicere volui. Horum primum est. Recip. resinae pini terebinth., cerae citrinae, olei comm. an. ℥ j s. Dissolve ceram et resinam in oleo tandemque terebinthinam, omnia colentur et in cacabo ad lentum ignem bulliant, aerique exposita demum refrigescant. Alterum vero tale fuerit: Recip. terebinth., mell. ros. col. an. ℥j, thuris, aloes, sarcocoll., farinae hordei cribrat. subt. an. ℨ 5. Dissoluta terebinthina cum melle, addantur pulveres et agitentur indefesso, usque quo exacte commisceantur. — Atque haec fere symptomata sunt, quibus aream interdum vexari consuevisse non infrequenter experti sumus, pro anni tempore ac aetatis, sed praecipue ob unius temperiei ac corporis habitus conditionem. Horum singula ex humorum impuritate, quae subinde in languida membra desaeviat, originem ducunt. Itaque corporis expiationi incubuisse, prima utique cura fuerit, ea tamen lege servata, ut minimum valentissimis pharmacis aegrum concutiamus. Nam et victus ratione, si rite constituatur (si quidem minor colluviei copia affuerit), universum negotium recte peragemus. Laedunt quoque pharmaca, et ventriculo corporis nostri oeconomo non exiguam noxam inferunt, ut medici fatentur: quare fugienda sunt, et parcius aut nequaquam in usum traducenda, si quidem artis dignitatem salvam esse velimus, cujus eximium decus non leviter perstringemus, si repetito pharmacorum tormento ulterius se conflictari debere cognoverint homines. Multi enim sunt, qui praeter hunc solum curandi modum caetera laudant omnia. Hisce igitur renuntiandum est, dummodo id integrum nobis fuerit, et oppugnandum id mali genus apposita victus ratione eaque diligentius observata. Haec enim medicinae pars et suavissima est et tutissima. — Sed ad traducis curationem, quae potissima medici cura est, atque adeo ad ejusdem educationem aliquando descendamus. Illius callum mollīri, caput est, et medicamentis appositis quamprimum eundem arcessere. Tum enim inducta cicatrice insitioni locus est. Educationis ratio in eo consistit, ut quod ex ubertate et alimenti benignitate contingit, propaginem bene nutriamus. Hinc solidior fit atque vegetior et ob roboris vigorem ac decoris speciem insitioni aptior. Velim namque chirurgi existiment, et cum traduce artem nostram periclitari, et operis ornatum in ejus dignitate collocatum esse. Scrupulosius igitur educare illum necesse est, nec minimum vel negligentiae vel securitati concedere, quod exinde non levem propago noxam subeat, quam neque in progressu revocari, neque ullo postmodum ingenio corrigere possumus. Quamobrem mihi saepius chirurgi admonendi fuerint et obnixius. Bona enim et quae salutaria sunt inculcasse frequentius non oberit. Noverint itaque jam de sua dignitate agi, et quicquid cutaneo traduci ex industria accesserit, id omne in operis decus eximio diligentiae testimonio mox transfusum iri. Sed rem ipsam ineamus. Ut ergo propagini medeamur, id nobis consilium est, quod in areae curatione fuit, nimirum ut in novo vulnere pus concitemus, et cicatricem plagae inducamus. Sunt autem plane eadem praesidia quae supra habuimus, ideoque et unguento ex pompholyge et aliis ibidem descriptis uti licuerit. Sic linamenta arida eaque medicata, si adhibeantur, profuerint, vel filamenta ex eo linamenti genere praeparata, hoc plane modo. Eligantur lintea tenuia purissima, imbuantur liquore, quem mox describemus, exiccentur in umbra, rursus perfundantur bis vel ter, et toties exiccentur. Liquor talis est. Recip. gallar. immat., sumach., myrtill., balaust., cort. granat. an. m. j, acac., hyposyst. an. ℥ j, aluminis ℥ ij, bulliant omnia in vino nigro eoque austero, quousque tertia saltem pars supersit, macerentur in eo linteamina, et in umbra exiccentur. — Cum vero omnia haec non modico temporis decursu peragenda sint, quae scilicet ad traducis curationem spectant, non ineptum esse mihi videtur, ut hoc quicquid est universi temporis, quas aetates cutanei traducis merito appellare possumus, certis quasi notis distinguamus. Ut enim in animantibus certis quibusdam intervallis, quibus non obscure corpora nostra immutari contingit, vivendi tempus circumscribimus: eodem pacto et in traduce quamvis aestimatione impari suas mutationis vices descripsisse, et propriis nominibus designasse licitum esto. Sunt autem haec pueritia, ejus adolescentia, aetas consistens et senectus ipsa: quae singula si recte quis animadvertat, et in traduce spectuntur, et spectata prosunt non mediocriter. Pueritiam ergo id universum temporis spacium esse dicimus, quod traducis eductionem proxime consequitur et eousque, quoad vulnus evidentius exiccatur. Est enim cum exuberante humore nullum adhuc in fibris carneis siccitatis vestigium apparet. Indicio sunt mucores plurimi, fibrarum flacciditas et totius traducis quaedam veluti mollities. Nec id mirum est, cum ab superiori nutritio quasi ab ubere materno, quibus binis antea largius alebatur, jam exempta rapiatur cutis, atque ita non minimum langueat, et praesertim, quod interim multis sit exposita difficultatibus et plurimis symptomatum et quam gravium telis impetatur. Illius igitur medici substantiam curiosius tum inspiciant, seduloque advigilent, ne qua furtim noxa subrepat, quae rem ad angustias devolvat, et summum de operis perfectione metum atque suspicionem nobis incutiat. Ejus generis mala fere ulcera sunt, inflammatio et partis cujusdam corruptio, quae omnia iisdem praesidiis, quorum silvam supra proposuimus, curanda sunt, ut ea hoc in loco non repetere ab ratione haud alienum sit. Reliqua tamen est ipsius traducis tabes, quod malum cum universis ejus temporibus commune sit, ideoque ubi aliorum, quae communia sunt, symptomatum mentio inciderit, neque hoc oblivione conteremus. Jam vero adolescentia traducis subsequitur, quae tum plane incipit, cum manifesta siccitatis argumenta sese proferunt. Tunc enim recreata cutis neque suscipit excrementa aliarum partium, neque ea ob caloris languorem penes se congerit. Hic qualiscunque fuerit, majus multo robur ostendit. Porro linearia confinia in primis occalescunt et mox caetera. Cur vero id contingat, neque callus ipse, seu cicatricem dicas, ab inferna parte atque a radice sese promoveat, ni fallimur, haec causa est. Callum enim non aliud, si Galeno [1]) credimus, quam vehementem carnis exiccationem esse scimus, quapropter credendum est, ubi minimum humiditatis vigeat, ibi citius callum generari posse. Inter vero traducis partes nulla magis certe ac ipsa radix uliginosior est, quae cuti musculis proxime adhaeret, a quibus omnis sive humoris sive vaporis copia in hanc partem effunditur. Arbitramur itaque, utcunque valentior sit haec pars et calidior, nihilominus tamen eam quam traducis apicem minus posse callum contrahere. Hic enim plurimum et a brachii cute et musculis ipsis distat, et minus exhalantis profluentisque humiditatis recipit, citiusque exiccatur. Sed utcunque id eveniat, tunc adolescere traducem certum est, cum partes illae exiccari occipiunt, et jam clarissima cicatricis indicia apparent. Porro aetas virilis illa est, cum radice tenus cicatrix sese promoverit, ac universa ejus superficies, interna scilicet in callum abierit. Tum

[1]) Gal. de arte medic. c. 96.

vero consenuit, cum callo radicitus constituto, totus propaginis ambitus isque interior cicatricem jam contraxerit. Jam enim resiccatis ultra modum fibris carneis, et alimento ob calli duritiem, qui radicis angustias obsidet, intercepto, ad insignem frigiditatem haec pars delabitur: hinc flaccida, hinc mollis est, hinc exucca, et quia gemino calore destituitur, hinc arida et rugosa, unde omnis ejus amplitudo decrescit, et fatiscente aetate et vigore jamjam languescens consumitur. Superest autem, ut mala ea, quae traduci communia esse diximus, tabem nimirum ac radicis inaequale libramentum aliquando explicemus. Rejecta vero dignitatis censura, ab eo incipiemus, quod tempore primum est, et artificis culpa plurimum obrepit. Non enim quam naturae vitio maxime contabescit cutis, nec protinus a principio; sed ut usus nos edocuit, longe post, et cum tradux in callum quasi totus jam abierit. Si igitur inaequalius libretur tradux, quod facile fit, utique non contemnendum hoc plane vitium est, cujus natura ex ipso nomine fere adducitur. Est enim cum ad radicem in alteram partem vel sinistrorsum vel dextrorsum a positus rectitudine tradux deflectat, quem protinus, simulatque hinc inde declinaverit, nova quaedam et non exigua calamitas excipit. Dum enim in alteram partem contorquetur, et male explicata cutis in sese considit, statim eo loci ulcuscula quaedam contrahit, et demum ex humoribus eo confluentibus iisque acribus discinduntur. Hujus rei evidens testimonium est, si qua vestis sulcum quendam et plicam contraxerit; hac enim parte potissimum arroditur. Idem fit in cute truduce, et praesertim, si neglecta vel delata illius cura hoc malum altius sederit, et jam ulcera grandia excitantur eaque rebellia. Hinc strigosior fit propago planeque aridior, quod ingressus alimento, quasi faucibus praeclusis, interceptus sit. Caveant itaque, ne malo huic ansam praebeant medici, aut si jam peccaverint, videant velim, ut quamprimum corrigant. Cum enim ab externis causis hoc malum pendeat, et externis adimendum est: et quod artificis peperit negligentia, ejusdem etiam extirpabit industria. Curandum igitur est summo studio summaque sedulitate, ut in traducis positu ejusque, dum fasciis obvolvitur, deligatione libramenti aequalitatem curiose nimis servemus. Cui praecepto si satisfacimus, nec ulcera removere, nec maciem abigere tandem oportebit. Si tamen supinae huic imprudentiae locum concesserimus, et jam haereat domi nostrae haec mali labes, quae animum et vires sumpsit cum tempore, nec ita cedit facile, jam inflectenda propago, et positus ejus pulvillis, quae propius admoveantur iisque linteis emolliendus est. His enim velut objectis obicibus, ne eo amplius, quo prius, declinet tradux, non ingrata solertia prospicimus. Atque ut exemplo rem declaremus, age flectatur sinistrorsum propago, eo quod ipsi hoc superiori deligatione effecimus. Submovenda itaque haec inflexio fuerit, et ad aequalitatem tradux reducendus linteolo latiusculo, quod manus amplitudinem exaequet, duplicato, ad pollicis quantitatem efformato, mox ad internum angulum cuti traduci injecto, explicata tamen radice et in rectitudinem constituta et fasciis probe constricta: et ubi vincula soluta fuerint, denuo propagine librata et subjecto pulvillo taeniisque iisdem colligata. Fiet enim, ut paulatim in pristinum situm transducatur, et jam rectitudinem obtineat; quod ubi contigerit, pulvillos adjicere denuo superfluum fuerit, sed eam diligentius vincisse. Ulcera autem si jam caeperint, iisdem prorsus remediis, quae supra diximus, et in areae incommodis adhibuimus, expugnanda sunt. Est tandem secundo loco non exigua traducis labes, cum strigosior evadit, et occulto languesçens per momenta subinde contabescit. Vitium hoc quandoque ex iniqua deligatione oritur, aliisque de causis internis, quemadmodum si prope radicem, qua alimentum effertur, partes supernas callus quidam circumnectat. Quo pacto quandoque fit, ut si arctius cutem deligaverimus, imbecillam alias jugulemus: neque solum si radix ipsa, sed ubi et insititius ultra modum constringendo compressus sit. Nequit enim alimentum attrahere exigua adeo caloris particula, nec demandatum conficere. Hinc rugosior fit, hinc sensim desinit et emoritur. Si igitur deligationem duriorem paulo esse circa radicem contigerit, nulli dubium est, quin sanguine et alimento ob itineris angustiam intercluso, universa traducis amplitudo, quod nequaquam nutriatur, justam ob causam decrescat. Itaque sublata hac, et effectum illius adeo noxium et infestum protinus chirurgus amovebit. Nec solum in prima traducis aetate diligentiam adhibeat oportet, sed maxime alias, cum nullum tempus ab his malis vacuum sit, sed quod eo etiam jam confirmato et valentiori facilis ad interitum prolapsus sit. Veruntamen ubi error hic vel traducis vitio, quod intemperie quadam conflictetur, vel caeterarum partium malo obtigerit, jam causis recte aestimatis, in earum ablationem omnem operam collocare oportet. Quod ad alterum horum spectat, eluenda est impuritas rite propinatis pharmacis, de quibus mentio supra a nobis habita fuit: alterum vero, quod non nisi ab frigida fluit intemperie, itidem removendum. Promptissimum enim est, particulam adeo tenuem, tam pauco calore perfusam frigiditate corripi, refrigeratam marcescere. Auxilio praesentaneo fuerit illam frictionibus iisque lenioribus interdum contrectasse. Etenim et maternum alimentum addiscit trahere, et id uberius allicere, cum calor quodammodo excitetur, et referatis viis moleque traducis laxata promptissime sanguis prorumpat. Desinant autem a radice ipsa frictiones in insitium, fiantque blandiores, quousque partes rubescant, et in molem attollantur. Haec enim argumenta sunt, jam emolumento attritionem illam fuisse. Quod limites hos supergreditur, non auget, sed discusso calore et sanguine imminuit. Profuerit et inunctionibus calorem languescentem suscitasse, quales sunt ex oleo camomill., aneth., lilior. alborum, costino tepefactis et liberalius cutaneo traduci affusis. Irriganda vero est saltem pars ejus exterior domestica, et interna haudquaquam oblaesa, quod calli atque adeo ipsius cutis procreatio uda omnia et praecipue olea respuat. Res autem hoc pacto administrabitur: gossypium chirurgus ejusmodi oleis imbuat seu lanae hapsum, et universum traducem extra inungat, mediis vero digitis ab radice ad summum usque perfricet, frictionem repetat, particulam deinde abstergat, et fasciis tandem obvoluat. His enim praesidiis jam desinens calor recreatur, stupens excitatur, languescens confirmatur. Fotum praeterea ex generoso vino, nunquam non utilem esse perspeximus, et praecipue per hyemis rigores corporibus phlegmaticis. Idem et calorem exsuscitat, et insigne robur propagini conciliat. Si tandem calli duritiem nos corrigere oporteat, id ceratis, quoniam aliorum usus non conceditur, et praecipuo cerato diachylon, diapyritide, diapalma cum mucilag. rad. altheae et rad. cucum. agr. nec non diadyctamno praestabimus, et sanitati traducem et integritati restituemus.

Capitulum decimum.

De inserendi tempore, cujusnam scilicet aetatis cutaneus tradux ad insitionem efficiendam seligendus sit.

Sed quicunque ad has usque metas feliciter progressi sunt, ut in delineando traduce eoque educendo, quae non minima artis pars est, diligentiam suam et ingenii solertiam non aspernando testimonio comprobaverint: jam alterum sibi scopum praefixum esse cognoscant, qui et ipse non exiguum ingenii robur, non vulgarem mentis constantiam, non tenuem in agendo operam exposcit. Quamvis enim describendi, depromendi ac postremo educandi cutanei traducis cura non exiguas difficultates obtineat: majora tamen in iis, quae relinquuntur, vel calculis omnibus conquisitis, momenta posita esse, nemo certe inficiabitur, qui re peracta acrius rem introspiciat, nimirum cum naribus curtis apposite traducem cutaneum inserere oporteat. Hoc enim aliud est, quod propagine jam educata non minori mentis acumine, quam manuum promptitudine peragendum superest. Veruntamen quodnam adeo praeruptum est, tam asperum, ita impeditum, quod non pertinaci studio subiri, assidua diligentia expediri, indefesso conatu superari queat? Qui enim id operis hactenus peregerunt, ut tot angustiis rerum devictis, tot nodis inexplicabilibus vere evolutis, felices evaserint, si quod communi proverbio jactitatur:

Dimidium facti, qui bene coepit, habet,

hoc uno praeclaro initio optime certe hujus artis nostrae fundamenta jecisse, et jam multa et praeclara non indecore superstruxisse videri possunt. Ideoque animos erigant, industriam excitent, et alacriter et praesentes ad hanc insitionis operam accedant. Sed cum haec inserendi ratio, quantum ad anni partes spectat, quod superiori libro docuimus, nullis limitibus circumscribatur, cum eam non minus aestuante quam rigente caelo administrare liceat, nec illa ut in arboribus sic in corporibus nostris alternantis caloris et frigoris vicissitudo sit, quare nunc, cum per aetates suas propago jugiter decrescat, perscrutandum relinquitur, nunquid non certum aliquid inserendi tempus constitutum sit, et quodnam omnium sit aptissimum. His enim quasi regulis cum singula medicus dimetiatur, opportunam certe insitionem molietur, et quod ars voluerit, non incommode praestabit. Qua in re definienda commutationem bonorum quandam non ingrato exemplo mirari succurrit. Cum enim mortalium naturam illa insitionis momenta, quae in arborum propogatione examinanda sunt, respuere penitus dixerimus, quod partes nostrae quovis tempore, absque omni exceptione promiscue coalescant, hoc tamen arbitrium nostrum non obscuro circumscribi videmus, et eo definiri, quod certam denique et minime dubiam inserendi rationem hic noster tradux suo jure postulet. Neque mirum est, uti haec apud nos ita in arboribus minime contingere. Non enim vel artificis manus, qui in alienam arborem surculus inseritur, vel quasvis injurias expertus est, sed totus quantus proprias et nativas vires obtinet. Quare nec mutationi obnoxius est, nec eas corporis sui vicissitudines patitur, nisi eas quas temporis progressu naturae necessitas secum affert. At qui in humano corpore tradux est, humana industria, quae hac in parte quasi naturam sub jugum mittit, summaque cum difficultate elaboratur. Cum vero operatio haec violenta sit, neque id quod vim patitur diuturnum esse queat, statim censum illum incurrit, quem omnes uno ore praedicant, omnia haec fatiscere quamprimum et desinere, nec extra naturae leges aliquid posse persistere. Simul enim ac tradux efformatus est, quasi egressus naturae limites quamprimum desinit, atque per temporis momenta illa, quas aetates supra diximus, tandem sensim emarcescit. Ut ergo certum quendam dierum terminum, quo traducem inseri commodum sit, necessario praefigeremus, haec una mutationis ratio nos adegit. Sed neque hanc inserendi metam commonstrasse admodum difficile fuerit. Veruntamen nolim ob hoc artem nostram, ut apud quosdam fit, male audire, quod ignobilior sit et abjectior artificiosae arborum insitioni, et quod haec certior fit atque promptior, illa vero incerta, tarda et periculis plena. Non enim eo, quando et scilicet quamdiu et quomodo agas, sed quidnam rerum agas, actionis dignitatem atque adeo artis praestantiam metiri licet. Quo enim unumquodque nobilius est, quo utilius, eo prius vel posterius imponendum est. Huic rationi et scientiae innituntur, ut quae earum de re digniori tractet, longe dignior sit: quae abjectiora, abjectior. Sic in rebus publicis quibus excelsiora munia legata sunt, celsiore loco habentur. Sic rudis arborum insitio est: quae vero in homine sit, acutior atque solertior. Ubi vero major operis cura, ibi dignitas prope illustrior est. Quod sane patet in humana insitione, ubi naturam ipsam nostra industria vincimus, atque eam insuperabilem quasi compedibus alligatam nostro ipsi genio servire cogimus. Nec laudatur qui parva eaque sine difficultate superaverit. Eum qui magna tentaturus est, pericula subire oportet. Trita et vulgaria unusquisque ex se potest facile. Nec minus tam in artibus digniora sunt, quam in naturae operibus, quae majus in operando temporis spacium desiderant. Quae enim suo genere infima sunt, brevi absolvuntur: quae generosiora, diutius perficiuntur. Quamobrem in utero mulier citius conformatur, edita citius adolescit, adulta citius consenescit. Cujus enim decrementum citum est, ejusdem nec incrementum tardum est: quodque lentius succrescit, idem neque protinus labitur. Quamvis vero multa arborum genera et inter animalia quamplura, si tamen Plinio et similibus fides adhibenda est, admodum vivacia sint et tardius multo increscant, hoc tamen non dignitatis ergo, sed vel ob molem vel ob materiei ineptitudinem vel propter efficientis imbecillitatem contingit. Veruntamen haec perscrutari alterius negocii fuerit: hoc tantum indicasse sufficiat, non esse, ut propter temporis moram, ob plurimas difficultates minus dignam artem hanc existimemus, atque eam ob has noxas itemque alias vel negligendam vel culpandam esse, et praecipue quod traducem nostrum, qui in agriculatione paratissimus est, nec ulla opera indiget, nobis apparare deceat, eumque ad insitionem conformare. Quod studium sane licet multis perplexum sit incommodis, artem tamen ejusque dignitatem extollit, et una ingenium artificis ejusque diligentiam manifesto exprimit. Et quaenam demum est in hac spacii prolixitate noxarum interpellatio? num tormenta, num cruciatus subeundi sunt? Meditatio hisce omnibus difficultatibus exempta est. Omnia securo et rite a scienti medico transiguntur.

Cum enim quartum et decimum diem aeger superaverit, intra quem omnia symptomata deferveant, si quidem recta fuit curatio, quicquid reliquum est temporis, usque dum inserendi traducis potestas fiat, liberum certe est ab omnibus molestiis. Interea nullis praeceptis aegri detinentur, non coercentur diaeta, non oppugnantur pharmacis, libere vagantur, propriis muneribus incumbunt, dummodo inconsulta vivendi ratione impuritatem quandam ne coacervent, cutim ipsam contorqueant, et imbecillam inepta conjunctione jugulent. Tunc enim ad disciplinam revocandi sunt, et pedicis coercendi. Itaque neque hic, quod plurimi inculpant, merito quis possit redarguere. Sed definiamus aliquando, quaenam inserendi traducis occasio fuerit. Primum igitur sane constat, cutaneum traducem certis quibusdam mutationibus obnoxium esse, earumque vices sensibus patere, atque ideo transumpto nomine ab aliis aetates dictas fuisse. Cum enim portio haec cutis a brachio jam educta sit, atque ipsa ad radicem occallescens angusto tubulo alimentum suum novo more suscipiat, jam quasi extra naturae cancellos posita insolentiae hujus noxam statim persentit, novitatisque pertaesa sensim desinit, cumque has difficultates penitus evincere nequeat, tandem emoriens evanescit. Omnia autem haec, si quis recte attendat, nulla cum difficultate ipsis sensibus comprehendere poterit, atque ratio est, in quam tota inserendae propaginis commoditas referenda est. Quid enim curtae nares intra sanitatis suae septa constitutae nec ullam vim perpessae huic negocio consulant? Illae immotae sunt nec his mutationis injuriis subjectae, sed quovis tempore, ut insitio fiat, suimet copiam faciunt. Cum vero assidua mutatione in praeceps tradux feratur, nec quicquam etiam vel cohibere vel reflectere valeamus, libertatem hanc, quam nares offerunt, angustissimis finibus includit, et ut insitionis regulam a seipso depromamus, omnino adigit. Ejus igitur statum contemplari oportet, et sic insitionem aggredi. Non enim praeter haec datur tertium. Repetamus itaque cutanei traducis naturam, in qua universa inserendi ratio posita esse videtur. Ex his enim illum temporis articulum, qui insitioni opportunus sit, liquido cognoscemus. Quadruplex, ut antea vidimus, propaginis status est, quos peculiari nota, petita similitudine ab aliis rebus, aetates ejus appellavimus. Pueritia est, tum adhuc mollis, udus, imbecillis tradux est prioribus ab exemptione diebus, nec ullum exiccationis, qua parte adhaesarat caeteris membris, intra indicium proferat. Adolescentiam demonstrat, cum ab mollitie ea et uligine recedens quadantenus exiccatur, et jam manifesto consolidari incipit. Virilem vero aetatem ingreditur, cum latius sese exporrigente callo, totus obdurescit, totus jam exiccatus aut saltem praeter exiguam ad radices ejus partem, et carne compacta evictisque caeteris malis insigne robur acquirit. Senescit tandem, cum omnis interna ejus superficies in callum penitus excocta est, nec ullum humiditatis vestigium apparet, jamque strangulante callo et quasi vinculis duritie sua sanguinis aditus intercipiente jam collabi et contabescere incipit. Praestat itaque nunc, cum intra hosce limites cutanei traducis tota inserendi ratio contineatur, singillatim considerare, nunquid secundum omnes hasce aetates insitionem moliri liceat: an potius aliqua earum aptior, alia inepta et plane rejicienda sit. Sed quavis aetate, quovis propaginis tempore hanc operationem praestari posse, nullum esse credo, qui existimet. Eadem enim de causa, qua ejus delineationem et eductionem discerpsimus, et jam illius insitionem distulimus. Non enim id robur, eas vires obtinuit, ut operationis vehementiam, insitionis scilicet, superare et immunis ab omni labe, praecipue vero ab repentina illa et impetuosa contabescentia persistere potuerit. Nam non ea carnis moles succreverat, quae frenare hujus mali vim posset atque compescere. Sic occurrendum erat aliis symptomatibus, inflammationi scilicet, sanguinis effusioni, quorum impetus operationem hanc omnino distrahebat. Quare ad minimum esse non potuit, ut statim atque excisus fuit, atque in pueritia ipsa curtis naribus implantaretur. Nec id in adolescentia commodum est, cum omnis malorum fervor nondum desierit, nec adeo firma sit propago, ut insitionis impetum sustineat, aut si quidem inseratur, haud probe solidescat. Ea enim nondum satis exiccata, sed uda et proruentibus cerebri excrementis continuo irrigata, mirum non esset, quin computresceret, aut tardius et non sine difficultate sanesceret. At senectutem expectare, neque id operae precium est. Constantem enim traducem atque robustum expetimus, non flaccidum atque exolutis viribus deficientem. Quid enim eocum ageremus? Adornandus nasus est, et in integrum restituendus, quod quidem particula ea molli, rugosa, albicanti, pallida, exucca, quaeque velut morbosa est (senectus enim cuique rei morbus), minime cogitare licet, nedum assequi. Igitur in virili aetate constitutum, atque tum, ubi jam penitus obduruit, et jam flecti incipit, validum satis atque ad sustinendam operationis vim apprime munitum traducem oportet arripere, et cum curtis partibus novo insitionis consortio copulare. Non enim id commodius tutiusve licet peragere. Sic nostris et patientis votis abunde satisfiet. Atque his inserendi tempus tandem definitum esse volumus.

Capitulum undecimum.

De apparatu eorum, quae ante insitionem necessaria sunt.

Nunc susceptae methodo ut insistamus, earum rerum, quae operis administrationem comitantur, rationem omnium declarare oportet. Haec enim cognita prius et pro ratione et modo disquisita plurimum conferunt, ut decore, scite et absque mora perficiatur actio. Cum vero omnia haec non eandem naturam obtineant, nobis distinguenda sunt, ut rectius et omni confusione, quae errorum mater est, summota rem ipsam edoceamus. Sunt igitur quaedam necessaria ad operationem, nonnulla vero quandam commoditatem afferunt: atque ea quae necessaria sunt, vel in ipsa operatione ex usu sunt, vel ubi eam perfecerimus: quemadmodum et haec ipsa vel operis, quod jam administratum est, conservationem et tutelam vel illius medelam respiciunt. His igitur summatim collectis, iis opus esse dicamus, quae operam adjuvant, quae eam praestant, quae custodiant et quae curationem adhibeant. Incipiamus autem ab his, quae commodioris operationis gratia requiruntur. Haec enim cum leviora sint, nec tam arcto vinculo ut caetera inter se nec illis cohaereant, jure merito praemitti possunt. Ex primis igitur est, ut caesaries capitis aut capillus universus, ut barbae pili atque adeo mystaces, si affuerint, penitus deradantur. Singulis enim his, nisi id fiat, plura insunt incommoda, at peracta et medico et ipsi aegro non modice utilia. Isthaec porro omnia, ut certius cognoscantur, atque ut aegrotos, si qui repugnaverint, ea medici possint edocere, singillatim adjiciemus. Atque ut ab caesarie exordiamur, ejus incommodum est, nisi decidatur, quo minime cucullus, quem infra describemus, ipsi capiti tenacius adhaerescat. Inaequalis enim capillorum moles hanc arctam applicationem penitus tollit. Sic lentor illis quidam adhaeret et humiditas lubrica, ut firma caput vestigia nequeat figere, sed facillime hinc inde evertatur. Hoc autem maxime cavendum est, si quidem partes insitas jam recte custodire, et coalitum eum decentem efficere conamur, quae caput plane immotum et stabile desiderant. Rejicienda igitur capillorum moles, et ad cutim usque penitus novacula demenda est. His adjiciuntur et capitis sordities et ex fuligine excrementitia porrigo, nonnunquam et infestum animal, pediculi, qui aegros excruciant, somnum adimunt, pruritum excitant: hinc caput scalpere necesse est, et brachium movere, quorum unumquodque quam insitioni inimicum sit, quam coalitum vel impediat vel contorqueat, unusquisque ex se videt. Exacta enim et plane prodigiosa quiete opus est. Solet vero colluvies haec excrescere, cum ob diuturnum connexus spacium ad decimam quartam diem usque, quo nec caput licet extergere nec aqua eluere, tum quia ex cucullo et manu objecta minus calor ille expirat, nec ulla agitatio fit, quae illam excrementorum copiam discutiat. Sic iniqua est capillorum moles, quod subsistente calore vehementius incalescant, et proximum etiam caput calefaciant. Unde humores liquefiunt, si qui affuerint, et dissoluti ad nares, ad fauces praecipitantur: in venis sanguis ebullit, vapores attolluntur, efferuescunt humores, evocantur excrementa, quae propellente natura et quod noxium est abigente, in ea insitionis spacia confertim et uno impetu decumbunt. Quam vero hoc perniciosum sit, quam summe fugiendum, unicuique per se notum est. Nulla autem mora est, nullum incommodum, nullum periculum, si caesariem, quae omnis mali ansa est, exacte et adusque cutim abradamus. Nec minimum emolumentum consequimur, quod arcte cucullus caput amplectatur firmeque contineat, ne vel in unam vel in alteram partem delabatur. Sic mystaces atque ipsa barba peculiares noxas inferunt. Illi enim impediunt, quo minus libere circa aream versetur medicus, ut medicamenta apponat, ut recte fasciis vinciat, ut narium cavitates, si quid illis contigerit, animadvertat. Hoc enim persaepe illi peragendum est. Barba vero et quae ad genas haeret importuna est ob sordium proventum et pruritum quam acerrimum, quae vero mentum investit, areae curationem interturbat, et nequid recte ibi fiat, maximopere impedit. Nequit enim vulnus explicari, detergi, medicamentis muniri et fasciis obvolvi. His omnibus additur, quod sic difficillime sane alimenta administrare possimus, neque quod id non admodum ingratum sit, cum pilis offae adhaereant, et abstergi nequeant. Consultissimum itaque fuerit atque maxime ex usu tum aegroti tum ob universam curationem, ut sub proximo crepusculo, quod insitionis diem praecedit, universum caput, genas, mentum, labia radicitus novacula tondeamus. — Quae vero pro insitione necessario requiruntur, haec sunt, cultri, forceps, acus, linum, fascia acuum sive cephalica, sedile, linteum et gossypium, quorum omnium usum paucis edocere conabimur. Cultrorum usus est, dum curtas nares atque adeo cutaneum traducem excoriare volumus. Oportet enim extremas horum oras detegi, et aequali vulnere incidere; sint ergo in promptu cultri acutissimi, perplures nec uniformes. Qui enim tenuissimam aciem obtinent, qua statim sese insinuant, et cutim eventu felici abripiunt, vehementer quidem expetendi sunt. At cum ferri illud acumen ob sanguinis lentorem retundatur, nec semper eodem modo sit libranda sectio, ideo perplures eos adesse praestat, acie rectos, gibbosos, acutos, atque quales nobis operandi ratio videbitur describere. Aliquando enim recta acie, quandoque incurva, nonnunquam extremo ferri apice et incidere et excidere cutim necesse est, sic eos, si videbitur, permutare, et quamlibet actionem propriis instrumentis perficere poterimus. Expedit etiam ad manus esse forcipem eamque acutissimam. Hujus usus est, tum quae ferro minus apte expediri queant, tandem forcipe excipiantur. Si enim quid vel ex cute vel carne reliquum sit, quod ferro non valeamus rescindere, quin paulo altius in carnem descendamus, id labiis forcipis tandem decerpere oportet. Fascia praeterea longitudinis sesquiulnae requiritur et lata octonos digitos. Hanc conduplicare oportet, fronti circumplectere, et ad posteriorem ejus partem relegare. Utimur ea, ut pertusis jam traduce et curtis naribus, eo loci acus affigamus. Plures enim acus nobis trajiciendae sunt et prolixiori satis funiculo, quae nisi aliquo affigantur, facile confusionem parient, cum funiculos illos connectamus, et suturae decentiam pervertent. Hinc eas si quo reponamus, et praecipue in hanc fasciam cephalicam, inde eas ordine depromere, et suturam ut par est innodare poterimus. Haec enim causa est, quae fasciam hanc nos parare edocuit. Acus etiam cum cuspide tenuissimae tum acie acutissimae (sint enim trigonae et quales pellionibus in usu sunt) parentur eaeque nervosiores et quam par erit plures numero. Quo enim acutiores fuerint, eo facilius trajicientur, et cum nervosae sint, si quando cartilagines penetrare oportet, minus confringentur. Numero vero si non longe plures sint, saltem tribus praescriptam quantitatem superent. Fit enim quandoque, ut vel imbecilliores sint, vel inepto impulsu vel trajiciendi difficultate contorqueantur aut frangantur: quare tunc permutandae et earum calamitas alterius opportunitate pensanda est. Acus igitur selecturus medicus curiosius explorabit cum earum apicem tum dorsum et universum corpus atque adeo foramen ipsum; ineptiores rejiciat, aptiores paratas habeat: caeteris tres superaddet, quae, si quid secus acciderit, in omnem eventum ad manus esse possint. Sed acuum numerum alias suturarum multitudo definiet. Adsit et linum ignis inexpertum, mediocre et sibimet aequale. Quantitas ejus ad singulas acus satis ampla sit et prolixa. Illud conduplicare oportet, partes longe dissitas trajicere, ac extra illas plurimum excurrere, ne partibus, quas trajecit, excidat. Primum enim traducem, qui a facie longe distat, mox nares ipsas, quo loco singulae suturarum notae sunt, trajicimus, demum longo adhuc tractu acus a naribus ad frontis summum abducimus. Ampla igitur filum implere spacia necesse est, et adhuc tam supra ad frontem quam infra juxta brachium prominere, ne qua attractum validius e loco suo exiliat. Sed ut laxam adeo suturam administremus (appellamus enim laxum hoc suturae genus, quod, quae jam partes pertusae sunt, non constringantur protinus), quod una constricta et colligata reliquas itidem non perficere liceat, non immerito nos prohibuit. Cum enim, ut lina connectamus, ipsi capiti brachium annectere oporteat, profecto nullus amplius vel traduci perforando vel naribus pertundendis ob angustias locus dabitur. Divisisse igitur operationem hanc non inconsultum fuerit, et semel una actione acus transjecisse, et posthaec suturas unam post alteram constrinxisse. Simul enim ac lina transmissa fuerint, applicare brachium facile licebit, fila hinc inde arripere, ordine colligere et tandem attractis curtis partibus riteque connexis, in nodos constringere. Funiculum itaque liberalius oportet ejicere, cum quod duplex esse debeat, tum ut spacium, quod inter curtas nares et brachium atque ultra est, penitus expleat. Qua de causa, si quid nobis definire datum est, ad ulnas quinque eum produxisse, non vehementer oberit. Sella vulgaris sit absque iis, quae ad brachia sunt, sustentaculis: parte tamen posteriore reclinium fulcimentum dorsi exurgat, recta quidem ad infimas cervicis usque vertebras: retro posthaec sensim inclinet, et supra verticem emineat. Huc aegri caput reclinare oportet, et immotum contineri, ut si fieri poterit, plane nullas aut exiguas interea temporis in sedendo molestias percipiat. Praestat vero in sedili potius collocato aegro quam in lectulo operationem hanc exercere; nam et claro lumine opus est, et ita aegrum constitutum esse decet, ut quoquo versus medicus excurrere, et sinistrorsum vel dextrorsum, utcunque libuerit et res postulaverit, absque difficultate sese possit conjicere, quam occasionem, in lectum aegro composito, non licet arripere. Non secus et linteum requiritur, quod, antequam opus aggrediamur, ad pectus aegri explicare oportet, et ad cervicem religare. Excipit hoc sanguinem, et quo minus inquinetur aeger, prohibet. Adsint et linteolorum frusta eaque quam plura, adsit gossypium. Horum usus est, ab excoriatis partibus sanguinem detergere. Solet enim quandoque, si largior prorumpat, aciem oculi perstringere, et excoriandi rationem fallere. Contingit namque, ut vel aegro sese intorquente, vel ferro minus penetrante, inaequaliter decerpatur cutis, et exiguum de ea quandoque remaneat, quod si subsistat, nulla spes est, eas partes posse coalescere. Saepius igitur vulnus exiccet medicus, et plagae aequalitatem, ne quid de cute residuum sit, sedulo prospiciat, in quem usum linteorum frusta eaque non pauca adesse necesse est, quae semel inquinata abjicere convenit, et nova asciscere. — Et haec fere sunt, quae in opere praestando necessaria sunt: jam ad caetera, quorum usus opere perfecto requiritur, nosmet conferamus. Sunt autem genere duplicia, et vel ad partium tutelam iisque jam consutis conservationem vel ad earundem curam accommodantur. Haec medicamentis, illa fasciarum censu aestimantur. Est tamen, ut de ea, quia brevior est, primo sermonem faciamus, duplex rursus curatio. Nam et geminae partes sunt, quibus consulere convenit, brachium scilicet, in quo area est, et insitarum partium sutura. In curanda area nil prorsus innovandum est, sed iis utendum, quibus antehac. Itaque linamenta et iisdem medicaminibus imbuta parare oportet, vulneri applicare et fasciis connectere. Quod vero recenti plagae et suturis convenit, id etiam insitis partibus curandi genus expedit. Itaque ut humorum effluxum comprimamus, elaborandum est, et ne partes inflammentur. Praestiterit hic liquamen ovi, si rosacea diluatur, ea portione quam supra assignavimus. Adsint stuppei orbiculi numero bini, alter latus pollicem, longus vero quam nares latae sunt, ut suturam universam probe contegat: alter eandem quidem longitudinem obtineat, sit tamen paulo latior, ut circumsitas partes et quas inflammari periculum est, pulchre muniat. Cum autem et ad interna usque narium sutura penetret, itaque et penicillos injicere non erit inconsultum. Duos ergo parare decet e stuppa narium spaciis aequales eaque longitudine, quae et curationem juvent, nec sternutamentis, quae excitare solent, infesti sint. Universam enim insitionis struem hoc unum malum demoliretur. Tum et orbiculi aquato ovi imbuendi sunt et penicilli, atque ubi res expostulaverit, usurpandi. — His itaque, quae suturae convenit, curationem definivimus. Nam fasciarum rationem inire convenit et earum rerum, quae ad operis tutelam jam administrati ejusque conservationem referuntur. Sed priusquam de fasciis sermonem nostrum instituamus, non inique nos facturos existimo, si brachii positum, qualisnam futurus sit in insitione hac, ante omnia declaremus, ut fasciarum ratio et quae ad eas reducuntur, longe notior sit et illustrior. Cum enim in eum finem, ut brachii positum tueantur, a nobis fasciae excogitatae sint, nemini dubium est, siquidem usum earundem recte percipere velimus, quin prius id, a quo omnis illorum ratio defluxit, non leviter cognoscamus. — Positus igitur brachii talis est. Oportet humerum quantum licet attollere, et ea regione brachii, qua fere musculus ille triqueter desinit, faciei aut naribus in propinquo admovere. Mox cubitum, qui intro parum reflectitur, ad superiora efferre decet, et qua carpo committitur, ad confinia frontis supra apponere. Manus capiti universa insternitur, qua sagittalis decurrit, ea ratione ut brachiale coronariae suturae fere assideat, metacarpium vero supremum verticem contingat. Hoc pacto fit, ut medius digitus ad lambdoidis angulum decurrat. In hoc positu id faciei et brachii libramentum est, ut hoc ad interiora paulo declinet: illa vero oblique parum versus brachium spectet. Proximus humero narium est apex, qui interiorem cubiti cum humero coitum transversa linea respicit. Qui ad scapulas est articulus, longe a figura media discedit, atque ideo quanto magis recedit, tanto vehementius excruciat. Sola doloris expers figura media est. Cubiti articulus et caetera membrorum conjugia non usque adeo a mediocritate declinant. Hinc leniores cruciatus experiuntur, neque tam diuturnos, sed qui confestim cedant. — Hic ergo brachii situs est, haec collatio, quam partibus jam applicatis et sutura connexis observat. Cum enim ipsae nares, quarum refectionem molimur, superiorem humeri regionem, qua propago est, proxime respiciant, itaque sublata ea et oblique quadantenus attracta, opportuno admodum curtis naribus conjungi, et suturis connecti potest. Quoniam vero hujus suturae finis coitio sit earum partium, atque unio quaeque non breve temporis intervallum desideret, stabiliri certe partes necesse est, easque plane immotas reddere, ut partium earum connexionem, nec minimum quidem interpellata natura, rite queat perficere. Caeterum postquam positum hunc non dierum duntaxat, sed ne horarum aliquot spacio inconcussum servare possibile sit, necessario aliquid excogitandum erat, cujus beneficio firmum continere brachium, ejusque situm immotum conservare adusque insitionis tempora nobis concederetur. Hoc autem quicquid tandem sit, ab eodem prorsus brachio indicari videbatur. Cum enim id multis partibus moveri posset, quotquot illae sunt, iis singulis consulendum erat, ne vel appetitu suadente vel voluntate jubente, quantumvis anniteretur patiens, aliquo pacto commoveri possent. Ita enim firmato brachio successurum erat, ut partes insitae absque difficultate et noxa coalescerent. Licet vero unius brachii quies illius praestantiae sit, ut in illa velut in cardine insitarum partium unio vertatur, nihilominus tamen et alterius partis, nimirum capitis, vicariam operam exposcit. Cum enim hoc vel antrorsum vel retrorsum inflectatur vel dextrorsum vel sinistrorsum, supra, infra, itaque si liberum esset, proculdubio hac inepta motione non leve partibus insitis incommodum pareret. Quamobrem hisce malis ut occurreremus, talem quandam machinam invenire coacti sumus, quae motus hujusce libertatem si quidem penitus non auferret, ex parte tamen atque non minimum moderaretur. Sed prius rationem brachii ineamus. Hujus quieti providendum est, ut partium copulationi consultum sit. Partes igitur ejus stabiliendae sunt, atque propemodum omnes, quas loco suo dimovere posset. Inter has humeri est articulus ad omoplatas, conjunctio ad ulnam, ulnae praeterea ac radii connexus ad carpi ossa. Tot enim nodi sunt, tot brachii confinia, quorum agitationem his fasciis nostris non praeter rationem excogitatis jam facile compescimus. Non secus et capitis motum tam supra quam infra ad cervicem, si non compescere penitus, moderari tamen quadantenus conati sumus. Requiruntur vero et alia, quae necessitate quidem caetera illa consequuntur, ut pote quod sine his nil perfectum moliri possumus, atque dignitate longe minora sunt. Non enim fascias illas, quae brachium et caput devincient, recte firmare possimus, nisi thorax et feminalia, et sic post hac accederent, quibus caetera innixa velut lora ad palum religarentur. Sed quicquid sit, quod jam leviter quasi adumbravimus, universum eo spectat, ut commode et sine noxa partes jam insitas connectere, et quousque coaluerint, immotas penitus et constantes conservemus. — Veruntamen rem ipsam aggrediamur. Nomen illi machinae fuerit vestitus insititius, hac de causa, quod factus peculiari lege insitioni perficiendae non infimam certe, quinimo maximam praestet operam. Nihil enim aeque in primis ac partium firmitas in hoc opere desideratur. Hujus partes praecipuae sunt, quae brachii positum et capitis custodiunt: quae vero in horum gratiam excogitatae sunt, illisque inserviunt, minus ad priorem dignitatem accedunt. Sunt quidem et ipsae non secus atque illae necessariae, quod omnis opera absque harum beneficio luderetur; non tamen eam praestantiam obtinent, quod aliorum famulatui addictae sint, nec eo utilitatis loco ponuntur. Illae praeterea, quas primo loco nuncupavimus, tum in magis tum in minus praecipuas adhuc dispertiuntur. Quae enim illi regioni ascriptae sunt, in cujus constantiae totius rei summa vertitur, in celsiore fastigio collocantur: quae vero capiti subserviunt, quod partem eam custodiant non adeo dignam tantaeque necessitatis, secunda ab illis sede constituuntur. Atque ut ea, quae hactenus diximus, paucis dum colligamus vestitus insititii partes, aliae praecipuae sunt, aliae non praecipuae, quas et alio nomine vel proprias vel communes liceret dicere: quae vero propriae sunt, in magis et minus proprias adhuc separantur. Illae sunt, quae brachii positum custodiunt, quas fasciarum nomine dignamur, quod longitudine, latitudine, tenuitate fasciarum naturam recte repraesentent: hae vero capiti dicantur, et cum vittam quandam aut cucullum referant, hac eadem appellatione insigniuntur. Reliquae partes communes sunt, quae et figura vestitum referunt, et quod magis est; nec a vestium usu recedunt. Quare arrepta ex media plebe, et mutuato a communi consuetudine vocabulo, thoracem partes eas et feminalia appellavimus.

Dum vero singulorum utilitatem edocere nos oportet, non immerito ab iis, quae in fasciarum gratiam extructae sunt, ab communibus nimirum exordiemur. Haec tamen vitta ipsa sive cucullus praecedat, quod continuato ductu posterior ejus pars cum thorace connectatur. Ejus figura talis est. Parte infima exoritur non procul a cervice, qua calvaria desinit, sensimque explicatur, et in latitudinem eousque expanditur, ut paulo sub aurium radicibus in genas excurrat, nec sane longius quam digiti unius aut sesquidigiti spacio. Hinc sursum a finibus illis ascendit, capitis tamen servata ad amussim amplitudine, et per verticem elatus in anteriorem partem decurrit, quousque superna frontis confinia ad digiti quasi latitudinem complectatur. Sensim exinde sese demittit per faciei latera, aures perreptans ad digiti abhinc latitudinem, et cum ad exteriorem aurium regionem applicuerit, recta adhuc descendit, atque tandem in supremam thoracis ante partem inseritur, ut universum colli spacium arcte comprehendat. Atque haec fere totius cuculli amplitudo est. Sed ne auribus, qua parte illis insternitur, noxam quandam et cruciatus afferat, sedem illam notare, ferroque inscindere opus est, cum ut molestias hasce effugiamus, tum etiam quod alia nec contemnenda utilitas incisa vitta et auri hinc exporrecta sese nobis offerat. Hic enim cucullus figitur, et quasi ad basin quandam stabilitur, ne caput, quantumlibet aeger adnitatur, ullo pacto inclinare vel concutere valeat. Hujus utilitas est excipere fascias, quae cum brachii ut infra declarabitur, tum cubiti articulum custodiant. Id etiam confert, ut caput una cum cervice immotum contineat, ne quando annuere, abnuere, hinc inde partes eas adclinare valeat, vel nisi penitus nequeat, ea tamen moderantia hosce motus efficiat, ut ne vel minimum quidem illas concutiat, nec coalitum earum interrumpat. Intercepta enim cervice, et cucullo brevissimo ductu ad thoracem connexo, eodemque latius in frontem et in genas exporrecto, nec non ad aurium radices firmato, nil minus fit, quam ut immoderatius et incommodius partes eas aeger commoveat, adeo strenue et exacte caput vitta hac comprehensum atque devinctum est. Thorax vero praeter jam receptum ab omnibus indumenti usum nil peculiare habet. Itaque non est, ut hac de re vosmet admoneamus. Illud saltem indicasse sufficiat, ab illo omnes pectoris, dorsi laterumque partes comprehendi debere arctissime, et qua parte antrorsum discissus est, fibulis muniri, quas invicem addictas constringere validius necessarium est. Sic enim fiet, ne, si qua fibulae laxentur, fasciarum connexiones, quae ad pectus percurrunt, solutiores reddantur. Hic vittam pro capite sustentat, et fascias quasdam, quod infra videbitur, ad partem anteriorem excipit, qui tamen absque feminalibus nullam penitus praestaret operam. Nulla enim mora est, nisi hisce annectatur et quam validissime, quin fallaci et lubrica comprehensione ad superiora e vestigio resiliat. Hoc igitur thoracis stabilimentum est, hic palus, ad quem velut funibus alligatur, ne ullo modo queat elabi, et elusa opera ad superna recurrere. Sed fibulas feminalibus oportet indere, et utriusque tam feminalium quam thoracis oras innectere. — Nunc autem fasciarum historiam declarare opus est, quae quidem numero plures sunt, quod plures brachii partes contineant. Inter caeteras tamen ea praecipua est, quae universam brachii retro regionem complectitur, et a qua reliquae omnes tanquam a stipite fere exoriuntur. Hanc dignitatis ergo fasciam regiam nuncupabimus. Illius ortus est ab ea thoracis regione, quae ad articuli humeri supernam partam retro desinit, et continuato ductu infra paulisper ad axillas descendit. Lata est a principio fere ad sex digitos. Hinc rursus producta versus cubitum inflectitur, et humero incumbens recta tandem cubitum extra ad anconem amplectitur. Exinde gracilescit páulo, et per ulnae amplitudinem fertur eadem penitus, qua coepit, magnitudine: hinc carpi dorsum superat, rectoque tramite in extremos digitos desinit. Hujus officium est, ut brachium universum fasciarum opera, quae ad latera ejus sunt, annexum capiti valentissime contineat, iisque omnibus, quas jam dicemus, fasciis ortum suum suppeditet. Porro fasciae hae licet singulis articulis praeficiantur, nec numerum humeri, cubiti atque carpi excedere debeant, necessarium tamen est, ut unus illorum duplici vinculo connectatur, atque sic quatuor in universum praeter regiam illam fasciis opus sit. Harum prima est, quae supra ab humeri articulo, qua parte scapulae sunt, ad posteriora exoritur lato principio, indeque sub axillae cavitatem deducitur, unde pectora versus antrorsum progrediens ad oppositam alterius lateris axillae regionem defertur. Huic humeri articulum munire et comprimere datum est: cumque et ab axillis oriatur, et in axillas iterum desinat, ideo axillarem eam vocare libuit. Tanta autem latitudine sit, ut ad summum tres digitos exaequet. Secunda fascia illa est, quae ad cubiti articulum posita est, et quam hac de causa cubitalem dicimus. Haec latitudine superiori proxime aequalis a lateribus regiae fasciae, qua parte hunc articulum munit, pari principio erumpit, indeque tam ad dextram quam ad laevam oblique ad caput fertur, ac temporibus cuculli superstrata secundum capitis latera in posticam ejus partem ad lambdoidis usque lineas prolixius excurrit. Hanc capiti admovere, brachiumque arctius connectere convenit, ne quo dilabatur, vel in alterutram partem hinc inde non sine detrimento deflectat. Hoc enim maxime cavendum est; nam quanto cubitus vicinior est propagini, tanto illius commotio perniciosior existit, et praecipue traduci, quem immotum plane suo loco subsistere, nec quovis et quam minime contorquere, non incommodum est. Haec igitur sedulo et non sine curiositate medicus circumspiciat, ut apta connexione summaque custodia hunc eundem articulum recte tueatur. Hic enim locus, haec fascia supremum in actione hac gradum obtinet. Indicio autem est, quanti regionem hanc munitam esse referat, quod aliam adhuc fasciam eidem subsidio collocavimus, quae ab interna regione cubiti, qua olecranon est, explantata ac ex superiori loco proxime ab hac cubitali fascia antrorsum et oblique delata ad hypochondrii spacium ex opposito seu ad extremas fere pectoris infra oras desinat. Praestat enim id quod et altera, multo tamen valentius, nec quandoque articulum illum commoveri patitur. Quod autem ex cubito deducta in eam pectoris sedem transferatur, ex loci occasione pectoralis non absurde dici potest. Postrema tandem fascia est, quae manum capiti seu verticis ossibus superpositam ad carpi simul atque ulnae ac radii articulum circumdat. Haec ad regiae fasciae exitum, quam paulo supra carpum aboleri diximus, juxta interiora illius conspicitur; inde porro exorta ad fasciae regiae latera prope squammeas illas utrinque suturas fere evanescit, ac singulis partibus per funiculum satis arcte conjungitur. Munus illius est, superstratam capiti manus partem comprehendere, comprehensam constringere, constrictam continere, quominus ad opposita latera feratur. Hanc ergo brachialem vocamus, quam geminis loris non secus atque alias iisque distinctis ex utroque latere cucullo adjunxisse necessarium penitus fuerit. Haec itaque sunt, quae ad apparatum insitionis nostrae non praetermitti posse duximus.

Capitulum duodecimum.

De insitionis administratione.

Aggredimur jam operis nostri partem praeclaram sane et, sive insolentiam ejus spectemus sive rei magnitudinem, certe praestantissimam atque caeteris omnibus, quae nobis peragenda sunt, merito praeferendam. Nunc enim abrepta cute novas nares et novo prorsus conatu reficere conamur, et faciem suo decore spoliatam et quasi faedissime conspurcatam denuo eluere, et hoc novo mangonii genere illustrare tentamus. Cujus dignitatem ut assequamur, non levis opera nobis proposita est, quae in eo penitus consistit, ut ob tenuitatem suam cicatrix, qua partes invicem coaluerint, vel obliterata vel minus conspicua admirandis artis nostrae praestigiis intuentium oculos deludat. Quamobrem non facile quis dixerit, cuinam artis nostrae parti primas adscribere oporteat, an partium unioni, an earundem conformationi. Haec enim praecipua sunt, quibus ars nostra ditata est, et reliquis operationibus plane anteponenda: alterum quidem naturae opus, artis vero alterum. Nares enim rudes adhuc et impolitas efformare artifici datum est: at propaginem cum curtis partibus agglutinare, naturae concessum. Videtur quidem ars hac in parte naturam excellere, ut quae id efficiat, quod vires illius superat, nec quod ipsa per sese sponte moliri queat (partem enim eamque dissimilem illa nunquam restituit); id tamen non postremo loco ponendum est, quod ex coalitu rite et decenter facto, quantum vix ex conformatione potest, tantum et naribus decoris et faciei splendoris accedat. Non nego magnum esse, apte et concinne cutim illam excindere, sed neque contemnendum esse puto, et adeo egregie et decenter unionem efficere, ut difficulter oculis pateat, et nunquid ea pars unquam discreta fuerit, vix in animum inducas: imo id credo caeteris esse maximum. Quamvis enim naturae opus sit partes dissitas copulare, non tamen eam penitus meretur laudem, ut non summa in artem ipsam interim redundet. Fateor naturam cum naribus traducem conjungere: at coitio illa ut concinna sit, ut honesta, soli artifici tribuendum est. Hic enim naturae conatus moderatur, et quod infra mediocritatem fit, adjungit, quod extra, rescindit. Si enim naturae tantum negocium committamus, quam inhonestas, quam male constantes cicatrices ducat, persaepe compertum est. Atque hac ratione, ut congrue et decore partes uniantur, id ad operationis dignitatem mihi facere videtur, quod ea difficilis admodum sit et ardua, nec quicquam quod intueatur, quominus ab aequitate deflectat, habeat. Atqui si res difficiles superasse magis quam leves laudi datur et honori, procul dubio id nobis concedendum est, longe plures difficultates, dum insitionem facimus, propositas esse, pluribusque incommodis conflictandum fore, ac si nares jam unitas efformaremus. Principio enim hic nihil est, quod visum impediat, quo minus recte, quid velis, agas, quod manum evertat, quod operationem acceleret. Libere enim et absque impedimento ibidem nares effingimus, in opere versamur: non sanguis effluens oculorum aciem perstringit: non jactantur aegri: non convelluntur doloribus, nulla vel plane exigua haemorrhagia conflictantur, nec eas nos angustias incurrimus; quin operationem in plures dies extrahere, rudes primo nares delineare, sensim astruere, denuoque in angustiorem formam, quod nostro et aegri simul absque fiat, incommodo educere liceat. Secus vero dum insitionem molimur nobiscum agitur. Hic enim plurimum emanans sanguis obtutum percellit, ut saepius et moram in operatione trahere, et nisi advertas fallere cogaris. Hic multoties evictus doloribus aeger manum evertit, ut neque nares recte apparare, rite conjungere, congrue cum propagine consuere potueris. Hic nullam moram nectere oportet ob doloris magnitudinem, sed properare, quandoque vero praecipitanter agere, et quod minime velis, vel non quomodo velis perficere. Tanti interest, an partes illae solummodo conjungantur, an vero rite et concinne id perfecisse. Adde quod si contingat, errorem ut corrigas, tum minime sibi integrum est. Ast ibi longe lateque expatiari potest, quod desit reficere, quod male egeris rursus emendare, quod redundet denuo auferre. Sic quod intuearis hoc in loco, ipsius naturae exemplum habes, quod qua ratione lineamenta narium et quousque ducenda sint, tibi ostendet. At nares conjungere in unica artificis solertia ejusque dexteritate positum est, qui quantum opus est et quo pacto, proprio instinctu acrique judicio intelligit, et promptam et solertem manum adhibet, nec quod aspiciat, quod imitando referat, praeter ideam mente sua conceptam et quam occasio suppeditat, plane nihil obtineat. Non minori solertia studioque opus est, dum jam insitione facta et consutis partibus natura cicatricem ducit, quam perite moderari decet, ne quid vel nimis depressa sit, vel luxuriante carne intumescat, sed ut observata mediocritate aequalis et plana cum caeteris partibus superficie enascatur. Sed quam arduum est hoc, ne quid nimis, cognovisse, tanto difficilius perfecisse. His itaque de causis unioni plurimum cedit conformatio. Haec enim promptior est, illa minus expedita: et si difficultas rei, si artificis industria dignitatem affert, ad illam facilis via est plana, ad hanc vero difficilis et impedita. Admonemus itaque chirurgos, si quae bonos viros decet, honoris et gloriae palmam consequi cupiunt, si artis dignitatem commendare volunt, ut in insitione facienda, quo decus suum atque nitorem consequatur, omnem operam, omnem industriam, omne suum studium collocent. Voluimus autem ante dixisse haec, ut quae sit rei summa intelligant, quid illorum intersit, cognoscant. Administraturus ergo insitionem chirurgus, nisi temporis difficultate vel aegri cupiditate transversus agatur, in primis diei opportunitatem captet, quae et purissimi caeli nitore, amico vultu arridens animum aegroti quasi excitet, et operi non minimum emolumenti afferat. Non enim oculorum aciem obscurus aër atque nubilus offuscare non potest. Hanc equidem insitionem curiose tractari oportet, in qua totius operis dignitas vertitur. Sic diei opportunae sunt horae matutinae, quod id temporis alacritate quadam mentes nostras perfundat, et redeunte sole vigor animis redeat, alvoque fecibus repurgata nullave impuri spiritus exhalatione membris perculsis, corpora leviora multo reddantur. Tum enim cibo per somnum concocto et rite digesto, membrisque recreatis, omnis excrementorum eluvies sponte prodit, quam tamen leviori clysmo lacessere conveniet, nisi natura sua munia prius expleverit. Ubi vero coctioni incommodum aliquid accesserit, tunc insitionem moliri haudquaquam expedit. Quicquid enim fere malorum contingit, illud quasi manu facta in perniciem tandem insitarum partium erumpit. Quamobrem profuerit hisce malis occurrisse abstinentia, vel proxima ante coena minimum cibi assumpsisse. Nam quod paucum est, imbecillo ventre facilius immutatur, aut non tantum de cruditate metum injicit, qua subsistente, insitionem aggressum esse, penitus alienum est. — His igitur rite perspectis, insititio vestitu oportet aegrum induere. Pertinebit vero ad rem, sutorem adesse, qui, si quid immutandum sit, ipse adjiciat vel auferat. Nunquam enim vel in tanta aegrotorum multitudine comperimus, ut scientissimus hujusce rei et expertissimus sutor ita diligentiam suam probaverit, quin aliquid semper in ea parte desideratum sit. Volumus itaque, ne hac de re, qualescumque tandem sint, imparati ad opus accedant, sed in aegroto vestiendo sutoris opera studioque utantur. Non enim illos hujusce diligentiae poenituerit. Feminalia ergo primum aeger induat, mox thoracem et cucullum, haec feminalibus applicet, et firmis funiculis arctius constringat: sub haec thoracem ante connectat. Cucullum deinde in caluam ducat, aures foraminibus suis eximat, et tandem universo capiti rite adaptet. Hinc brachium chirurgus attollat, nulla tamen re penes traducem innovata, et ita componat, ut eundem positum, quem proxime diximus, collocatum observet. Hunc custodire ad ministros spectat, dum fasciis expediendis innectendisque chirurgus intentus est. Inter quas explicata prius fascia regia et brachio retro imposita, quae cubito stabiliendo praeest, et ex utroque illius fertur latere, illam inquam in faciem oblique deferat, et ad tempora proxime ad lambdoidis suturae latera cucullo loris connectat. Opus est hic duplici loro atque ea connexione, ut inter utrumque funiculum tres vel ad summum quatuor intercedant digiti. Haec loca sutor attente observet, ut oras foraminis internas filo circumnectat, et recte obfirmet, ne qua funiculi cedente lino resiliant. Idem et ex altera parte faciendum est. Secundam exinde fasciam, quam brachialem diximus, et quae articulo illi muniendo addita est, medicus expediet, et latera ejus utrinque cucullo alligabit. Mox tertiam, axillarem scilicet ad anteriora ducat, et ad mammae regionem, quae ex opposito est, suis vinculis constringat. Pectoralem tandem, quae a cubito defertur, ad hypochondrium adversum exporrigat, et funiculis thoraci conjungat. Tum singula, quae ad deligationem spectant, ipse chirurgus circumspiciat, percurrat, observet, examinet, ne quid vel hiet vel laxum sit, ut tuto et firmiter connectantur, omniaque ad insitionem perapta et accommodata sint. Hoc ubi constiterit, et feminalia, thorax, cucullus probe respondeant, et fasciae earumque nexus firmi satis et opportuni fuerint, jam eas laxare opus est, cucullum detrahere, atque in humeros rejicere, ne quid capiti adhaerens, dum nares excoriamus vel consuimus, offendat. Mox et ministros admoneat, ut sellam parent et linteum. Ipse chirurgus, quicquid vel impedimento sibi esse possit, rejiciat, etiam ipsis manicis detractis, et ut agilior sit et expeditior, extremas ulnas ad tres et amplius digitos denudet. Aeger ex adverso fenestrae sedeat, ut lumini expositus sit. Huic linteum minister ante injiciat, ac per humerum subductum ad cervicem religet. Prohibet id, ne qui dimanaverit sanguis, inquinet thoracem. Ipse chirurgus ad aegrum ex adverso stet, et ministris sua loca designet. Horum alter a tergo collocatus aegroti caput reclinabit, manibus continebit, et ne qua nutare possit cavebit: alter vero qui e dextra statuatur, cultros subinde chirurgo subministrabit. Hos enim multöties permutare oportet, cum profundente sese sanguine acies illa subtilissima et tenuissima vel ob humorem adhaerentem vel ex calore emolliente promptissime retundatur. Ejusdem ministri industriae fuerit et cultros aegrorum oculis subtraxisse, cum ex eorum intuitu qui paulo abjectiores sunt, facile expavescant: et linteolorum frusta vel gossypium quandoque tradidisse, ut vulnus extergat. Usque adeo enim sanguis sese effundit, ut nonnunquam artificem impediat, et ab excoriatione desistere jubeat. Tum demum ab narium excoriatione chirurgus negocium auspicetur. Sunt autem hinc operationis ducenda initia, quod ad eam normam, quousque videlicet et qua ratione nares refici debeant, insititium apicem efformari conveniat. Sectionis enim moderantia ab excoriatis naribus petenda est. Ubi ergo curtarum narium naturam curiose contemplatus fuerit, et quousque sectionem diducat, secum ipse chirurgus decreverit, age jam cultrum admoveat, et ab altero latere, utcunque libuerit, vulnus promoveat. Hic autem et latitudinem ejus et profunditatem spectet, et quae utraque dimetitur, aequalitatem vel inaequalitatem. Illud enim insitioni faciendae favet: hoc vero coalitus decori. Atque hac de causa sectionem hanc diligenter tractare oportet. In hoc enim omnis artis hujus splendor totaque ejus commendatio reposita est. Latitudinem definire anceps est; nam pro corporum varietate varie quoque et diverso modo a nobis haec eadem constituitur. Illud tamen aeternum vobis et sanctum praeceptum sit, ut in latitudinis tenuitate, cum suspicio adsit de peccato in liberalitate, nunquam deficiamus. Amplitudo enim et largitas vulneris, quod de insitione spem certam faciat, ejusdem angustia longe tutior est et accommodatior. Profunditas vero ex rei substantia depromitur. Cum enim conjunctae partes communione sanguinis quasi glutine quodam inter sese uniantur, ideo alte adeo vulnus infligendum est, ut sanguis unde quaque et hilarius sese effundat. Quam vulneris altitudinem et partis, quae inciditur, essentia descripserit. Sicubi enim tenuis fuerit illa pars, non usque adeo profunde rescindi debet, ut in ampliorem et spaciosam superficiem abeat. Tantum namque abest, ut insitionis securitati consulamus, ut potius hac violentia obessemus. Non enim adeo impune has partes tractare licet, quin maxime aegrum excruciemus, ne operationem toleret, et ut vase quodam inciso non quam large sanguis erumpat. Terminus igitur altitudinis hujusce vulneris fuerit, usque dum sanguinis profusio per totum vulneris ambitum consequatur. Est tamen cum latitudinis tum profunditatis observanda vel aequalitas vel inaequalitas: in qua omnis decentissimae symphysis ratio atque ipsius artis dignitas collocata est. Sed ut haec, quicquid est, facilius intelligant chirurgi, noscere illos oportet, in vulnere duo consideranda esse, nempe spacium ejus et oram superiorem, in quibus utrisque aequalitas vel inaequalitas conspicitur, oram vulneris aequalem esse decet, ut nullibi vel punctis vel angulis interscissa sit, sed a summo usque ad ima sectione ad lineam facta uniformiter sibi respondeat. Spacium vero vulneris obliquum esto. Hanc enim intelligimus altitudinis inaequalitatem, quod in vitibus rite inserendis Cato docuit necessarium esse et Plinius ipse retulit. Sed repetamus paucis ipsa verba, ut exemplo proposito universam rem facilius quisque cognoscat. Cato [1]) vitem tribus modis inserit. Praesectam findi jubet per medullam, in eam surculos exacutos adigi, et medullas jungi. Altero modo sese vites invicem contingunt. Utriusque in obliquum latus contrarium adradit, et junctis medullis colligat. Haec igitur insitio ad rem nostram spectat, in qua licet animadvertere, sectionem eam obliquam dici Plinio [2]), quae cum juxta altitudinem inaequalis sit, a suprema superficie incipiens semsimque et quasi decussatim descendens in humiles infra partes ad angulum acutum desinit. Imaginari enim oportet triangulum aequilaterum, cujus primum latus a summis naribus, qua parte incisae sunt, infra ad basin earum protenditur: secundum vero ibidem supra incipit, et deorsum ad acutum angulum ducitur: quibus tandem ab narium basi usque ad extremum alterius lateris tertium latus subtenditur, quod spatium deinde novae nares complebunt. Si enim aequali sectione et ad perpendiculum cum traduce curtae nares conjungerentur, iis exporrectis et antrorsum protuberantibus, ingrata mole pars illa defoedaretur. Adde quod ea parte, qua coaluerint, hinc inde assurgente carne, velut tumulis quibusdam sulcum quendam efficerent. Oblique igitur sectionem deducere oportet, quandoque vero ad figuram trianguli aequilateram, nonnunquam ad eam, quae vel duo latera aequalia habeat, vel ut nullum eorum cum altero conveniat (non enim eodem modo semper nares detruncari accidit, ut cum naribus novis triangulum aequilaterum constituant), omnino autem figuram

[1]) Cato de re rust. 45.

[2]) Plin. 7. nat. hist. 17.

eam, quae rectum ad nares obtineat angulum, vitare convenit. Nec atramento sectionis terminum designasse opus fuerit, cum sanguine profluente nota haec aboleatur, aut oculi aciem inaequalitate dijudicanda perstringat. Id vero apprime necessarium est, ut, ubi opus sit, indicis apicem in nares intromittat medicus, ut quasi obice objecto naribusque firmatis nec retrocedentibus felicius operationem perficiat. Solent enim nares ob mollitiem cedere, et ferri aciem eludere. Interim saepius cultros permutet, (acies enim eorum retunditur) vulnus exiccet, et quantum sectione profecerit, probe perspiciat. Qua in re extremam oram cum primis linea quadam designet, mox altius cultrum adigat, et quod reliquum est omni conatu quam fieri potest, sedulo peragat: et si quid extremis naribus, quod minus distingui ferro poterit, intro adhaereat, id forcipe detrahet, et vulnus in interna superficie ad aequalitatem reducet.

Haec ubi peregerit, ad traducis sectionem devenire oportet, quam neque temere licet aggredi, sed ex curtis naribus rationem depromere. Protinus ergo deterso vulnere, infimis naribus chartam imponat chirurgus, quam pro vulneris amplitudine confirmet, ut ad typum illi penitus respondeat, nec quo recte hanc describat, ulli vel operae vel diligentiae parcat. His enim universum unionis decus atque ipsa insitionis ratio innititur. Chartam vero jam confirmatam ministro praebeat. Interea aeger apposito linteolo sanguinem compescat, et quo minus aërem plaga sentiat, ipse caveat. Tum fasciam devolvet medicus, propaginem explicabit, et brachium aegri ministrorum alteri concredet. Hic cubito dextram subjiciat, altera vero ulnam et carpum erectum sustineat. Ipse chartam applicet chirurgus traduci, probeque contempletur, quidnam ibi demendum sit, quanta et quousque haec sectio fieri debeat. Quod superest rescindat, intra callum abradat, et quemadmodum supra de naribus diximus, sic eodem pacto ad eandem obliquitatis normam propaginem excindat. Hoc utique factu non erit difficile, cum id aegri vix persentiant. Curet autem summa diligentia, ut cuncta ad amussim peragantur. Quicquid enim huic studio adjicitur, vel ob eam rem plurimi faciendum est, quod nullo modo, si quae errata commissa sint, aliquando revocare possumus; qui vel praecipuus stimulus est isque acerrimus, ne quid oscitanter, ne quid temere agamus. — Tum ad nares traducem adducat, applicet, periculum faciat, nunquid recte cum naribus cohaereat? an extrema illorum conveniant? quid superet? quid depressum sit? nunquid intro hient, vel non rite coeant? Haec omnia inquam consideret et accurato, quorum illud ad unionis decorem spectat, hoc vero insitioni convenit. Perbelle itaque vulnera conveniant cum traducis tum curtarum narium. Atque hoc assequetur medicus, si adrasis partibus et aliquo, moderate tamen excisis, earum orae coeant, ne quid vel extra emineat, vel intra ad utriusque vulneris superficiem vacuum intercedat, sed ut undiquaquam aequales ad normam congrediantur. — Posthaec ad suturas efficiendas animum convertere oportet. Quae sane chirurgiae pars aliquanto difficilior est, ideoque latius explicari debet, ne dum breves esse volumus, rem ipsam obscuremus, et ad plurimos errores ansam suppeditemus. Interest vero haec nostra non obiter perlegere, sed accurato et quam saepissime, ne quis alias in consuendis vulneribus exercitatus hac vana persuasus opinione nil interesse ducat, quomodo partes hae velint consui, atque ideo, cum imparatus accedat, in enavigando hoc pelago errorum multitudine quasi vastis fluctibus obruatur. Utcunque enim consuendi rationem quis hic promoveat, nisi vel peculiari studio vel sollicita admonitione id didicerit, nunquam non vehementer labitur. Haec enim suturae ratio ab iis, quae passim et quotidiano fiunt, plurimum et quam longe differt. Id unusquisque intelliget, simul atque haec nostra recte perceperit. Plurimae autem causae sunt eaeque non vulgares, cur ea, quam jam molimur, a caeteris reliquarum partium consuendi ratione distet, et difficultate omnes anteeat. Primum enim non minimum interest, nunquid, quae partes consuendae sunt, aliquo in loco adhuc connectantur, an sede penitus et regione dissideant. Animo concipite quaeso faciei vulnus latissimum aeque ac gravissimum, adeo ut maxilla ferri vi fere tota abscissa ad humeros usque propendeat. Hic quis non videt saltem aliqua ex parte, partem hanc cum reliquis adhuc cohaerere, nec laboramus, quin ea composita et suturis copulata integritati restituamus. At traducem conjungere cum curtis naribus quomodo id non laboriosum est? quomodo non difficile? quanto intervallo distant? quanto divortio separantur? — Neque id satis est, nisi et partis moles ejusque substantia ad reliqua momenta accederet. Ea enim est in caeteris quantitas, quae, nisi violentius vi gladii aliquid abreptum sit, composita prius totam eam regionem compleat, nec ut quid deficiat, quid emineat, sed aequali penitus superficie et corpore respondeat. Ea etiam est partis natura, ut temperie a vicina haudquaquam differat, sed substantia, utpote a cujus consortio paulo ante divulsa fuit, cum ea conveniat, ut, si liceat dicere, cum illa sit univoca. Quantum vero absit ab his legibus ipse tradux cum curtis partibus, tam notum est, quam quod notissimum. Quis enim nescit, quam cutis temperata sit, quam nares ob frigidorum corporum compagem frigeant. Licet id experiri, quod frigore nares perculsae, non item cutis, quam primum liveant. Diversa itaque est temperamentorum ratio et admodum dissentanea, et si quid commune habeant, id genere potius et analogia existere credendum est. Quam etiam mole partes hae inter sese differant, ex eo patet, quod illae tenues sint, graciles et explanatae, hic vero crassus, tumidus et rugosus, adeoque invicem absunt, ut nec superficie nec profunditate quovis pacto conveniant. Sed poterunt ne ea, quae jam diximus, id efficere, ut hinc partium coalitus caeteris, quos fieri videmus, incommodior sit atque difficilior? Certe si utriusque partis et traducis et narium essentiam consideremus, non possumus dicere, quin insignis in iis conjungendis et non postrema adsit molestia. Non enim calore abundant nares, utpote ob tenuitatem et cartilagines subjectas frigidissimae, nec ea traducis constantia est, cum plurimas noxas, duras contrectationes, dira ulcera perpessus sit, ut sibi ipsi opem ferre queat. Quibus cum ergo sic agitur, iis interitus proximus est, nec minimum laboris superest, ut ea restituas, conserves. Sic quas exiguo intervallo conjungi partes necesse est, ut conjungas, plurimum insudare et multoties periclitari convenit. Exiguum enim et laxum vinculum est, quo aliis annectitur, modicumque est spacium per quod deducto sanguine et spiritu vita ipsa conservetur. Ubi vero arctius et frequentius partem quandam innectere possumus, quo patentior alimento accessus est, eo minus laboris, minus restat periculi, et praecipue cum partes non adeo distent, neque eam in applicando violentiam experiantur. Quod tantum abest in actione hac, ut nihil fieri possit majori vi, majori impetu, majori incommodo, nullaeque partes adsint, quae ex naturae praescripto magis inter se diremptae sint. Et quis non dicat, operationem longe difficiliorem fore, qui uni solum hoc negotii committi videt, haec ut conjungat, nullatenus vel adjuvante vel viam consternente natura? Non enim hic tibi natura monstrat, quid observes, in quid respicias, quid imiteris, sed eruenda omnia artificis ingenio, meta definienda est, soli currendum. At ubi natura ipsa praeest, ubi callem monstrat, ubi ipsa praecedit, facile est, quid opus sit, cognoscere, obtemperare et subsequi. Nullum autem hic ex natura, dum suturas molimur, subsidium accedit, sed una unius artificis ingenio et solertia perficiunda est. Nec id parum refert, quod, dum partes illas excoriamus, non eam aequalitatem, quam par est, observare possumus. Quae enim antea conjuncta erant, simul atque semel divisa sint, composita non usque adeo quadrant, ut nihil desideres. At nullatenus hic efficere poteris, ut sic traducem et curtas nares appares, abradas, ut aliquid non superet, non subsideat, ne quandoque hient, sed ad regulam invicem respondeant. Sic et illud non négligendum est, quod hinc per nares recedat aër et accedat (his enim primo respiramus), quod hinc cerebrum sua excrementa propellat, quorum utrumque, quantumvis advigiles, et partes eas laedit, et unionem impedit. — Plurima igitur sunt eaque non vulgaria, quae partium harum unioni adversantur, et operi nostro multis partibus plus, quam dum alias partes conjungeremus, officiunt. Veruntamen conandum est, ne locus vacet negligentiae, sed omnes vires, omnem industriam, omnes conatus, omnem diligentiam explices, ut rite tuis muniis fungaris, nec quid vel ars vel ipsemet damni facias. Quicquid enim semel hic praetermittitur, nec revocari ullatenus, nec quovis pacto compensari poterit. — Tempus autem est, ut quomodo suturae administrandae sint, aliquando edoceamus, cumque tot obstruamur impedimentis, quanto poterit perspicacius rem expediemus. Omnis consuendi partes eas in illo consistit opera, ut suturas recte librare, et quae earum invicem distantia sit, ad amussim observare valeamus. Quam rationem, si quis assecutus sit, facillime posthaec omne negotium tractabit. Primum autem suturas singulas, cum duas partes, traducem nimirum et curtas nares comprehendant, duas etiam perforationes tam in naribus quam in propagine recipere intelligendum est, atque has easdem invicem nunc comparari, easque esse, quibus tota operis summa innititur. Accipimus autem, et quasi concessum petimus, perforationes eas, quae in curtis naribus factae sunt, aequalibus omnino, quotquot sint, spaciis invicem distare, ut et infra declarabimus, nec unam ab altera distantia decedere. Id vero pronunciamus, non idem esse intervallum, quae in traduce sunt, foraminum (quamvis numero cum illis et ipsa inter sese aequalia sint), cum iis, quae supra in naribus conspiciuntur, sed latitudine plurimum desciscere, ut longe arctiora sint intervalla in traduce atque angustiora, illa vero laxiora penitus et spaciosa. Atque hoc ob partium naturam accidit. Cum enim, qua globuli apex est, nares angustae et velut ad centrum contractae sint, quo vero magis recedunt et sese expandunt, ampliores etiam fiant: ideo si tradux cum curtis partibus conjungi debeat, et apex ipse pertundendus sit, nec non et nares ipsae perforandae, ex necessitate utique quae supra suturarum spacia sunt inferioribus atque in apice longe majora erunt, haec vero illis multo angustiora. Atque liceat hoc nobis aliunde accersitis subsidiis ex mathematicis sic demonstrare. Sint duo circuli concentrici, alter quidem major, alter minor, a quorum communi centro educantur rectae lineae, qui exteriorem arcum in aequas portiones dissecent, quare et interior circulus in aequas partes scindetur, quae quidem inter sese aequalitate non different, illius tamen et quae supra sunt, longe minores erunt. Sint ergo [1]) duo concentrici circuli *acop* et *mnqr* descripti circa centrum *b*, in quibus ducatur communis semidiameter *cb*, supra quam erigatur ad centrum commune *b* perpendicularis *ab*, quae abscindet ab ipsis circulis duos quadrantes, *abc* quidem majoris circuli et *mbn* minoris. Nam cum quatuor anguli aequivalentes quatuor rectis consistant super *b* centrum (ex corollario 1 elementorum

[1]) Vide tab. IV fig. 1.

Euclid. 15), et angulus *a b c* sit rectus, quare quarta pars erit quatuor rectorum, qui quidem consistet super circumferentiam *m n* minoris et *a c* majoris circuli, quarum unaquaeque (ex ultima sexti) quarta pars est circumferentiae sui circuli. Quae enim proportio est anguli *m b n* minoris circuli ad quatuor rectos, eadem etiam est circumferentiae *m n* ad integram circuli sui circumferentiam. Eodem pacto et sese habet circumferentia *a c* majoris circuli ad suum totum, ut angulus *a b c* ad eosdem quatuor rectos. Dividatur postmodum in partes aequales circumferentia haec *a c*, nempe in quinque, quae sint *a d*, *d e*, *e f*, *f g*, *g c*, et ad puncta divisionis rectae ducantur a centro *b*, quae sunt *b d*, *b e*, *b f*, *b g*. Ipsae igitur lineae et arcum minoris circuli *m n* divident in totidem portiones aequales, sed attamen minores ipsis portionibus circuli. Quod vero inter sese aequales sint, sic patet. Nam anguli *a b d*, *d b e*, *e b f*, *f b g*, *g b c* inter sese aequales sunt (ex 27 tertii elementorum), quia aequalibus circumferentiis ad *d e*, *e f*, *f g*, *g c*, ut ab initio petivimus, insistunt. Quare et circumferentiae seu arcus *m h*, *h i*, *i k*, *k l*, *l n* (ex 26 ejusdem) inter sese aequales erunt, quod aequalibus angulis subtendantur. Quod vero majores sunt arcus exterioris circuli quam interioris, sic probatur. Nam eadem est proportio anguli *a b d* ad quatuor rectos, quae arcus *a d* ad integram circuli circumferentiam exterioris circuli (ex ultima sexti elementorum): atque etiam eadem est proportio anguli *m b h* ad eosdem quatuor rectos, quae arcus *m h* ad integrum arcum interioris circuli. Erit igitur (ex undecima quinti) eadem proportio arcus *a d* ad suum integrum circulum, quae arcus *m h* ad suum, et permutando ita est arcus *a d* ad arcum *m h* ut circulus exterior ad interiorem. Sed ille major est interiore, igitur et arcus *a d* major erit arcu *m h*. Eadem et caeterorum arcuum ratio est, si conferantur inter se. Quare exteriores arcus majores erunt, interiores vero minores, et sic quod probandum erat, interioris circuli portiones exterioribus minores erunt, illae vero his majores. — Aggressurus igitur chirurgus suturas, et quae prima hujus operis pars est, nares et propaginem perforaturus, in sedile aegrum collocabit sub splendidissimo aëre, vittam capiti injiciet, mox taeniam, cujus supra mentionem fecimus, fronti applicabit, et retro ád cervicem connectet. Haec ordine acus excipit, ne quis error aut confusio accidat, dum partibus jam perforatis, funiculis eas constringere convenit. Facilis enim hic lapsus est, ne linum quoddam pró altero arripias, et quae secus conveniant, invicem conjungas: aut, si quidem ea explicare volueris, quod non sine temporis jactura fiet, ingenti taedio aegrum et dolore afficies. Sic igitur et tuto rem expedies, et celeritati commodabis. Quod ubi peractum sit, agite jam partes acu trajiciet, et primum, quod commodius fiet, traducem, mox et curtas nares. Ante tamen quam acum immerseris, suturis loca sua designasse convenerit, et unam recte in medio, in summo traducis apice constituisse, hinc inde succedentibus aequaliter caeteris. Eam vero prudentiam adhibeat velim, ut quantum potest suturae efficiendae intervalla diligenter observet, ne quid ab distantiae aequitate, quae quidem alia est in naribus, alia in traduce, deflectat, sed omnia ad trutinam exacte revocet. Hac enim parte quicquid ad coalitus certitudinem et celeritatem spectat, quicquid ad cicatricis decus pertinet, omne velut in pugno comprehenditur. Quare non est, ut quis haec negligenter aut obiter administret. Auspicabitur vero, utcunque libuerit, vel in dextro vel in sinistro latere medicus, et perforata prius propagine, mox et curtis naribus, acum supra et recta versus frontem ex opposito educet, atque taeniis affiget. Si tamen decorum et hoc in loco observare velit, ab media illa atque inter caeteras summa exordium sumpsisse non obfuerit, et mox alternatim reliquas administrasse. Haec toties faciet, quoties aequum videbitur, et ipse prius assignaverit.

His rite sic peractis, jam altera pars instat hujus operis, quam constrictionem dicimus. Ante tamen in lectum collocare aegrum oportebit, ut operationem hanc summa quies quamprimum excipiat, ne vel convellantur vel disrumpantur suturae, vel quidvis aliud accidat, quod exinde nobis facessat negotium. Quam enim id facile sit, unusquisque videt, si funiculis jam constrictis ad lectum deducere aegrum, ibique eum velimus recte componere. Is autem ordo in constrictione servandus est, ut eam suturam, quae caeteris mediam sedem obtinet, atque ad extremum apicem propaginis est, primum constringamus. Haec enim, cum supremam regionem occupet, id praestabit, ut ex ea velut ex perpendiculo totus tradux aequa lance dependeat, atque ut latera tandem exacte conjungamus. Haud secus apud sutores usu venire videmus, qui tunicae partes in medio primum connectunt, et hinc ad alterum extremorum progredientes non inconcinne eas consarcinant. At si ex altero latere, et praecipue infra opus promoveas, inaequalem pendere traducem, et deorsum prolabi videbis, quod quantum abest a reliqua operis perfectione, unusquisque per se videt. Non enim posthac et nisi summa cum difficultate aut non levi patientis cum cruciatu partem eam attrahes. Adde quod funiculum illum prompte laxari contingit, dum in oppositum convellitur, et quadantenus ad inferiora propelli. Illam igitur suturam, quae media est, et qua constricta in aequali examine propago libratur, primam constringere opus est valideque connectere, ab hinc vero alias ex ordine, hinc vel inde, ut aequum unicuique videbitur, quousque omnes funiculos collegeris, et circumplexis arcte propaginem cum naribus innodaveris.

Modus vero constrictionis hic esto. Chirurgus in eum situm convertat brachium, quem supra descripsimus, cum traducem ad narium aequalitatem resecari velimus, jubeatque ex ministris alterum, eum scilicet qui caput aegri servat, manum illius supra verticem impositam arripere, et ad carpum comprimere, quo minus vel deorsum vel ad alterutrum latus inclinet. Alter vero cubitum manibus statuet, qua parte radio conterminus est, tollente interim traducem et curtis naribus applicante alio, quem tertium ministris illis succedaneum secernere convenit. Ipse sinistra manu filum, quod e traduce prominet, et dextra acum illius arripiat: funiculum hinc inde leviter ducat, nunquid is ipse sit, quem connecti velit, videat, mox duplicatum implicet, arctius constringat, atque ne resiliat, alio effacto nodo, sed eo simplici, denuo connectat, linumque fere ad nodum usque rescindat. Idem etiam cum aliis faciendum est, atque ex ordine, ut paulo ante diximus. Sic enim omnia recte et ad justitiam administraveris, nec aberit, quin necessaria quadam sequela etiam sub manu tua ad nutum tuum quaeque obediant. Sed ut rationem suturae unusquisque perspectam habeat, tam causam quam operandi modum his duabus tabellis ob oculos subjicere voluimus. [1])

Caeterum his sic perfectis, curationem aggredi oportet, et in primis penicillos ovi liquato, ut diximus, imbuere, mox naribus indere, ac orbiculos extra ad suturas circumcirca injicere. Posthaec aegrum deligare convenit, et fasciis, quae vesti adhaerent, ne qua moveri possit, constringere. Inter caeteras eam, quae vertici supersternitur, et carpi articulum vincit, primum utrinque locis suis constringere opus est: ab hac cubitalem, mox axillarem, tandem vero pectoralem. Ipse autem prae-

---

[1]) Hic in edit. veter. praeter fig. 1 tab. IV jam supra notatam nasi duobus illis circulis distincti ico textui apposita est, quam, cum parum in rei explicationem conduceret, ommittendam curavi. T.

stet opus hoc chirurgus velim, nec ministris, quantumvis periti sint, hoc muneris committat. Quicquid enim tanta dierum mora, tot perpessis incommodis, tot superatis difficultatibus hactenus acquisivimus, id omne in hac una actione tanquam lacinio quodam continetur. Nulli igitur vel labori vel industriae vel solertiae parcat medicus, sed vel maxime nunc videat, ne quid, quod artem ipsam aut dignitatem suam dedeceat, committat (haec enim ex operis successu pendent), et oleum simul cum opera profundat. Si enim in levibus maxima plerumque rerum momenta continentur, et saepe visum sit, exiguis principiis ingentia mala tandem suborta esse, quid suspicandum, quid non pertimescendum, ubi tanti interest, levius ne quid facias an ex animo, et cui negotio totius operis summa innititur. Non igitur negligenda est deligatio aliisque committenda, sed si quid recte curatum velis, id ipse efficias. Ut enim servus in domo ipse herus est, sic neque in aliis vitae muneribus quid salvum esse potest, nisi quorum auspicio et nutu id regitur, ipsi videant, ipsi praesto sint, ipsi manum admoveant. Veruntamen cum non tantum semetipsum recta facere et, quae opportuna sunt, praestare deceat, sed et aegrum et qui illi assident: itaque aegrotum chirurgus moneat jubeo, ut quantum potest quiescat, brachium non distendat, non vellicet, non quovis modo concutiat, et ut ab vehementi respiratione desideat. Non enim difficile est, ut partes illae tantam ferramentorum et constringendo perpessae injuriam inflammatae intumescant, quin id ultro accidit, nec opus est sibimetipsi damnum arcessere. Qua de causa non iniquum fuerit, unius vel sesquihorae spacio linteola insternere, et ad insitionis locum circumjicere. Porro haec ovi aquato et rosacea, quae portionibus aequis misceantur, rigare convenit, et ne qua incalescant, subinde renovare. Nil enim aeque praestiterit, quod vel citius vel felicius quemvis humorum affluxum et non levem quidem compescat atque inhibeat. Haec igitur in insitione sic peragenda sunt.

Capitulum decimum tertium.

De curatione insitionis, et quae victus ratio interim observanda sit.

Jam vero tempestivum est, ut insitarum partium curationem ad coalitus usque tempora prosequamur, quae tam medicamentorum naturam quam victus rationem complectitur. Omnes enim medicinae partes ita connexae sunt, quemadmodum referebat Celsus, ut ex toto separari non possint. Nam et illa, quae praecipue medicamentis pugnat, et victus rationem adhiberi jubet, et inanis est omnis medendi labor, praecipue in morbis paulo vehementioribus, quamvis, si clementius agatur, sola diaeta quandoque sufficiat, nisi cum victus praesidiis et pharmacorum copias conjungas. Proxime autem symptomata enarrabimus, quae in hoc insitionis decursu non infrequenter suboriuntur: usque adeo vicina bonis mala sunt, nec licet aliquid nisi cum periculo aggredi. Atque ut ab medicamentis exordiamur, ea ex vulnere petuntur cruento solum nec illis symptomatibus lacessito, ideoque nil praeter simplicem unionem expetente. Siccitate itaque polleant, secundo gradui vicina, media inter sarcotica et epulotica, quae neque detergent validius, neque constringunt obnixius, sed ne inter vulneris labia aliquid humoris intercurrat, moderata astrictione cavent, quae tandem carneis fibris intertextis quasi vinculis quibusdam unit natura et agglutinat. Quam naturae copulam non aeque satis admirari cogimur et extollere, atque praecipue, quod quidam non imperiti rerum medicarum nec vulgares homines adeo laxo inter se nexu partes hasce colligatas esse dixerint, ut si, paulo duriuscule contrectentur, ilicet decidant. Nec tanti quidem faceremus hanc opinionem quam alias, nec enarratione dignam censeremus, nisi et ad caetera, quae ad insitionis operam referuntur, hoc salubre documentum aggregassent. Ajunt enim: quae cum scripserit vir in reliquis medicinae operibus sane peritissimus, excusabiliorem reddit viri clarissimi cujusdam opinionem, tale nescio quid suspicantis. Fuit enim, cum nobili adolescenti cuidam nares restauraturus essem, ut is ad unum ex purpuratis Rom. ecclesiae proceribus negotii causa accederet, qui aspiciens ejus nares tectas dixit: nunquid sunt nares restitutae et ex carne factitatae? Asseverat nobilis adolescens. Tunc rogavit si liceret eas detegere: libentissime fore, ut detegeret. Nunquam enim antea conspexerat. Illico secedens a conspectu adolescens, quo detegeret, et a sordibus nares expurgaret: ei clamavit purpuratus: cave ne sequantur. Sed haec non sugillando a nobis recensentur, nisi ut ab injuria artem nostram vindicemus, et quas notas haec hominum inscitia inussit, abstergamus. Manant enim facillime in mentes hominum fabulae, et saepe falsum pro vero vulgus arripit. Nam sic comparatum est apud hominem imperitum, ut nisi quod ipse facit, nil rectum putet, nec singulis quicquam arridet, nisi quod ipsi praestent, vel ab aliis multoties praestari viderint. Solet enim imperitia non quidvis et operis novitas nobis persuadere, et multoties abhorremus quid ob id saltem, quod novum fit et inauditum, nihilque placet, nisi quod Trojanam originem referat. Sed vana sane hominis cogitatio est. Qui fieri contingat, ut, quae naturae beneficio invicem coalescunt, infringi possint? an hoc in cicatricibus, quae juste coiverint, unquam usu venit? nunquid ratio id suadet? Quinimo si attentius rem consideremus, tantum abest, ut, quae conglutinata semel fuerint, denuo divellantur, ut pertinacius invicem cohaereant, aut si qua disrumpi eas contingat, non qua antiqua vestigia sunt, sed proxime, ubi molliores sunt et minus pertinaces, divulsae cedant. Quod etiam in plantis compertum est, quibus semel implantatis, quantumvis tenellis et quam gravissimo vehementissimi flatus impetu perculsis, nil secius accidere videmus: sed obsequuntur, cum flexibiles sunt, et velut cannae violentiam ventorum eludunt. Concedo quidem: sed quaeso periculum faciant, num adacta manu et violentius attracta — non dicam a mutua connexione surculum illum divellant, sed ut saltem hiet leviuscule, usquequaque dimoveant. Videbunt certe alio eum discindi prius, quam in insitionis articulo concuti, adeo callus, quem induerunt, velut glutine quodam contumacissimo partes eas conjunxit, ut nulla vis, nullus impetus hoc consortium rescindere valeat. Neque id si in arboribus contingit, minus propterea in corporibus nostris acciderit, quorum operationes caeteris longe antecellunt, et materia multo quam in illis aptior est et benignior. Atque ne vacet locus haesitationi, certissimum est, novas nares longe contumacius adhaerere, ac caeterae partes corporis nostri faciunt, ubi per cicatricem coaluerint. Cum enim robur omne et firmitas unionis ipsi callo, qui cutem longe superat duritie, innitatur, et partes novae eo geminato muniantur tam intra quam extra, proculdubio et pertinacissime eas conjungi contingit, et quasi gemino modo arctissime invicem connecti. Id cum supine imperiti homines consideraverint, in re clarissima nugantur pueriliter. Veruntamen cum aeque stultum sit, stultas et inanes refutare opiniones, nec plus laboris vel verborum quam opus est in unaquaque re deceat impendere, ideo haec missa facimus, et ad susceptam curandae insitionis provinciam nosmet convertimus. — Diximus ea medicamenta esse operi huic dicata, quae inter ea, quae ad cicatricem ducunt vel carnem regenerant, mediam quandam naturam sortiuntur, quod siccent nimirum et moderate astringant. Ita enim fit, ne humore alio labia plagae intumeant, et natura, ut solet, strenue operetur. Dicuntur autem medicis glutinantia, quorum farrago varia est et immensa. Hujus generis sunt ebulus, sambucus, sideritis, palmae, pini, tedae cortices, draconii folia recentia, quae fraga gignit herba, anagallis, salix, androsaemum, astragalus, philomunculus, telephium, symphytum petraeum, araneae tela, sed ea praecipue, cui e pistrino pollen insederit (haec enim valentius exiccat), equisetum, chamaepytis, arnoglossum vero unum mire celebratur, ut quadam temperaturae symmetria jungendis veteribus ulceribus nec non vulneribus nuper factis nulli remediorum cedat. Isatidi sativae easdem laudes tribuunt. Centaureum minus floribus et foliis vulnera etiam magna conjungit. Sic pentaphylli folia, mumia, folia haederae recentia, quibus vino coctis prius praegandia vulnera conglutinari scripsit vir quidam inter neotericos non incelebris. Sed et ulmo peculiares natura dotes attribuit. Testatur Plinius, [1]) qui folia, corticem, folliculum non ignobili in vulneribus agglutinandis pollere facultate scribit: quinimo usque adeo felici successu fit, ut admirandum sit, quam exigua et honesta posthac supersint vulneris vestigia. Itaque plurimum valet, si papularum stigmata delere contendamus. Hinc ad lichenum curam in mento praecipue ex crispo ulmi aquam optimam esse Crito refert, ut scribit Galenus [2]). Hujus verba sunt: ulmi lacrymam aqua dissolutam imponito. Est autem lacryma illa gummi quoddam ceu lentus ac glutinosus humor folliculis inclusus, ex quo culices, proprie cnipes dicti generantur: quam a vermiculis hisce repurgatam certissimo emolumento experiri licet. Ex hisce igitur omnibus, quae jam diximus, quamplurima praesidia

---

[1]) Plin. 23. hist. nat. 8.

[2]) Gal. 5. de comp. med. sec. loca c. 7.

parari poterunt, quibus unionem illarum partium nec inhoneste quidem arcessere possumus. Nobis vero vulgaria sunt, et in myropoliis quotidie praestant ceratum ex cerussa et emplastrum barbarum. Idem enim quod volumus et pro dignitate praestant. Hujus vero usus est rigente caelo atque adeo corporibus paulo humidioribus: illius autem per aestiva tempora, et si qui corporis status justo calidior sit. At quemadmodum vulneri, quod ad externam superficiem est, hisce praesidiis medeamur licet, ita quod intra opponitur aliam curandi normam exposcit. Hic enim tribus ad minimum diebus res agitur suppurantibus atque iisdem plane, quae supra suis locis exposuimus. Sed cur tandem unum idemque vulnus locis oppositis opposito modo curamus? Id equidem minime fit praeter rationem. Plurimum enim externum vulnus ab interno differt, quamvis prima fronte id haudquaquam appareat, et praecipue unionis nota, positu atque partis natura. Cum enim vulneris labia usque adeo ad numerum extra cohaereant, ut nequaquam hient, nec inter ea diversum quicquam intercedat, secus certe accidit in intima superficie, qua semper aliquid, quod derasum est, eminet, non equidem in naribus, sed in propagine, ut hinc eorum orae minus aeque, ut extra fit, et ad amussim coeant. Neque id artificis negligentiae tribuendum est, sed operis difficultati. Quis enim est ita acris ingenii, ita manu promptus, ut utrinque tantopere partes eas adradat, ne vel minimum ab aequitate invicem recedant, sed ad regulam tam intra quam extra conveniant. Id quamvis circini ope liceret assequi, quo primum area vulneris in naribus dimetienda esset, et hinc traduci amplitudo ejus applicanda, usque adeo tamen pars isthaec abhorret, ut nullum hinc consequamur commodum. Est enim, resecto callo, substantia interior traducis laxa, mollis admodumque inconstans, ut simulatque quantitatem ad normam, quae est in naribus, designaveris, protinus diffluat, nec limites assignatos obtineat. Quod si intra modum eam excideris, neque sic voto potieris. Raro enim aut fere nunquam licet, quousque jam detracto callo cutis ipsa cessura sit, et periculum est, ne intra modum adhuc subsistat, nec eam quam requirimus amplitudinem excoriatio nanciscatur. Adde quod, si velis, ad numerum negocium evoces, curiosior paulo fueris, temporisque jacturam facies, nec leviter aegrum torquebis. Itaque ne quid imprudenter labamur, et plusquam par est et nobis et aliis taedio simus, liberalius paulo traducem excindi visum est, atque eo diducere, ut eam, quae in naribus est, excoriationis latitudinem excedat. Hoc enim tutius multo et commodius fuerit, nec cum tanta molestia conjunctum. Accedit etiam, quod diversam curandi rationem ab ea, quae extra adhibetur, aggredi hoc loco oporteat, quod omnis humiditas, quae ab universo vulneris spacio funditur, ob locum declivem huc corrivetur, et eo magis, cum accipiendo aëri et reddendo haec pars dicata sit, et hinc cerebri excrementa jugiter defluant, quibus utrisque unionem praepediri earum partium, nullus est qui non videt. Quae enim siccescunt vulnera, sanitati proxima sunt. His additur (nam et hoc naturam partis attingit), quod intrinsecae superficiei narium substantiam et mollitie et laxitate ab exterioris densitate et duritie plurimum distet, non quidem ex sese, cum membranarum essentia in siccitate et soliditate posita sit, sed quod ea ipsa sit, quae palatum inungit, et hinc inde affluentibus humoribus multisque vaporibus, qui aliunde efferuntur, largius irrigetur. Hisce igitur, qui recte animadverterit, non obscure inter sese differre et internam et externam insitionis partem, unusquisque perspiciet, atque hinc opus esse, ut haec suam, suam itidem et illa curandi rationem admittat, invicemque plane diversam: illam quidem, quae exiccet: hanc vero, quae pus moveat. Suppurantia autem desiderat vel largior illa traducis adrasio, sicciora tamen aliis, quod et nativa humiditate et accersita aliunde vulnus illud plus justo scateat. Tale est unguentum ex pompholyge. Qua de causa et tardius multo quam extra et aegrius cicatrix obducitur, et praecipue cum partem eam, ut externa suam, haec praesidia non usque arcte complectantur. Expedit etiam, quae alia curationis pars est, praeter medicamenta jam enarrata, ut suturarum rationem habeamus, atque an recte sese habeant foramina, aut sintne tandem relaxandae suturae illae, non negligenter videamus. Solent enim fere semper madere et humorem quendam foramina illa evomere, quo quandoque non solum extima, sed et interior pars atque in profundo arroditur adeoque excavatur, ut laxatis funiculis pars illa dehiscat et findatur. Accidit hoc mali genus corporibus cacochymis et calida siccaque temperie dotatis, aut si qua pituitae salsae illuvies a capite in subjectas partes et praecipue ad nares jam imbecillas procumbat. Nulli igitur parcendum diligentiae, seduloque enitendum, ut detergamus excrementa illa gnaviterque exiccemus. Praestabunt id myrrha, thus in tenuissimum pollinem redacta et locis illis aspersa, ut et sanguis draconis, ut ajunt, in lacrymis et manna thuris. — Chirurgus itaque in primis diebus universoque ad coalitum usque decursu hisce medicamentis insitionem curaverit, cujus negotii rationem et tempora ex parte diffusius persequi, non operae precium esse arbitror. Novit enim unusquisque, amovendas esse stuppas quam blandissime, nec tam cito post earum impositionem, cum praesertim circa initia inflammatione pars ea torqueatur, atque ut illud commodius fiat, liquore quodam emolliri debere, paulo tamen citra modum, ne, quod plurimum obest, intra insitionis latera humor ille sese insinuet. Abhinc linamenta cum medicamentis exterius addenda esse: intra vero pennicillos imponendos illito apice ad quartum diem usque, et mox exiccantibus, quae supra diximus, quod superest perficiendum fore. Hoc tamen observari velim, ut, dum rem administraturi sunt, cubitalem fasciam relaxent caute quidem et praesertim inter initia, ne qua sede sua et loco conjunctio illa dimoveatur. Quapropter opportunum fuerit, jam laxata fascia ministrorum alterum, qui brachium aegri omni vigilantia in situ pristino contineat, custodem adjunxisse, atque si quid ultra praestandum est, alterius subsidio usum esse. — Quod vero ad suturas relaxandas spectat, in primis tempus, numerum eorum, et quo ordine relaxandae sint, considerare oportet. Tempus id a nobis intelligitur, quanam potissimum die id faciendum sit. Per numerum, nunquid omnes simul an singulas separatim laxare liceat, comprehendimus. Quod si non omnes, sed aliquot, quasnam primum, quas secundo, sub ordine significamus. Ut diem, quod primum est, definiamus, patebit is, cum manifesta coalitionis vestigia sese prodant. Hoc circa quartum diem non infrequenter contingit, aestu praesertim medio ac siccis temporibus, atque si habitus corporis optimus aut non admodum perversus fuerit. Quandoque vero et ad tertiae diei principium jam inchoatam esse unionem probe perspeximus. Brumali vero coelo atque in incertis autumni diebus, et si qua corpora paulo humidiora aut non adeo benigna fuerint, vix intra quintum diem jam partes unitas esse licet conspici. Omnino autem jam nobis longo usu edoctis affirmare licet, multis partibus citius coalitum confirmari per sicca et calida tempora, cum nil adsit, quod materiae fluxum impediat, et in extremis potissimum partibus genuinus calor vigeat: tardius vero et longe remissius, si vel quantitate vel qualitate peccet materia, et jam ab extremo frigore compressus calor ad interna recesserit. Omnes autem laxasse simul suturas proculdubio absurdum est. Non enim firmae unionis spes non concideret, quod simulatque partes illae coalitum atque vix persentiscerent, levi quavis offensiuncula disrumperentur et convellerentur. Tutius igitur est, utcunque per singulas partes unionis principia sese demonstraverint, non omnes abstulisse, sed quasdam inviolatas atque arcte connexas sivisse, quousque validius coalescant. Quas autem primo laxasse oporteat, natura rei indicat, scilicet ubi magis unio confirmata sit. Manifestum erit id, si qua pars magis siccescat. Promptius vero coaluisse et citius in locis carnosis praecipue contingit et fere circa altiorem partem. Inferiora enim in coalitu retardantur, quod excarnia paulo sint, atque quod e supernis delabentem aliginem absorbeant. Sed ut neque in universa medicina, imo in omni actionum genere cuncta firma sunt et aeterna, ita neque hic, quod jam diximus, perpetuum est. Persaepe enim in declivi, et qua partes illae tenuiores sunt, ocyus eas coaluisse vidimus, secus vero supra, et ubi crassae fuerint. Certum illud est, ad quarti diei finem vel ad summum circa quinti indicia apparere coalitus, et jam firmius alicubi haesisse cuti traducem, ubi, quemadmodum diximus, laxandam esse suturam consulimus. Id autem forcipe peragendum est (non enim aliis hoc aggredi licet) acutissima simul et tenuissima, ut facile subter praetereat, et prompte linum rescindat, quod quandoque cruore imbibitum crassumque cum sit, sectioni resistit. Praestabit vero ex una parte funiculum praecidisse, et proxime ab foramine nodoque apprehenso universum exemisse. Nam male cum naribus tum cicatrici futurae consuleremus, si quousque universa cicatrix obduruerit, suo loco funiculos relinqueremus. Foeda enim erumperent ulcuscula eaque sat ampla, nec conniverent foramina, impediente scilicet lino, et ingrata denuo, simulatqué penitus pars illa obduruerit, connexionis stigmata remanerent. Haec autem mala ut effugiamus, et dum unionem partium molimur, una opera et naevi illi et foramina obliterentur (tum enim labia illorum mollia sunt nec callo obducta), fila illa procidere oportet, et suturam dissolvere, sed in ea duntaxat parte, in qua unionem fidelius coeptam esse conspeximus. Ut vero commodius natura suo fungatur munere, qua parte sutura laxata fuit, sarcotica et agglutinantia medicamenta injicere oportet. — Et hic prior unionis gradus est in cutanei traducis et curtarum narium insitione, qui circa tertii diei vel quarti vel ad summum prope quinti finem sese ostendit, et in quo aliquos funiculos licet eximere. Ultra vero, et cum certius atque validius partes illae connexae sint, ad septimi diei principium lubet aspicere aut ad ejus diei finem, calido praesertim caelo et corporibus hominum non iniquis: si secus, paulo post diebus caeteris. Tunc enim cicatricis leve equidem vestigium superest. Quare tum reliquas suturas licet ejicere, nisi eas antea, quod sic visum fuerit, et circa sextam chirurgus abstulerit. Nec abest ab hac positione nostra ipse Celsus, [1]) qui septimo die in sua, quam ipse habet, curtarum restauratione suturas eximi jubet, et ulcus ad sanitatem perducere. Ad hunc enim diem, quin etiam ante adsolidescere vulnus consuevit. Quam sententiam et nos ipsi sic edocti ab experientia usquequaque comprobamus. Quotquot enim id generis chirurgias nobis tractasse obtigit (fuerunt autem plurimae et corporibus non usque adeo probis), tum equidem ad septimae initium, plerumque ad sextam mediam, perraro autem ad septimi diei finem prorogatam fuisse unionem vidimus. Atque id vere testari possumus, nos omnes suturas ante finem septimae semper exemisse. Internum vero ulcus longius durare solet, ejusque cicatrix aegrius et ad quadragesimum usque diem quandoque obducitur, non alias ob causas, quam quae a nobis, cum suppurandi necessitatem in his partibus profiteremur, supra relatae sunt. — Suturis sic exemptis, fila-

---

[1]) Cels. libr. 7 cap. 9.

menta sicca imponito et ceratum ex pompholyge in decimam quartam usque diem, quo tempore jam probe solidatis partibus universam cicatricem certissimo siccitatis testimonio confirmatam esse satis clare apparet. — Atque hinc tertius gradus est hujusce curationis, cum praeter cicatricis soliditatem et suturarum foramina jam obduruere. Licebit tunc experiri rem, et traducem jam infixum non leviter concutere, qui cum validiori nexu cum naribus conjunctus sit, omnem motus tunc violentiam egregie sustinet. Quare tum de perennitate operis haudquaquam dubitandum est, convenietque quamprimum illum a brachio excindere, et adoptantibus naribus jam fortiorem concredere, quod tandem suo loco docebimus. — Interim, quod superest, persequamur, nempe quo pacto aegri nutriendi sint, usque dum naribus perfecte tradux inseratur et valide coalescat. Dicta sunt quidem antea a nobis, cum delineandae propaginis curationem traderemus; quae huc pertinent fere omnia, sed cum timidi et paulo imperiti etiam in tuto vacillent, brevibus saltem atque summatim negotium transigemus. Omnis ratio victus in duas secatur partes, in tenuem nempe et pleniusculam: quemadmodum et duo in universum tempora sunt, quae totum insitionis spatium circumscribunt. Alterum primo septenario definitur, secundo alterum. Nec absonum est, quod interim diversimode victum instituamus. Cum enim primis diebus unionem moliamur, quae valido calore et membri quadam siccitate gaudet, cumque nos symptomatum metus percellat, tenui utique victu quoad licet prae viribus aeger sustentandus est, ne vel ab opere suo calor avocetur, vel affluente liberalius sanguine plus justo pars illa madeat, et periculum sit, ne vel inflammari, vel aliquo graviori malo conflictari occipiat. Nec refragantur vires, quas liberalior victus, qui praecessit, satis adauxit. Quare ubi jam labascere occeperint, omnisque symptomatum aestus resederit, tunc ad pleniorem ascendere licebit, et liberalius aegrum nutrire, per alterum nimirum septenarium, quousque jam, ut rescindatur tradux a brachio, tempus fuerit. Jam enim transacta septima, nisi gravissimum erratum accesserit, nunquam quicquam, quod molestiam afferat, supervenire solet. Alimenta omnino euchyma sint, et pro tempore anni accommodata, non solida, sed sorbilia. Non enim, quae paulo solidiora sunt, recte conveniant, cum in mandendo maxillae convellantur, et partes jam insitae distrahendo de sese sua dimoveantur, atque per primos septem dies, quibus tenella adhuc implantatio est, et levi momento quoquo versum impellitur. Estque hoc in primis unice observandum. Fiant illa ex sem. melonum emulsione, ex pane trito et creto, vel seorsum vel utrisque commixtis nec non saccharo aspersis. Quarta vero die in virium gratiam juscula etiam ex pullo jam dictis affundere licebit, aut si quid tale sit, quod dilutum est, nec, ut dentibus mandatur, exposcit. Vinum penitus alienum est, nam et calorem adauget, et irritatis humoribus maximas turbas movet. Huic licet substituere decoctum hordei cum saccharo, oxysaccharum simplex oxalidis aqua dilutum, quod aestatibus mediis mire sitim lenit, caloris intro aestuantis impetum frangit, et viscerum sanguinisque fervorem apprime compescit. Transacta vero hebdomada, cum vires largius reficiendae sint, vitella ovorum exhibeantur cum pulli jusculo non admodum diluto, cui ut gratiam conciliemus, omphacii succum vel punicorum malorum, aut si arriserit, saccharum affundere poterimus Atque hac in parte palatum aegri oportet consulere. Non erunt praeter rationem, quae ex cucurbitis fiunt fercula, amygdalarum emulsio cum jusculo, quae primis diebus suspecta est, et tandem succus vel cremor ptisanae. Pro potu vel pulli jusculum vel punicorum succus, si cum rumicis aqua vel intybi diluatur, ex usu erit. Prima septimana omni motu parcant aegri velim, atque si illos posthac e lecto egredi contingat, moderate obambulent. Itaque quieti sese totos dare convenit, quae una hanc operationem fovet egregie, adeoque plane nihil moliri, ut et sermonis usum usque ad quartam omnino praecidamus. Quam enim ex eo inçalescat caput, ut posthaec facile suam colluviem praecipitet, quam partes hinc inde distendat, ex se unicuique notum est. Atque sic neque, si fieri poterit, valide respirent, sed quam blande, ut neque hinc aliquid oboriatur incommodi, quod factu haud difficile est, dum per nares exiliens et cum impetu illabens aër partes nuper insitas non modice offendit. Plane igitur conquiescere oportet, et quemvis motum, quantuluscunque tandem sit, dummodo poterit, evitare. Dabit etiam operam aeger, ut alternis ad minimum diebus alvus respondeat. Nec id acrioribus tentandum est, sed clementioribus, et quibus aliqua vis adsit refrigerandi, praecipue vero aestivo coelo. Tale est decoctum ex beta, mercuriali et violis, addito saccharo ac ol. ros. In opulentis olei violacei injecisse praestiterit libram integram cum salis ℥ iij. Sic ptisana ex mulsa profuerit: vel lac asininum aut vaccinum, additis ovorum vitellis, nec non sacchari vel mellis sesquiuncia cum momento salis. Aër etiam (nam et hujus rationem habere oportet) pro temporis occasione moderandus est: sub bruma quidem, si calefiat, non tamen usque adeo, ut caput sua vis concutiat, atque hinc a praecordiis vapores efferat: aestate vero excitatis salientis aquae rivulis, aspersione rerum frigidarum, et si quid aliud est, quod autores medicinae non infrequenter jubent fieri, ad quos hac in parte licet appellere. Qua in re non levis momenti est, ad orientem per hyemem cubiculum posuisse: aestate vero ad septentrionem vel ad occidentem. Cum vero plurimum referat, quo pacto singula haec peragantur, itaque ministrorum alterum adjungere oportet, qui cibum praebeat, qui quietem injungat, motum arceat, et singula, quae dicta sunt, suo loco et tempore fieri jubeat. Sic enim neque pendebimus animo, sed quicquid operis erit, ex voto nobis succedet. Sunt et animi passiones vitandae, et quaecunque mentem perturbant. Nihil enim est, quo corpus magis afficiatur, ac si quid, quod noxium sit, ab animo proficiscitur. Sic nunquam pejus corporeae vires collabuntur, quam si animae operam dare oportet, et ingenium excolere. Studeat ergo aeger tranquillitati animae. Mens exhilarata calorem nativum suscitat, et omnes corporis actiones foecundat. In somno et vigiliis adhibeat moderationem. Extremum omne noxium est, praecipue coctionibus, et magnopere illi, quae in capitis ambitu celebratur. Hinc excrementa ad nares procumbunt, quae si non operis summam in dubium revocarent, si non partes insitas convellerent, id saltem efficiunt, ut aegre nimis et tarde partes insitae coalescant. Hunc igitur in modum jam insitam cum naribus propaginem, usque dum invicem firmo cohaeserint, non postrema cum sedulitate et vigilantia curare et conservare opus est.

Capitulum decimum quartum.

De symptomatis partium jam insitarum cum propriis tum communibus, et quo pacto corrigenda sint.

Cum vero nunquam quicquam ita commode agere liceat, quin semper aliquid, quod obstaculo sit, agentibus sese offerat, et multoties uno cum bono tria mala fortuna affundat: ita neque hic omnia ex animi tui sententia conficias, quo minus de sorte tua conquerare. Est enim, ut ceterae res assolent, non immunis ab incommodis suis haec operatio, et si quid aliud, et ipsa non levia symptomata habet conjuncta, quae nunc explicare, et quantum licuerit, corrigere nostrum est. Pertinent autem quaedam ad ipsas partes jam conjunctas, quaedam vero ad reliquas extra has, suntque haec communia, illa propria. Horum duo sunt: mollis caro nempe et excrescentia ad interiorem coalitus sedem, atque hiatus suturae: caeterorum plura eaque gravia, quae suo loco videbimus. Nec eadem symptomatum illorum ratio est. Alterum enim, carneam nimirum protuberantiam conditio corporis secum effert: alterum vero artificis parit negligentia. Describamus singula seorsim, et mox remedia subnectamus. Fit caro illa mollis atque fungosa, cum qui exundaverit humor, in eam molem a calore nostro excoquitur. Commune est hoc vitium corporibus pravis et frigiditate humiditateque intemperatis, atque si ad haec incommoda et cerebri labes ad eandem intemperiem aggregata sit. Absumenda est caro illa, qua salva, non licet cicatricem inducere. Tollitur autem, si penicillis vel Isidis unguentum vel Apostolorum vel Damascenum illinamus et naribus indamus. Hiant vero partes illae, quotiescunque eo loci, ubi suturae invicem dissident, rite et perfecte non coaluerint. Certe non leve est hoc symptoma, quod mirum sit, quantum de operis dignitate ejusque pulchritudine detrahat, quae artis hujus pars sane maxima et praeclarissima est, et quam artifice ipso indignum sit. Huic enim imputes, si quid erratum sit, quod vel imperitior fuerit, vel negligentius rem gesserit. Adde quod denuo partes excoriari, ferro pertundi, et propriam curandi rationem adhiberi deceat, novaque fiat et molestiarum et tormenti accessio. Dabunt igitur operam chirurgi, quantum poterunt, sedulo, ut suturas recte interstinguant, priusquam insitionem moliantur, et quae scaturigo est hujus mali, arcte et aequaliter connectant. Si quid tamen peccatum sit, reiteranda fuerit ea operatio, quam supra pro insitione faciunda descripsimus. Non enim refert, utrum integram traducem, an ejus partem velis inserere: unus est modus, una administrandi ratio. Quod vero ad caetera spectat symptomata, quae reliquis partibus extra nares convenire diximus, proximum est atque primum dolor ipse ad omoplatas, quem positus brachii a mediocritate ejusque violenta deligatio excitavit. Itaque vel medicamentis agere vel partes vinctas remittere, haudquaquam locus est. Non enim id prae vestitus angustia et insitionis aequitate licet fieri. Quare toleranda est omnis iniquitas, et ferendum, quod mutare non potes. Quis quaeso animi ita pusilli est et abjecti, qui communem recuset fortunam, et sibi omnis incommodi exorti, quicquid agat, bene et volupe esse velit: aut si nolit, ingruente malo, nequicquam sufferre possit. Cogitet unusquisque quid petat, quid exoptet, quid expectet. Non hoc levi coëmitur. Difficilia sunt quae pulchra sunt. Magnis Deus bona magna vendit laboribus. An hoc exile est et parvum, quod tantam labem, tam inhonestam, tam turpem amoveri contingat, quod pristinum faciei decus et suus nitor redeat: quod, qui instar monstri et spectaculi fueris, liberalior mox et venustior appareas? Perpendat, quam spes in propinquo sit, quam statim voto potitus, quam brevis sit hic dolor et evanidus:

— quemcunque dolorem
Finit longa dies. [1])

Quid? nec triduum aberit, et liberaberis molestia. Mollitur enim vehementia haec accessu temporis, et sensum doloris consuetudo eblanditur. Atque si velis nec id mutare potes. Revoca animum et obsiste. Volenti nihil difficile. Non est molestum, quod lubenter et cum consilio fit. Duplex labor est, duplex taedium, si obluctaris, si coactus facias. Adeone mentem tuam ignavia occupavit, ut plus tribuas sensibus quam animae, his titilles, hanc sinas marcescere? Perfer et obdura. Impetret ratio, quod necessitas, magna Dea vel dies ipsa mox impetraverit. Praestate virum, qui et fortunae et tempori obsecundare scit, quid dicam, qui illis et tibi ipsi

[1]) Virg.

imperare possis. Etenim quatridui spacio levissimam saltem offensiunculam non perferre posse, hoc servile est et indignum. Legimus [1]) dissimili in causa multo majora perpessum esse Theodorum quendam Graecum, virum gravissimum, tanta animi constantia, ut, qui se torquebat tyrannus, frustra tortorum manus fatigaverit. Rupit enim verbera, fidiculas laxavit, solvit equuleum, laminas extinxit prius, quam efficere potuit, ut tyrannicidii conscios vir ille indicaret. Quin etiam (ut quantum inter immanissimos cruciatus constiterit animus, indicemus) satellitem, penes quem domini arbitrium erat, falsa criminatione detulit, et fidum lateri ejus custodem eripuit, beneficioque patientiae non solum, quae occulta fuerant, texit, sed etiam tormenta sua ultus est. Quid de [2]) Anaxarcho dicamus, homine omnium hominum constantissimo et invictissimo (taceo nostros, illa catholicae ecclesiae lumina, testes fidei Christianae amplissimos), qui cum ab Nicocreonte Cypriorum tyranno torqueretur, nec ulla vi inhiberi poterat, ut tandem, quem amare proscindebat, ab maledictis decederet, jamque se linguam excisurum esse tyrannus minitaretur, eam protinus mordicus abscissam, et dentibus commansam in os ejus totam expuit, cum haec verba prius dixisset: non erit, effoeminate adolescens, haec quoque pars corporis mei tuae ditionis. O insignem constantiam et invictum animi robur. Impar est equidem apud nostros ratio et in dissimili causa dissimiles cruciatus: fateor, sed tanto magis id hoc loco convenit, quod illi multo graviora et indigniora perpessi sint, quam hic perpeti necesse est, nec eum, quem nos speramus, fructum perceperint, non ingratum equidem malorum condimentum, sed potius ad extremum malorum omnium, ad mortem nimirum correpti sint. Sunt enim multi, qui immanitate haec quae agimus et

---

[1]) Livius 24. — Val. Max. libr. 3. cap. 3. ex. 5.

[2]) Cicero 2. Tuscul. — Val. Max. 7. cap. 3. ex. 6.

saevitie tormenta caetera superare plurimum existiment, atque hinc non solum ipsi hanc operationem aspernantur, sed aliis etiam dissuadent. Quasi vero non multo ampliora sunt, quae multoties in gangraenis, in herniis et alicubi, ut superiori libro diximus, sufferre necesse sit, atque minori cum emolumento, et ut posthac longe miserabiliorem vitam agas, satiusque fuerit semel obiisse, quam perpetuo cum malis conflictari. Tene igitur tam levia tam magna mercede commutatura non superare posse, quid obest? Indos [1]) accepimus tam obstinatos esse, tam sui negligentes, ut sint, qui omne vitae tempus hujusmodi exigant, modo ut corpora sua glaciali frigore Caucasi montis durent, modo ut flammis sese sine gemitu objiciant. Quam patientiae meditationem quis non admiretur? quis non suspiciat? et tanto plus, quod hi in re futili captent nomen constantiae? Non id animi magnitudini tribuendum est, si patiaris, ubi non opus est, nec tute vel alii ex ipsa commodum percipiant. Aequo igitur animo feras, quod corrigere nequeas, et praecipue cum brevi dies ipsa dolorem leniet. Praestiterit autem interea cum amicis conversari, blande confabulari, et festivis sermonis illecebris sensus tristitiam delinire. Carpitur enim animus solitudine, et magis in damna advertit sua. At carissimorum aspectu, jucunda conversatione, lepida confabulatione pelluntur curae, absunt maerores, et ab intuitu molestiae aliunde distrahitur animus. Sed quaenam causa sit tanti doloris hac in parte, referre opus est. Tribuendum omne est, quod insolito more et praeter naturae leges, qui supra est humeri articulus, et cum scapulis ex cervice connectitur, attractus duriuscule a media figura plurimum dissideat. Dum enim, qui secundum naturam est, observat positum, juxta thoracis superficiem, ad latera aequaliter dependet

---

[1]) Philos. Apol. de Brachmannis. — Cicer. Tuscul. 5.

brachium. At haec loci attollitur nimirum, sedesque scapulae superior elongatur, et basis inferioris angulus versus costas antrorsum propellitur. Hinc dolor atque tanta sensus molestia, et praesertim ad infimum angulum scapularum, qua cartilagineus est, et tenuis et quo musculorum, qui illic insternuntur carnes, et subtili membrana investiuntur, tandem concedunt. Qua de causa, quod alterum est doloris ansa, convulsis partibus et violentia lacessitis, tam a capite quam ab ipso humero excrementa defluunt, et regionem eam distendendo lacerant. Sed quae ratio est, quod tantopere ad eum locum affligamur, non item ad humeri articulum? Multis enim partibus plus hic ab aequitate situs quam ille recedere videtur. Concedendum id est deligationi atque ipsis fasciis, quae brachium longe a limitibus suis diremtum stabiliunt quasi et custodiunt. Ea propter in caeteris, si a media figura absint, dolor angit, quod summa contentione musculorum carnes distendantur, nec illis aliquid subsidio sit, atque quod his totius brachii moles innitatur. Magis enim laborant partes eae, a quibus agendi est principium, et quae reliquis stabilimento sunt: atque quo magis ab origine recesserint, eo minus afficiuntur. Sic qui fune alligato molem ingentem trahunt, ii plus laborant, qui proxime manum admovent, quam qui longe. Aut si qui duo onus humeris sustentant, ille quidem magis premitur, in quem moles illa procubuerit. Addit vero dolori animum, quod aeger in eam partem brachii quae laborat, decumbat, atque hinc prematur et incalescat. Quandoque tamen in obnoxiam partem decubitus dolorem videtur imminuere, quae sane res varietati et ejusdem commutationi ascribitur. Usu enim id compertum est, et videtur hoc prae omnibus maxime praesentaneum esse remedium. Ergo nunc in aegram partem decumbat aeger, nunc in oppositam sese transferat, circumspecte tamen, ne quid ex partibus jam applicatis ineptius agitatus violet. Solet enim multoties et carpi dolor aegros affligere, haud mitius altero, ea tamen parte levius, quod ut occurramus ei non desit ingenium. Doloris hujusce non ea sane causa videtur, quae alterius, quod suo loco pars haec quiescat, nec ab aequitate figurae ut illa alio transducta sit. Hanc a principio dum rerum incerti investigaremus, post diutinam eamque variam contemplationem demum conjectura deflexímus, ut cum ob ossis calvariae duritiem, cui articulus hicce insternitur, tum propter cuculi asperitatem id fieri arbitraremur. Quam postremo veram esse et legitimam, praesidiorum usus, quae hanc in rem a nobis excogitata sunt, luculenter comprobavit. Nec quin accidat absonum est. Cum enim carpi partes graciles admodum sint et nerveae, utpote venae, arteriae, musculorum tendines, nervi demum ipsi hic collocentur, atque haec ipsa cutis multo tenuior quam in caeteris partibus nullave infarcta carne circumvestita, non potest fieri, quin iis collisis cum corporibus duris atque asperis, non vehementer affligantur. Etenim et acerrime sentiunt et tanto magis, quanto objecta fuerint solidiora renitentioraque, nec circumjecta musculis caro, quae hujus non ignobilis est utilitas, instar pulvilli cujusdam vim illam cedendo elidat. Occurrit vero brachio cucullus, tela rigida et in media sutura inaequali (non enim abest, quin semper ea pars elatior sit et inaequalior), atque cranium subter durum simul et renitens. Haec igitur ratio est, cur intense adeo pars illa atque fere non secus ac humeri articulus doleat. Concurrentibus enim simul corporibus duris et asperis, nec altero sua mollitie impetum alterius refringente, major fit attritus, vehementior concussio, atque si vis adsit cognoscendi, insuavior sensatio. Hoc tamen multis partibus plus evenit, si paulo negligentior fuerit sutor, dum vestem illam construxit, aut dum naturali quadam temperie longe acrius aegroti sentiant.

Quapropter, si quando id accidat (non enim semper fieri consuevit), studebit chirurgus, ut illam suturae partem, quae carpo subjacet, excindat, circumducta forcipe ab alterutro termino, quos bene prius comprehendere opus est, in obliquum, ut illud, quod exscinditur ovatum sit: atque ut exinde suturas, quae hinc inde sunt, ne laxentur deinceps, valido nodo irretiat. Interim custodiant ministri brachium velim, ne vel in alteram partem inclinet, vel quod pejus est, deorsum feratur. Proximum est, ut quo loco opus fuerit, gossypium vel mollissimam lanam tomentumve carpo subjiciat, et brachium eo reclinet, hoc enim corporum illorum occursum tam molestum, tam violentum, tam iniquum perbelle frangimus. Atque haec de dolore dicta sunt, gravissimo certe symptomate et cujus rationem plus quam caeterorum unusquisque habet, illudque ipsum est, cujus gratia operationem hanc quamplurimi reformidant. Sed non est tantus, quominus, ut viderit, tolerari nequeat, quem animus fortis atque constans non superet. Supersunt tamen et alia, inter quae prima est sitis eaque inclementior, quo magis aër aestuat, et viscera hominis, ut pulmo, ventriculus, hepar, incaleant. Potissimum autem torquere solet, quod obturatis naribus inspirandi et exspirandi cursus interclusus sit, et ore adaperto animam haurire oporteat, unde fauces arescunt plurimum. Experiuntur id, qui oppletis catarrho naribus aut noctu reserato ore inspirant. Poterit autem leniri sitis aqua frigida, si ore contineatur, et praecipue hordeacea vel oxalidis seu lactucae foliis in aquam prius immersis, sic et tenuia ex cucurbita resegmina proderunt, si frigidam hordeacean prius absorpserint. Colluatur os syrupo de succo cit. vel de succo limonum cum aqua oxal. vel lactucae d luto, cujus guttulas deglutiisse quasdam, quod secus i caeteris fiat, non erit religio. Profuerit etiam eclegm ex mucagine psyllii et sem. cydonior., si cum zuccar. cand viol. excipiantur. Ejusdem rationis est zuccarum in oxalidis aqua dilutum. Pervigilium aliud malum est, duplici nomine certe infestissimum, cum et vires carpat, et quae in capite fiunt coctiones vitiet, quorum utrumque summopere cavendum est. Cum enim exiguo victu tum temporis vires sustententur, atque haec exinde pernicies accedat, quis duplici hoc in commodo non labefactari eas admodum censebit? Sic ubi corrumpetur coctio, quae in capite fit (haec enim quiete fit et in somno), in proximo sunt consutae partes atque ob plagae molestiam non admodum constantes, quae si quid vitiosum fuerit in capite, omne huc delatum excipiunt, et tardius aegriusque agglutinantur. Viget vero malum hoc circa initia cum ob taedium, quod in deligando perpetiuntur aegri, tum quod dolor eos non leviter affligat. Remedio fuerit protinus sub noctem, quae somnum conciliant, alimenta exhibuisse, qualia sunt lac ex seminibus melonum, addita aqua lactucae et seminum papaveris emulsione. Sic tempora inunxisse profuerit unguento ex gemmis populeis, quod passim apud pharmacopolas prostat. Nec obest serapium ex papavere, quod hora una vel altera ab assumpta coena ad ℥ j s. cum lactucae quartario propinari poterit. Ubi tamen somnus difficilior fuerit, nec quicquam praesidia haec contulerint, non absurdum fuerit, si globulum ex pilulis cynoglossi ad iiij vel vj grana atque una hora a cibo vesperi offeramus, quod medicamentum, ubi somnus conciliandus est, non instrenue suam confert operam. Est tandem inter symptomata illa, quae aegris tum molesta esse consueverunt, et renum dolor, aestate praesertim et corpore aestuante, atque si super regionem hanc aegri decumbant. Profuerit sane mutare decubitum, et ad latera devolvi, nec non iis, quae refrigerant, subsidium afferre. Mitiora sunt lac bubulum seu muliebre, quo lintea imbuantur, et renibus applicentur. Addimus quandoque rosaceum. Non inutile est Galeni unguent. refrigerans vel simplex vel cum rosaceo aequis portionibus. Prodest et sandalinum quandoque admiscuisse. Haec enim omnia et loca illa refrigerando aestum abunde frangunt, et humorum fluxum subinde compescunt. Etenim frigore constipant, et dum dolorem imminuunt, ne fluxio magis concitetur, gnaviter obsistunt. Hoc pacto igitur, quicquid de curtorum insitione opus fuit, jam satis dictum est.

Capitulum decimum quintum.

De rescindenda penitus a brachio propagine, atque ut illam demum curare deceat.

Protinus autem, ubi jam partes curtae cum propagine coaluerint, opus est, ut eandem a brachio avellamus, atque totum novae matri mancipemus. Id commodo ut fiat, definire prius expedit, quonam tempore rescindi, mox quomodo oporteat et quo pacto curari: tandem vero, quae ratio sit, ut si quae supervenerint symptomata, ea prohibeamus. Ac primum quidem haud subtili discussione negocium hoc indigere censemus, quod, quemadmodum usu venit, apud agricolas facile sit cognoscere, id tum demum commodo fieri, ubi partes invicem arcte connexae sint. Hoc solum namque expetitur, quo consecuto moram aliquam haud decet nectere. Protinus ergo atque cum curtis partibus cutaneus tradux juxta plagam amico foedere per fibras carneas simul coiverit, et jam extrinsecus cicatrix sese ostentaverit, jam denique ut rescindatur, opportunum fore credendum est. Veruntamen cum septimo plerumque die ex Celsi sententia, nec ipsa experientia reluctetur, haec unio confirmata esse appareat, nonnullis fortasse propter deligationis taedium et ob operis compendium haud iniquum videbitur, si tum temporis resectionem hanc moliantur.

Sed quam praepostere, quam alienum ab ratione fiat, vel ea de causa affirmare licet, quod non unitas saltem partes esse deceat, sed etiam confirmatas penitus, et cicatricis soliditate non mediocriter corroboratas. Atque ut hoc fiat, tempore opus est, quod omnia secum affert, estque illo consultor haudquaquam melior. Sensim enim et per longa intervalla convalescit haec unio, et prorogato termino longe amplius robur nanciscitur. Cum etiam propago, simul atque rescissa sit, tota narium curae demandanda est, haud immerito videtur, ut aliquot dies superioribus adjiciamus, quibus interim alimentum transmittere condiscant nares, eodemque ut tradux ipse paulatim insuescat, et vigorem simul acquirat. Tum enim copiosior multo sanguis affluit, tam superne delapsus ab naribus, quam inferne ab antiqua matre habens, quibus non mediocre alimentum accedere traduci, nullus certe negaverit. Nec opportunum videtur, ut statim ab adoptionis primordio tam durum, tam rigidum in propaginem exerceamus imperium, cum unicuique certum sit, quam graviter, si statim a brachio evellatur, id ipsum latura sit, vel sedis insolentia vel plagae molestia, et praesertim, quod intra ad narium recessus haud ita valide ut extra connexa sit. Tarde enim eo loci cicatrix obduci consuevit cum ob partis mollitiem, tum quod medicamentis difficulter aditus pateat, caeterisque de causis, quas supra recensuimus. Callo autem in hisce partibus sic desiderato, veri quidem simile fit, et unionem ad ea loca minus validam esse et constantem, et sic non usque securum, ut protinus rescindatur propago. Sed cum fere trigesima die aut frequenter ad quadragesimam cicatrix accedat, ut supra diximus, fortassis in causa foret, ut si quis nimis experientiae addictus atque in naturae operibus inconsulto suspicax fuerit, quadragenarii illam ob legem deligationem saevissimam suis aegrotis imperaret. Periculum enim fore, ut minus tute traducem rescinderet, atque ut ipse aliquando de naribus decederet. Sed amentiam hanc omnino usus improbavit: estque haec quadragenarii lex ipsa deligatione extrahenda cum arti indigna tum saevitiae notis non postremis conjuncta. Non enim consiliis hic locus esset, et lanienam, non medicinam profiteremur. Veruntamen condonandum est aliquid empiricis et naturae mysteriorum imperitis, cum non usque adeo temere id faciant. Hujus enim illorum suspicionis ipsa patientis salus terminus est. Nos autem, qui arti hanc inustam notam extergere voluimus, inita, favente Deo, accuratiori naturae partium contemplatione, hanc regulum plane sustulimus, et deligationem breviori multo spacio conclusimus. Cum enim cutanei traducis universum corpus, et demum qua ratione tam intro quam extra coalesceret, attente atque singulis diebus contemplaremur, jamque a primi septenarii fine tum, ubi partes coaluerant, solidescere magis cutem, et adusque alterius hebdomadae terminum augeri quotidie perspiceremus, caeteris vero diebus et ad vigesimum usque nil ultro vel perquam exiguam ad soliditatem et robur accedere, tum demum haud ultra commorandum esse duximus, sed die vigesima traducem a brachio salutari eventu resecavimus. Sed cum ejusmodi aegrorum major copia nobis fieret, et jam observatione comperissemus, quam exiguum esset augmenti vestigium sub tertia hebdomada, ausi quoque sumus deligationem angustiori meta descripsisse. — Quare terminum eum nunquam supergredi voluimus, sed potius intra limites ejus consistendo post alterum septenarium opus transegimus, consulta audacia nec successu improspero. Liquet igitur quam necessarium sit, ut apparente extrinsecus unione, in dies aliquot propaginis rescissionem adhuc conjiciamus, quamque haud expediat, eum ad primum septenarii finem excindere, quod tum neque robur acquisiverit, nec unio ejusdem cum naribus probe confirmata sit.

Haec vero corporibus integris et plerumque vel anni tempore sicciore et aestivo vel temperamento bilioso ad minimum ad undecimae exitum protrahitur. At per hyemis rigores et autumni vicissitudines temporaque incerta, corpore praecipue humido frigidoque commodissimum fuerit, resectionem ad vigesimum usque diem produxisse. Tardius enim obdurescit callus, nec brevi adeo vires suas tradux recuperat. Fuerit autem extrema resectionis meta dies vigesimus, atque ut plurimum per hyberna tempora, intra cujus spacium vel decima septima vel decima quarta, ut nos saepissime experti sumus, non infelici eventu hoc opus administrare licet. Tum enim corporibus paulo integris atque etiam rigente coelo et unio illarum partium et robur probe confirmatum est. —

His igitur sic constitutis jam actionem ipsam definire opportunum est, in cujus gratiam praeparasse prius oportuit aquatum ovi rosacea dilutum cum pulv. boli Armen. vel draconis sanguine. Sic stuppeos orbiculos et fascias cum ut brachium, tum ut traducem deligemus. Harum illa quae brachio destinatur, et longitudine et latitudine cum superioribus conveniet. Nam praeter ulcus novum, quod rescisso traduce excitatur, universam aream circumplecti fasciis oportet. Hoc enim areae spacium ad multos dies custodire convenit, et quae tenuior paulo sit cicatrix propter humorem redundantem, quodque non raro ulcusculis et phlyctenibus tentetur, ideo injecta plumbi lamina siccisque linamentis ad integritatem ea reducitur. Haec vero, quae traduci ad nares dicata est fascia, tam longa sit, ut naribus injecta retro ad occiput extremis suis coeat, lata vero quaternos digitos vel paulo minus. Hanc, quamprimum a naribus divertitur, utrinque findi necesse est, ut geminato tam hinc quam inde fine desinat. Horum duo superatis auribus ad lambdoidis apicem religabuntur: duo vero pone aurium radicem transeuntes ad cervicis principium innectentur, eo tamen modo, ut lora, quae ex altera parte sunt invicem imposita, ad $\chi\iota\alpha\sigma\mu\grave{o}\nu$ sese intersecent, quodque inferius est, supra, superius vero infra retro aures transducatur. Hoc etiam observandum est, ut qua parte fascia integra est, et traduci insterni debet, paulo minus uno digito ab infima ora transversim eam incidamus, et huic aliam perpendicularem, quae sub superna fasciae ora desinat, injiciamus. Fit enim, ut haec transeunte traduce haudquaquam resupinetur, sed hinc inde compressus antrorsum cedat, et narium formam sensim suscipiat. Decet etiam linteola quadrata eaque quamplura ad ignem parata esse in gratiam traducis, ut paulo infra docebimus. Adsit postremo culter acutissimus vel novacula, qua traducem rescindi opus est. — His omnibus rite paratis et ad manus collocatis, en administrationi semet accingere oportet. Curabit primo medicus, ut suis locis uterque ministrorum assideat: alterum quidem, ut et semper alias, ad dextram artificis, juxta aegri faciem ac supernam lectuli partem: ad sinistram vero alterum et ad lectuli latus externum. Hic cubitum, ille carpum observabit. Ante omnia fasciae omnes solvendae sunt, rejiciendusque cucullus a capite in humeros, atque dum sectionem parat medicus, ipsi ministri, ut dictum est, suas in custodiendo brachio tueantur partes. Ipse cultrum dextra accipiat, sinistram traduci applicet, extra quidem pollice, intra vero indice ad radicem comprehendet, et adacto ferro radice tenus recta ad brachium rescindat. — Haec ubi peregerit, jam tria relinquuntur, quorum primum est, quod medici officii est atque omnino praestantissimum, cutaneum trsducem curare: duo vero, nimirum ut brachium apte reclinemus, et novo vulneri subsidium afferamus, ad ministrorum spectabunt diligentiam. Sed actiones has non temere dividi opus est. Singula enim illico suam exposcunt medelam, nec tot operibus simul uno impetu chirurgus vacare potest. Itaque pluribus uno eodemque tempore haec munera licet committere. Sed ut unusquisque officii sui rationem queat cognoscere, in primis ad traducis curam, quae reliquarum omnium primas tenet, animum et sermonem convertamus. Sed hic duo nobis facessunt negocium, unum est vulnus recens, alterum vero, quod rescissionem sequitur, refrigeratio traducis. Nam ut ab hoc malo sermonem auspicemur, non minimum angit inexercitatos, et metu tenet sollicitos, quod simulatque resciudatur, dicto citius ac in ipso articulo resectionis própagiuem albescere conspiciant, aut pro diversitate temperamentorum pallore suffundi, et quasi calor ab ea expiraverit, totum frigere et rigere. Existimaverit enim quis, jam evolasse calorem penitus, atque mox traducem intermoriturum esse, cum tamen suscepta rite illius cura nihil minus timendum sit. Accidit autem tum frigescere et decolorari propaginem tam operis insolentia quam ipsa plaga. Cum enim cutis natura sua frigeat, et jam callus internam ejus partem occupaverit, plurimumque ejus temperiem prostraverit, non potest non fieri, ut avulsa ab materno ubere propagine, sublatoque simul perenni sanguinis affluxu, pallidescat ipsa et frigore consternatur. Sic cum subito adeo et tanto impetu concutiatur, non quidem sublato calore penitus, sed magna spirituum jactura imminuto, aut ob actionis perculsionem intro revocato, quod consternatis, et quibus aliquis metus subito injicitur, usu venit, totam immutari, et ad alienum statum transduci propaginem contingit. Multis autem partibus plus hoc refrigerationis symptoma, ut sic dicamus, tam in frigidis corporibus quam hyberno coelo molestum est, cum quod ambiens aër non leviter nares percellat, tum etiam quod eo tempore interna plus caleant, externa vero calore orbata rigeant. Sed nunquam propago magis erigitur, calorque suis e latebris evocatur, quam amico externi et cognati caloris fotu. Hic collabentem sustentat, et obtutum fere rursus attollit, proritato sensim sanguine, qui spiritu affluens et calore, individuis naturae famulis, omnes perinde noxas removet. Caeterum hoc ipsum in quaestionem non immerito vocari possit, nunquid vires traducis usque adeo consterni contingat, ut de internecione adsit suspicio, isque denuo emoriatur. Sed una eaque perlevi distinctione omnem removemus scrupulum. Quoniam si rescissionem duntaxat spectemus, haud ita duram et vehementem esse credendum est, ut partis hujus calorem, utcunque tenella sit et imbecilla, abolere plane et pessundare valeat. Innati enim calidi substantia ex innato spiritu et humido primigenio consurgens non usquequaque inconstans et lubrica est, ut causae tam momentaneae, tam non vehementi succumbere debeat, et eo magis, quo adoptantis nutritii influentibus spiritibus amice fovetur, et illapso sanguine parce quidem primo, mox vero liberalius totus irrigatur. Quae communio nec potest intercipi, nec abest, quin insitus traduci calor, quamvis perexiguus sit, strenue tamen foveatur. Negandum vero non est, si vim externi frigoris accipimus, quin ut enecetur, non prae foribus adsit periculum. Si enim reliquae corporis partes, quod de iis patet, qui per nives iter fecerint, nec e nativo solo in alienam sedem transductae sint, vehementia frigoris concutiuntur, quis dubitet, eas algore consumi, quas genitalis aura haudquaquam fovet, sed aliena in regione et insueta non hisce frigoris solum, sed quamplurimis aliis incommodis exponuntur. Tanta est externi frigoris violentia, ut aufugiens calor ab extimis et frigidis natura sua partibus ad penitiores corporis regiones, si quod exiguum in aditu reliquum est, obruatur statim atque disjiciatur. Digitos enim pedum, pedes ipsos, aures refrigeratas intercidisse, multoties compertum est. Quare si externi frigoris saevitiem, si quod tradux imbecillus et in ignota sede collocatus sit, perpendamus, haud ita difficile est, quin quamprimum elangueat, et evanescente calore intercidat. Veruntamen si plagae non usquequaque violentiam, si quod retrahatur calor, non expiret, si vicinae partis et adoptantis commercium ob oculos nobis ponamus, ut tradux post tot labores evictus aliquando emoriatur, haudquaquam verebimur, et maxime si protinus atque resectus sit, linteolis tepidis eundem strenue foveamus. Haec expirante caliditate permutare convenit, eaque ministrorum alter subinde suppeditabit. Id eousque faciendum est, donec aliquantisper jam recreatam esse propaginem medicus conspexerit. Metam negocio huic non licet constituere ob singulares corporum et innumeras diversitates. Cognoscemus tamen rediisse vires, cum calore jam et prorumpente ab internis sanguine rubescere tradux occipit. Tunc linteolis repentibus atque admotis infra, qui ovi aquato imbuantur, linamentis stuppeis eandem fasciam circumplecti convenit, quam eo modo, ut paulo supra dictum, retro in occipite innectemus. — Hoc itaque primum et praecipuum magis, et quod soli chirurgo legari debet, officium est. Nunc de iis quae ad ministros spectant. Horum cura fuerit, ut vulneri quod in brachio est tam nuper facto quam antiquo medeantur, et brachium a capite reclinatum in suum locum et figuram reducant. Minister ergo, qui a sinistris est, stuppam liquato ovi insuccatam recenti vulneri imponat, mox, si quid est vulneris in antiqua area, suis praesidiis contegat, instratoque linteolo quodam, universum demum areae spatium fasciis involvat, et ad finem consuat. Non enim fascia nodum licet constringere. Ab ipsa curatione detractum a capite transducere brachium ad mediam figuram, consilium est. Hoc sensim ac per momenta agendum est. Non enim sine ingenti patientis molestia repente atque uno impetu referri potest, nec subitas et violentas natura mutationes sustinet. Arreptum igitur a capite brachium sensim ac veluti per gradus reclinare, et in suum statum oportet reducere; quod muneris ille, qui partis illius vulnera curavit minister, commodissime praestabit. Ut autem opportuno fiat, manu dextra cubitum apprehendat aegri et sinistra carpum seu carpi ad manus articulum, et deductum brachium in sedem suam reponat. Alter vero subjiciat pulvinaria, brachium sustineat, sensimque componat, ut brachium universum recta mediam figuram obtineat, quam, si recte meminimus, superiori capite diximus. — Atque haec est traducis rescindendi ratio. Reliquum tamen est, ut, quae ad rescissionem, ad deligationem, ad victus rationem, ad accidentia denique, quae non raro advenire solent, spectare possunt, paucula quaedam in medium afferamus. Praeceptum fuit, ut radice tenus propaginem rescindamus. Hujus nulla tum fuit reddita ratio, ideoque eam tradere jam non omnino importunum fuerit. Videbitur enim cuidam secus agendum esse, et inito curtarum narium examine eousque saltem propaginem excindi debere, ut cum curtis prolixitate respondeat, minime vero ea longitudine excedat. Quorsum enim, si usus non conceditur, haec liberalis rescissio? Forsitan eam, quae residua esset, portionem conjungi liceret brachio, et vulneris indecentiam imminuere? Certe si cutem cum naribus diversa plane parte conjungimus, an non licebit et traducis quandam portiunculam rursus brachio connectere? Haec enim antea invicem conjungebantur, estque inter ea nulla naturae diversitas. Sed tria nos dehortantur potissimum, ut ad aequalitatem narium propaginem resecemus. Quam enim difficulter posthaec, quod superest, cum brachio coalescat, ostendit caro ea, quae ad internam traducis partem et circum oras ejus increvit, quam detrahere iterum, suppurari et tandem agglutinare convenit. Sed quam molestum est hoc, quam factu non facile, quam taediosum et diuturnum? Diu enim facienda est suppuratio, sed diutius multo conglutinatio extrahitur. Neque id adeo iniquum esset, nisi et singulare dedecus et partis deformitas accederet. Non enim ad amussim adeo et ad pristinam aequalitatem coalescit cutis, quin collecta ea in globum quendam, et ob novum humoris affluxum in molem excrescente, plurimum brachium deturpet. Quod haud ita evenit, si excisa funditus cute, aequalem vulneri et convenientem inducamus superficiem. His igitur de causis haud opus est ea longitudine, quam nares definiunt, sed prolixius multo et radicitus a brachio rescindere traducem. Taceo quod hinc non levis nobis emergat utilitas. Cum enim multoties contingat, ut sive parcius antea enutrita sit, sive posthac, sive eam ingens quaedam aëris iniquitas perculserit, decrescere propaginem, et in sese contrahi: jam prolixior si fuerit, ad aequalitatem per sese cum naribus cedit: sin autem ex aequo prius conveniat, imminuta ab praescripta narium mole deficit. Sed cum quandoque accidat, ut nimium sit, quod excedat, quare circumspiciat, chirurgus velim, nunquid tum temporis aliquid demendum, et quousque id opus sit pro recta narium conformatione. Certe servare id, quod superest, usque ad conformationem, ociosum videtur et incommodum. Si enim ejus nulla est utilitas, quid opus est eam portionem conservare integram? cur non rescindimus protinus? Nec pars ea commode deligari potest ob prominentiam, impeditque simul et cibationem et loquutionem, atque necessario vel hinc ad dextram vel inde ad sinistram inclinat, aut sursum compulsa nares angit. Accedit quandoque tabes orae illius, quae ob virulentiam serpendo totum membrum instar ferae immanissimae absumit. Non enim calor ille exiguus tantae molis conservationi potest sufficere. Protinus ergo vel eodem die vel postridie, quod prominet, rescindere oportet. Attente tamen observet velim medicus, et exacte designet, quantum sibi demendum sit, ut apta narium et aequa fiat configuratio. Hic enim et vulgati illius vim, nequid nimis, et oraculi veritatem, quae praetermittuntur revocari nequeunt, non infrequenter experimur. Nam si justo magis ab cutaneo traduce dempserimus, ineptas certe, indecoras et mutilas conformabimus nares, nihilque vel maxime anxiis et diligentibus dabitur, quod damnum hocce resarciat. Qua de causa et praecipue, si conjectura assequaris, quod maxime velit cutis decrescere, non solum id, quod superfluit, rescindere opus est, sed in operis administratione propaginem, ut in secunda operatione edocuimus, oblique excindere, ut tandem aliquid sit, qua incommodum illud, quod ex decrescentibus emergit naribus, non inepte, si non tollamus, quoquo pacto tamen corrigamus. Videat igitur medicus, et omnes ingenii sui et solertiae nervos explicet, ut suo hac in parte fungatur munere, nec quid, quod se et artem dedeceat, imprudens committat. Caeterum in deligatione illud haud aspernandum est, ne praeter modum propaginem constringamus, et sanguine repulso caloreque velut expresso torpescat ipsa, et mox intereat. Facile enim exiguam flammam extinxeris. — His vero omnibus addenda est compar victus ratio, paulo equidem liberalior, quam quae in superioribus fuerat. Ad hanc sensim ascendendum est. Non enim convenit, ut mediam satietas excipiat. Opus quidem est, ut vires ex tenuiori cibo per insitionis tempora dejectas recreemus: non tamen usque commodum est, cibum affundere largius. Fovere, non obruere volumus. Ut enim exiguam flammam non lignorum multitudine, quae potius opprimit, sed leni flatu, appositoque mediocri fomento excitamus, sic calorem nostrum non ingens eduliorum quantitas, sed pauca et lenis agitatio reficit. Sint vero cibi boni et euchymi, ne quid excrementi succrescat, vel minus, quam si pravis et nimis intemperatis uteremur. Vinum exhibeatur pro temperamentorum ratione. Curent aegri ne retineant feces, sed alvum lubricam et bene obedientem habeant. Si quid enim impuri regurgitaverit, id areae et naribus conformandis apprime noxium est. Sic aërem cavebunt intemperantiorem, ac praesertim per hyemis rigores et autumni incertitudines, quorum impetu nares perculsae livere protinus, et represso ad interiora sanguine deficere consueverunt. Haec igitur ratio est, quam in traduce rescindendo ejusque curatione sequimur.

Capitulum decimum sextum.

De configuratione traducis, ut nares repraesentet.

Agricolationis universa ratio, quae in edomandis arborum fructibus, novaque prole ex tam diverso et insolito plantarum consortio suscitanda consistit, quod peregregium sane et non inelegans rusticitatis opus est, in exemplar nobis, dum curta restauramus, proposita et hucusque feliciter transducta in hoc uno adoptati traducis et jam confirmati opera acquiescit. At hisce limitibus haec nostra reficiendorum curtorum ars haudquaquam clauditur, sed postquam ea omnia, quae in hoc insitionis genere necessaria videbantur, cunctis numeris, ut ego existimo, expressit, adeo pertinaci studio promovendi gradum exarsit animus, ut denuo vires suas exerere, et ad celsissimum laudis fastigium ascendere non vereatur. Qua de causa factum est, ut inconcussis in hoc usque aevi naturae foribus, ad cujus penetralia accedere impossibile fuerat, haec una aditus primum perrumpere, eandem in arenam provocare, et de gloria decertare cum illa non erubuerit. Non enim facile dixeris, cuinam horum palmam concedas. Ipsa quidem natura adoptandi traducis ejusque alendi provinciam suscepit et normam, quam sequeremur in efformandis naribus tradidit. Ars vero peculiari industria describendae, implantandae, efformandae propaginis, atque id ferramentis, medicamentis et in operis tutelam ad consummationem usque excogitatis machinis, non minori ausu et successu negocium sibi desumpsit. Pari animo certe, paribus consiliis, aequali plane studio utraque illarum rem administravit, visaque est naturae non ingratas vices ars rependere, et nutricationis praemium rite persolvere, cum quae legitimam filiam decent, maternos mores perbelle aemuletur,. atque ut, quae eandem primo peperit, nunc commutata vice et inverso ordine illam rursus producat, aut foetum edat majoribus suis quam similem. Longe enim verius, quam quod Rutilius Aemilianus de agriculturae laudibus effert, de hac nostra arte pronunciare possumus:

Ipse poli Rector, quo lucis sidera currunt,
Naturam fieri sanxit ab arte novam.

Quid enim admirabilius, quam partem eam tam variam, tam insignem mole sua inflexione, lineamentis, atque ut pristinis operibus apta sit, excisam semel denuo reparare? Quid ad venustatem, ad gratiam convenientius? Ut enim partium utilitatem natura praemeditata prius apta posthac organa extruit, sic ars nostra eadem deperdita restituit, ut idem quod antea operanti animi commodum emergat, et quemadmodum illa depromptam ex thesauris suis pulchritudinem membris addit quibuslibet, sic neque haec quam reficit partem, ut potest, lepore suo et venustate indotatam relinquit. Verum quidem est, neque hic ad majestatem naturae ipsam artem accedere, sufficit tamen, atque non levi pendatur, quod haec eadem, exhausta tandem naturae potestate, si non idem, quam simile tamen, et quod eundem usum, cujus gratia omnia fiant, opus efficiat. Non igitur aspernanda fuerit, sed obviis ulnis amplectenda, nec verendum, si quid mali sustineatur, si dolores, si cruciatus, si difficilia quaeque superanda sint. Isthuc enim molestiae magna mercede et sanitatis compensantur et decoris in corpore.

Sed accedamus tandem eo, quo nos ipsa operis ratio revocat, et videamus, quo pacto tandem, quod ultimum est hujus artificiosae narium propagationis officium, expleamus. Quo peracto jam superasse omnia, et ad metam fessos nosmet devenisse videbimur. Universa traducis configurandi ratio tribus praecipue partibus contineri videtur: myxis nempe et columna efformandis, insitione ejusdem, et tandem aequali totius traducis atque consentienti ad naturae typum conformatione. Nihil tamen tentandum est ante decimum quartum ab resectione diem, quo elapso adaptatus tradux sat roboris jam acquisivit, et obliterata hospitii novitate in familiam eandem cum curtis naribus coaluit. Tum enim ex diutina consuetudine, partibusque intro paulo laxioribus liberalius affunditur sanguis, et adaucto jam in propagine calore, felicius multo conficitur. His accedit larga victus ratio, qua continuo novus sanguis idemque copiosus suppeditatur. Accedit et illud non postremum, quod recens in traduce vulnus abunde jam suppuratum est. Non igitur ante decimum quartum diem, sed vel in eodem vel paulo post operationem hanc aggredi necesse est. Interea temporis omni diligentia custodire traducem oportet, et medicatione et deligationibus. Haec enim ut virium robur citissime acquirat, atque ut maturo suppuretur, non mediocriter conferunt. Medicatio tribus continetur, et primum ad interioris vulneris jam inveterati curam turundas, veluti diximus, unguento ex succis vel ex pompholyge vel separatim vel invicem commixtis illinire, et in nares indere convenit. Suppurationem vero extrema propaginis ora, recens scilicet ex dissectione vulnus requirit. Id curabimus linamentis alterutro suppurantium illitis, et traduci applicatis, atque per primum septenarium. At sequentibus septem diebus unguentum ex succis vel ex pompholyge non erit inutile. Sequitur tandem cura, quae ex partibus externis debetur, et cum cicatricis tum universam cutaneae superficiei venustatem respicit. Dabit enim medicus operam, ut probe solidescant cicatricis loca et quam honestissime, atque ut calorem genuinum fovendo vires suas partes illae recuperent. Hoc sane pluribus praesidiis licet assequi, ex quibus nobiliora et longo usu nobis confirmata atque pro anni partium ratione describimus. Sunt autem cerata, quae extra applicantur, et fotus humidi, quibus, antequam cerata applicemus, perfundimus traducem. — Aestivo igitur tempore ceratum diaphoenicinum, et quod ex cerussa paratur conveniet. Commodius vero fuerit tam ad cicatricis decorem quam ad partis robur, si olei de beta quod satis est adjungamus. Sed et hoc ceratum non vulgare est: Recip. styracis liquidae ℥ iv, cerae flavae ℥ ij, thuris, myrrhae, olibani, ligni aloes an. ℥ s. Redigantur singula in tenuissimum pollinem, et oleo amygd. dulc. recenti et cera cum resinae q. s. ex arte paretur ceratum. Ante tamen, quam ceratum applicemus, singulari eventu generoso vino aut Cretico eoque tepente foveri partem eam multoties experti sumus, ac multo magis, si in libr. ejus dimidia quinque grana optimi moschi macerentur. Fovetur vero tradux spongia vel linteolis hoc vino insuccatis et applicitis, quae fatiscente exiguo illo calore permutasse oportet. Sic enim aperiuntur pori, et sanguis uberrime prolectatur. Quo facto ceratum adhibeat medicus, liberalius quidem, ut universum cutis ambitum et nares simul ad digiti unius latitudinem involvat. Sed hyberno tempore ac per autumni vices fovere oportet propaginem linteolis vini spiritu madentibus et instratis, atque id quam saepissime. Utimur etiam non raro hoc vino medicato: Recip. vini Cretici ℔ ij, olibani, styracis liquidae an. ʒ j, adipis asini ʒ ij. Infundantur omnia per noctem in vino Cretico supra dicto, deinde bis ebulliant, mox colentur, et colata serventur. Barbarum vero ceratum in tenuioris fortunae hominibus non erit incommodum. At ubi licebit, hoc praescribere opus est: Recip. galbani, opoponacis, thuris, aristolochiae longae, masticis, myrrhae an. ℥ j, ammoniaci ℥ j s., litharg. aurei, olei communis an. ℥ xviij, bdellii ʒ ij, lapidis calamin., haemat. an. ℥ j, olei absinth. ℥ iv, terebinth. ℔ v, olei rosarum ℥ j. Redigantur in tenuissimum pollinem, quae redigenda sunt, et gummi aceto dissolutis cum cera sec. artem reficiatur ceratum. Sed et hoc mirifice proderit: Recip. arist. rotund., been albi et rubri an. ℥ v, rad. liliorum ℥ v, cicerum rubeor., lupinorum combust. an. p. s., nucis muscat., cinnam. an. ʒ s., amygd. amar. contusar. ℥ ij, olei tartari ℥ iij, aqu. pluvialis ℔ ij, contrita distillentur. Mox liquoris hujus recipe ℥ ij, olei cariophyll., de spica an. ℥ j, styrac. liquid. ℥ v, ambrae ℈ j, masticis ʒ ij, terebinth. ℥ v, bulliant olea cum liquore, deinde additis reliquis cum cerae q. s. reficiatur ceratum ex arte. — Alterum vero, quod ad traducis custodiam requiritur, ipsa deligatio est eaque non inartificiosa. Cum enim ad narium formam, quam poterit rectius, propago debeat accedere, nunc sensim eam assuefacere, incurvare modice, apicem jam et columnam effingere opus est. Sic enim ad efformationem multo aptior fuerit. Praestiterit itaque immissis turundis extremam ejus partem inflexisse parum, et mox adjectis pulvisculis ut redeat, sedulo cavisse. — Sed accedamus aliquando ad institutum nostrum, et quo pacto nares efformandae sint, tandem edoceamus. Quoniam vero operis ratio ab natura dependet, quam aemulari omni sedulitate semper ars conatur, ideoque nos operae precium facturos existimamus, si ante, quam ad artis ministerium accedamus, de nativo narium typo nonnulla praefati simus. Ars enim naturae sedula imitatrix est, suisque operibus plus gratiae et dignitatis affert, quo propius cum naturalibus convenerint. Sed cum a seipsis plurimum nares dissideant, et quamvis eas ad certum numerum velis reducere, innumerae tamen earum species hinc emergant, atque adeo quoniam non eadem semper sit curtorum ratio, quare, ut multitudinem effugiamus, quae confusionis et erroris mater est, eam primo narium formam, quae naturae leges non excedat, depingere decrevimus, ut hinc facile cognoscant chirurgi, quo ad naturam imitari, et quam illa membris praescripsit, figurae normam servare deceat. Hinc etiam discere licebit, quae ejus, quod a mediocritate decedit mensura, sit regula. Rectum enim sui et obliqui index est. Narium igitur, quae naturalis et sibi consona figura est, pluribus continetur, longitudine nimirum, globulo, columna, aliis et, quae Rufus myxas dixit, foraminibus. Narium longitudo tertia parte faciei aestimatur, sic statis naturae legibus, ut quicquid est ab apice globuli et ad frontis confinia in mediam intercilii regionem desinit, quae narium longitudo est, aequali prorsus quantitate respondeat cum frontis amplitudini, tum spacio illi, quod ab extrema nasi columna infra, quae basis dicitur, ad summum usque mentum exporrigitur. Quapropter ut aequam narium longitudinem subducant chirurgi et efforment, utram velint istarum partium, circini fide prius explorent, et quam hinc deprompserint normam, ad nares applicent. Globulus porro, quae Rufo nasi extremitas est, in extremam longitudinis lineam infra desinit. Ab hoc nasi septum, quod in labia transversim inseritur, et columnam efficit, superioris labri longitudinem constituit. Nam quantum est superioris labii ab ore hinc ad nares imas, tantundem erit protuberantium narium, quo columnae longitudinem complectimur, a labro usque ad globuli apicem. Alarum ratio ea esse debet, ut superior pars ab globuli apice sursum ducta oblique, et postquam ad medium, quod est inter globulum et maxillas, deflexerit, sensim rursus, instar arcus descendens in regionem ex latere fini columnae oppositam desinat. Foramina ovatam referant figuram, acutiori qui ad globulum est angulo, infra vero ad labra obtusiori, qualia solent esse iis, qui medium inter aquilinos vel aduncos atque inter simos sive depressos, globulosum parum atque, qualis leonibus est nasum obtinent. Hi enim rotundas aeque, illi vero in acutum nimis utrinque atque instar literae S inflexas myxas sortiuntur. Ad hoc itaque naturae exemplar cutaneum traducem effingere oportet, quotiescunque altius adeo nares resectae fuerint, ut et columna radicitus et alarum extrema funditus eversae sint. Non enim haec, quod callo penitus occulantur, animadvertere possumus. Veruntamen si qua columnae et alarum supersint vestigia, pro earum lege effingere traducem, atque hujus longitudinem ab iisdem depromere opus est. Protinus igitur ubi nares conformare medicus voluerit, longitudinis ratione inita prius, eam regionem, quae globulum habitura sit, constituere debet, atque vel rubrica vel atramento eam notare. Mox alarum confinia a basi usque ad globuli summum, et hinc columnam ab eodem globulo designet. Haec ubi peregerit, num ad libellam ea duxerit, curiosissime contempletur: ac tum arrepto cultro eoque acutissimo, quoad traducem designaverit, totum excindat. Eam tamen sectionis legem observet velim, ut quicquid est ad columnam, recta linea, extra vero ad alas in arcum, ut dictum est, profunde satis et oblique incidat, cujus rei causas, simulatque curationem absolverimus, quam primum edocebimus. Illam enim jam efformato traduce ac dissecto statim instituere convenit. Penicillos igitur aquato ovi imbutos injiciat naribus, sed tenuiores, et mox ad eorum interstitium columnam adducat medicus. Caveat vero, ut eam penicillis intercipiat, ne forsan compressa arctius stranguletur, et mox intereat. Ab hinc orbicularem stuppam infra ad nasum subjiciat. Hoc fit, ne vel columna promineat, vel penicilli elabantur. Supra vero ceratum insternere, linteolis munire, et tandem apte deligare convenit. Nec prius albumina, quam sequenti die removeat medicus velim. — Illud etiam in efformanda columna praeceptum esto, ut eam tam latitudine quam longitudine paulo educat liberalius. Plura enim eaque non negligenda hinc emergunt commoda. Principio quidem, si paulo prolixior fuerit columna, ne nimium contrahatur, probe consulimus. Cum enim ab initio sive ob caloris jacturam, sive quod parcius sanguis affluat, sive quod novis stimulis exagitetur, fere semper cutim decrescere contingat, sive quod tenuis sit atque laxa, ideoque non potest non a sua mediocritate columna desciscere, et intra mensurae modum consistere, et eo magis, quanto plus, cum eam inserere oportet, de callo demi necessarium est. Quare si prolixior sit, quantumvis decrescat, licet quid de ea avellatur, non tamen usque deficiet, sed quod antea excedebat, ad moderantiam quandam et temperiem contractum transducetur. Quod et de amplitudine columnae sentiendum est, quae et ipsa exilior redditur, et dum occallescit, multo angustior, quo facto tandem et ipsa ad mediocritatem redit. Nec contemnendum est, quod globulum sustentare ipsam oporteat, et hinc robustiorem esse et ampliorem, atque adeo, quod si latam basim habuerit, minus nobis in inserendo facessat negocium, et inserta jam validius cum caeteris partibus connectatur. Accedit quod hinc uberrime sanguis affluit, quem alias parcius accedere, et praecipue qui paulo crassior sit, et majus robur afferat, admisso non nisi tenuiori et aquosiori atque ad nutritionem ineptiori, ipsa transitus angustia concederet. Religiose igitur legem hanc custodiant medici jubeo, vel ob eam quoque causam, quod facillimum sit, quae supersint rescindere, quod vero deficiat, ut addatur posthac impossibile, ne vel eos tarde tandem et sine fructu poeniteat facti, atque una et artis et suam ipsorum dignitatem in periculum conjiciant. Omnino enim inter duo errata haec amplitudinem potius quam angustias amplecti tutius est. — Sed quae ratio est, quod ab columnam recta linea, ad alas vero oblique introrsum incidendo cultrum circumducamus? Hoc non aliam ob causam fieri velim, quam quod narium foraminibus, tum columnae hoc pacto non modice consultum sit. Quicquid enim de alarum crassitie detrahitur, illud omne in rothonum amplitudinem concedit. Atque id tanto audacius faciundum est, quam quod nova caro eaque mollis subinde eo loci repullulet. Accedit quod sanescente ulcere ad interna cutis invertitur, atque hinc alarum ambitus, non callo, sed cuti obductus speciosior multo et honestior appareat. Quod vero recto ductu per altitudinem juxta columnam cutim incidimus, id ejus rei gratia fit, ne vel oblique excavata ipsa extenuataque misere demum contabescat. Hinc supra crassiorem paulo effingi eam voluimus. Negligimus autem, qui ex cutis inversione emanat, columnae ornatum, quod hinc operis securitas et partis utilitas plurimum decorem eum praeponderet. Potiora enim sunt quae uecessaria, posthaec quae utilia, tandem vero decora et splendida. Verum quoniam jam rothonas semel efformatos nova denuo caro eaque praemollis occupat, quae internam eorum partem ad summas angustias, atque ut difficulter muniis suis fungantur, adigit, curandum est, ut exempta carne quam maxime pateant, et tandem ad amplitudinem efformati jam callo obdurescant. Uber vero est parte hac carnis ejusmodi proventus, praecipue ob loci uliginem, ut unicuique patet, et quam calor jam tot incommoda tot molestias perpessus absumere nequeat. — Est ergo configurandarum narium non exigua pars carnis hujuscemodi exemptio, ac ne in futurum eluxuriet, cura praecipua, quorum illud ferramentis, hoc vero medicamentis perficitur. Atque huic rei tota animi contentione diligenter medicus studeat. Alioquin odiosam naribus ac iniquam plane carnis molem adjunget, quae et spiritum intercludet, et ob ineptam configurationem merito damnabitur. Nunquam enim cutaneum traducem, nisi sedulo excavatum in egregiam et decentem nasi formam secabimus. Quinimo ipsa carnis mole aggravata pars illa foede admodum prolabitur. Quamobrem etiam, ubi traducis moles paulo amplior, et quod absorptis prae raritate et mollitie humoribus intumuerit, crassiuscula sit, hanc illius turgescentiam non absimili modo detrahere convenit. Ut autem vel mollem carnem intra vel illud, quod de mole superest, absumamus, sub clarissima luce opus administrare decet. — Sedeat itaque aeger adverso lumine, et capite in cervicem reclinato in alterum ministrorum sese rejiciat, ipse vero chirurgus resupinatis quadantenus naribus, internam traducis partem recte et diligenter consideret, et si quid supervacaneum increvisse jam sibi videatur, id omne ferris acutissimis simul et tenuissimis sensim atque quanta poterit moderatione detrahat. Hoc saepius repetere oportet. Nam velut diximus, ad sectionis vestigium caro haec indesinenter succrescit, cujus proventum vel isidis unguento vel ex pompholyge illitis penicillis, atque mox postquam carnem dempserimus, naribus utrinque inditis non inepte coercemus. Haec enim cicatricis partem eam quam primum obliniunt. Singulis autem diebus turundas recenter illitas, prioribus tamen detractis, bis oportet injicere. Non enim remisse agere oportet, quod affluente hinc a cerebro et partibus circumstantibus omni excrementorum genere, uligine nimia hocce vulnus scateat. Illud tamen, priusquam penicillos admoveamus, gossypio vel molli lana extergi cupit. Interim cavitatis amplitudinem animadvertat medicus, et si quid deesse ad magnitudinem ejus viderit, exculpere nullatenus vereatur, quousque ad certam moderationem, et quam natura instituit, conformando propaginem transducat. Caeterum actionis hujus nullus dari potest certus atque definitus terminus. Quis enim tantam rerum varietatem ob habitus corporis, ob temperamenti, ob aetatum, ob anni partium diversitatem praeceptis concluderet? Id scienti et experto chirurgo committimus, qui occasione aucupata, quandocunque vel opus est, et jam pars aliquantum sese recreaverit, suo modo et mensura id administrabit negocii. Caveat tamen, ne dum intro ferrum circumducit, quovis pacto columnam laedat. Exilis enim illius substantia est et laboris impatiens, atque ut transversim tota incidatur, admodum in proclivi. Quare tutissimum foret, nunquam eo ferri aciem convertere, sed cum primum ab apice globuli sectionem occeperis, perducta ea ad arcus dimidium, cultrum eximere, et hinc ab extrema columna ad labium rursus impingere, sensimque ad oppositam partem circumducere, ut in medio quasi flexu utraque sectio invicem concurrat. Secus enim si fieret, atque si continuo ductu ferrum a capite ad pedes producis, haud ita prompte cavebis, quin, vaccillante ferro et ob loci lubricitatem exiliente, magno impetu in columnam feratur, atque hanc non mediocriter afficiat. Porro non est, ut interea temporis assidua tormentorum injuria lacessitum traducem vel contabescere vel labefactari quis existimet. Tantum abest, ut quid tale eveniat, ut potius inflicto saepius vulnere, eoque valentius siccato, et cicatrice inducta pars ea convalescat, ac rigentior multo ac solidior facta quamcunque fortunam ferat melius. Accidit vero haud ita statis temporibus cicatrice partes obvolvi, sed vel citius aestivo coelo atque sicco corporibusque calidioribus et siccioribus: vel tardius multo per hyemis rigores, austrino coelo, temperamentis frigidis atque siccis, et praesertim si, qui impuriores aut rheumatismis ob capitis labem obnoxii sint. Si quid tamen certo definire nobis liceat, quadraginta illis dies, aut ubi citius, duo de triginta, vel ut nobis quandoque contigit, tres septimanae integrae dicari debent. In his vero si citissimum sit, ad quinquagesimum, multoties tamen ad sexagesimum et ultra diem perfectae cicatricis spacium extrahitur. Et haec una configurandae cavitatis ratio tantam agendi moram, qualem vix aliud, si quid recte velis curatum, necessario requirit. Hoc tamen prae caeteris exoptandum est, quod nullis fere molestiis hoc totum curandi tempus expositum sit. Jam enim et domo exire licet, et liberius victitare, nec tam arctis medicinae praeceptis religiose admodum constringi. Hoc tamen observandum est, ut aëris injurias evitent, et victitandi libertate non abutantur, ne vitiatis coctionibus et sanguine impuriori excrementisque procreatis, quasi manu facta omnis pravi humoris illuvies ad traducem erumpat, et nondum confirmatum penitus obruat. Quapropter hisce incommodis tam aeger quam medicus occurrant, ille quidem servata recta et temperata victus ratione, potiusque copia quantum licet circumcisa: hic vero, ut pro temporis atque subinde pro coeli evariantis statu vel fasciis vel linteolis, vel quovis modo poterit, traducem muniat, et incolumem ab injuriis externis conservet. Illud tamen noverint velim, quantopere frigoris impetum exhorreat, adeo ut eo perculsus statim emarcescat, atque si quid extremis concedendum est, foveri potius extremo aëre, si calidior fuerit atque siccior, quam oblaedi traducem non praeter rationem credimus. Quapropter ab aëre illum custodire oportet, eoque magis per hyemis rigores et autumni ingratas vicissitudines, quam aestuoso coelo atque sicco.

Capitulum decimum septimum.

De insitione columnae.

Caeterum efformatis hoc pacto columna et narium cavitatibus, calloque jamjam prodeunte, en quod secundum erat ex supra propositis, columnam inserere tempestivum est. — Quod autem hucusque insitionem differre opus sit, nec simulatque columnam effinximus, eam itidem implantemus, quam plures causae sunt, eaeque non ignobiles. Impedit enim columna implantata jam, quo minus nares resupinare, introspicere, ferrum altius adigere et tuto circumducere liceat: quod perbelle fit, dum ad supernum labrum propago insita nondum adhaeserit. Quid? quod ipsa hoc operationis genus respuit, nondum persanatis, quae ad latera sunt, vulneribus. Ad haec enim incommoda si nova tormenta, si novas injurias aggregaremus, facile de salute illius actum esset. Accedit quod si inseratur, priusquam callo hinc inde obducto confirmetur, columna ut necessario decrescat, decrescens contrahatur, contracta globulum secum abripiat, et hinc non sine dedecore mancam et imperfectam narium faciem ostendat. Itaque vel hac de causa, donec quod abesse possit deferbuerit, et jam vires columnae quodammodo recreatae sint, illius insitionem differre convenit, atque vel in trigesimum octavum diem aestivo coelo, vel in sexagesimum sub hyberno frigore. Licet tamen quandoque tempestivius, ut supra dictum, in unoquoque tempore opus aggredi. — Sed ut aliquando ad ipsam insitionem accedamus, apparatum in primis earum rerum, quae usui futura sunt, instituere opus est, ab caeterarum operationum supellectile paulo diversum. Eo spectant acus incurva et forceps, qui a parte quae inseritur columnaris nomen sibi invenit. Atque haec operationi huic propria sunt: caetera vero communia, et praesertim cum insitione traducis, nempe cultri acutissimi, linum ovi aquatum, quod rosacea diluatur, stuppei orbiculi, turundae etiam ovi aquato imbutae, quorum omnium usus et hoc loco requiritur. — Sed quoniam de his satis superque jam dictum est, ideo peculiaria illa et huic negocio solum dicata prosequamur, et primum de forcipe, quae acum ipsam usu praecedit. Utimur autem ea ad columnam inserendam non quidem semper, sed cum ejus basis in curtis perierit funditus. Tum enim partem eam, quae columnam recipit, excoriare decet, opus certe perdifficillimum, quinimo impossibile, nisi eo generis organo uteremur. Pars namque illa depressior multo est, quam quod ferro admoto vel diligentissime denudari queat, atque eo magis, quod huic excoriationi non solum duritie, sed altitudine etiam sua et in aequalitate, qui eam partem obduxit, callus adversetur. Usque adeo enim plerumque in profundum descendit, et quasi vinculis arctissimis robustissimisque subjectam carnem colligat, ut quidvis agas potius, quam eum sic expedias. Ubi igitur radicitus columna excisa sit, nec locum illum ob calli profunditatem inaequalitatemque, usque dum carnem attingamus, denudari liceat, conati sumus hisce difficultatibus contraire, et forcipem hanc, quae partes eas suspenderet, non praeter rationem excogitavimus. Habet ergo forceps manubria duo oblonga recta, alterum serratum, cum annulo alterum, qui terrae, dum occluseris, injicitur. Ubi vero invicem uniuntur colliganturque, statim ab connexu annulus assurgit rotundus ea magnitudine, ut omnes oris partes circumplectatur. Ab hoc supra aequaliter diviso utrimque laminae satis tenues, quae ex aequo acieque obtusa occurrant, rectilineae exurgunt, extra planae, intra, qua maxillae injiciuntur, connexae, supra acuminatae, ut naribus indantur, infra parum ab circulo reflexae, ut paulo distent ab ore, et magis in profundum possint adigi. Hanc igitur adigere, cutim apprehendere, ut supra emineat, et tandem praecidere convenit. Sed cur incurvis potius quam rectis acubus in hac sutura utimur? Equidem cum loci conditio tum operis securitas id nobis videtur persuadere. Cum enim duae sint suturarum species, altera quidem per faciei longitudinem, transversa altera, et omnino unam illarum hic adhiberi necessum est, non potest non esse, quin illam ineptam esse ad opus hoc, hanc vero perdifficilem admodum et lubricam fateamur oporteat. Quis enim est, qui non videt, quam impossibile sit, recta acu eum ea parte, quae hanc recepturа est, columnam trajicere? Quomodo hinc quaeso eum ejicies? Non enim id licet ob nasi protuberantiam. Sed neque ab internis partibus extrorsum acum transmiseris. Quomodo enim id fiat, per me videre nequeo, et maxime cum nulla prioris columnae adsint vestigia. Sed quemadmodum hoc suturae genus, quod in longitudinem nullo fit pacto, administrare licet, ita neque illud per latitudinem, quamvis superiori possibilitate praestet, sed quoniam et difficillimum est et ancipiti eventu conjunctum. Maximas enim, dum basim columnae trajicimus, experimur difficultates ob alas circumstantes, quibus nisi summa cum violentia retropulsis, haec loca perforare non possumus. Sed toleranda esset meo judicio negocii hujus iniquitas, dummodo votis potiamur liceret, quod tantum abest ut fiat, ut nihil minus. Dum enim inferna loca, quae columnam exceptura sunt, ob suturae robur ad latera excoriationis factae pertundimus, non eo, sed ad alas extremas usque impulsa fertur acus, hiantque media, quae vel arctius constringi partes prohibent, vel conglobatis ex constrictione labris immensum et vix tolerandum dolorem incutiunt. Taceo quod infida admodum et inanis sutura fiat, cum latera columnae trajici oporteat, tenuiori callo obducta, quae lacerata facillime linum transmissum jam remitterent. Unde liquet, quam fieri nequeat, ut rectis acubus, quomodocunque tandem velis, hoc operis genus perficias, sed incurvis opus esse cum ob operandi commoditatem, tum quia in longitudinem columnam assuere conveniat, ob ejus, quae transversim fit, ut paulo ante diximus, suturae incertitudinem. — Praestiterit autem binas vel ternas acus ad manus habere, licet una tantum opus sit, ut si unius vanam experiamur operam, alteram statim in hujus locum substituere possimus. Stuppei orbes etiam parentur et turundae duae albumine ovi insuccatae, multo tamen exiliores, quam narium amplitudo decernere videtur. Cum enim affluentibus humoribus tam insitae partes quam circumstantes mox intumescant, si qua ampliores sint et grandiores, sanguinem repriment, et coarctatis partibus insitionem distrahent. Adsint cultri tenuissimi et acutissimi, uti et forceps, cujus operam in columna rescindenda, quandoque etiam, dum antiquae columnae basis supersit, desideramus. Non enim cultris uti licet, quod ibi pendula columnae substantia cultrorum aciem facile eludat: hanc autem ferro excoriare durum sit atque summis doloribus plenum. Vix enim ulla pars est, quae acrius sentiat. Promptissime igitur partes eas comprehensas forcipe incidimus, atque uno impetu, celeritate summa, tuto et nulla vel exigua doloris admonitione. Sed locis suis haec omnia rite disposuisse ministrorum partes erunt. Quare aggredienda fuerit tandem insitio. — Sedeat itaque aeger juxta fenestram sub aëre limpidissimo, et stans chirurgus ex adverso columnarem forcipem explicet, hiantemque modice naribus immittat adusque circuli ipsius lineam. Tum cutim illam, quae columnae basi subjacet, compressam suaviter intercipere studeat. Id eo pacto efficiat, ut inter forcipis latera cutis compressa promineat. Ubi illam sic interceperit, forcipem constringat, et infra annulo ad manubrii alterius serram applicato, diligenter obfirmet. Mox callum detrahet, id scilicet, quod inter forcipem superat, et demum tenuissimo ferro plagam levet. Tum vero ab opere desistendum est, quando jam sanguis hilarior multo et ubique sese profuderit. Hoc ubi peregerit, annulum abducat, forcipem laxet, et ministro tradat. Omnino autem illud servandum est, ut priusquam forcipem remiserit, attente circumspiciat chirurgus, nunquid cum quantitate columnae ipsius basis plaga conveniat. Tum enim si quid latitudinis et longitudinis ab columnae quantitate desciverit, sive incertus consilii, his rectene an secus negocium administraveris, ad certam unionis spem liberalius multo, quam parce de callo detraxisse, longe satius est, nec quicquam incommodi pertimuisse, quod, si quid de vulnere emineat, cicatrice obducere non difficile sit, quodque ejus vestigia sub prominentibus naribus quasi tecto quodam delitescant. Ubi vero columna non sit excisa penitus, sed quaedam conspiciantur reliquiae, forcipem aliam, cujus paulo supra mentionem fecimus, injicere oportet, non cultrum, quod sine summo cruciatu hanc partem non liceat excoriare, et quantum volueris et satis fuerit, uno impetu rescindere. — Sub hanc excoriationem sive rescissionem novae columnae basis praecidenda est ad summam extremitatem, aut si justo longior sit, quod satis est, atque ut ea mediocritatem quandam obtineat. Hoc opus, ut et superius, sanguinis effusio terminat. Cur autem basim prius, post vero columnam exscindamus, praecipua causa est, ne qui ab columna deciderit sanguis, infernum opus impediat. — His igitur sic administratis, jam excoriatas partes sutura decet conjungere. Quamobrem acum chirurgus accipiat, et dextra manu mediam apprehensam ad philtri summum, si vero basis superstes sit, sub illa recte adigat, sensimque adactam promoveat, donec ad supernam plagae partem, et quae huic opposita est, exiliat. Ubi vero jam acum elapsam esse conspexerit, coronide arrepta ulterius eam compellat, reclinatis tamen sinistra naribus, ne qua offendantur, et mox digitis apprehensam cum aliquota lini portione universam educat. Hoc ubi peregerit, acum extergat velim, ne in opere e manibus elabatur, et columnam apprehensam secundum longitudinem ab internis partibus extra totam pertundat. Non tamen ad extremum usque id fiat marginem, sed paulo intra, ne dum intumuerint partes illae laceratae, funiculum remittant. Caeterum trajecta acu, constringere partes oportet, nodisque innectere. Itaque filo leniter exaequato, et partibus mutuo contactu adjunctis, bis ante filum medicus implicet, mox blande constringat, abhinc denuo, sed semel implicet, innectat, et quod superest rescindat. Sutura sic peracta penicillos utrinque immittat, et stuppeos orbes subjiciat. Consuetum tandem ceratum extra naribus insternere, easque deligare, postrema cura est. Interim quiescat aeger velim per diem vel lectulo decumbens, vel parietibus domesticis inclusus. Nec aberit detraxisse quid potui, et usque ad quartam intra modum alimenta assumpsisse. Sic perbelle cavebimus, ne citatiori cursu ad affectos locos ferantur humores. Quarta autem die per aestivos fervores unionis jam factae vestigia apparent. Quapropter vel ad ejus principium vel ad finem funiculum laxare conveniet. At brumali coelo corporibusque paulo humidioribus et impuris id sexta die satius est. Ut enim per aestatem septimo ad summum die coalescunt partes, ita hyberno tempore ultra decimum quandoque unio illa transfertur. Neque hic decoris admodum habenda ratio est, cum sub naribus cicatrix occultata oculorum obtutum effugiat. Quod vero ad reliquam curationem spectat, haud opus esse credimus pluribus insistere; id enim ex superiori insitionis cura mediocri cuivis ingenio constare potest. Nam singulis diebus mederi locis oportebit, penicillis unguento ex pompholyge oblitis, vel quae ad insitionis sedem applicentur, linamentis aridis et caeteris, quae supra in simili opere declaravimus, quibus exempta jam sutura eousque insistere conveniet, donec partes illae validissime coaluerint.

Capitulum decimum octavum.

De conformatione cutanei traducis reliqua.

Caeterum ubi columnae insitio jam firmiter adoleverit, quod aestate ad decimum quartum diem, hyeme vero ad vigesimum usu venit, jam cura conformationis subsequitur, quae est universae traducis molis in ipsam narium formam constans traductio. Nam utcunque ex superiori configuratione narium speciem jam cutaneus tradux non leviter induerit, non minimum tamen a nativa soliditate absolutaque earum forma desciscit, quod laxa adhuc substantia nulloque validae cicatricis robore suffultus mollitiem quandam ostentet et flaccescentiam ab illa narium dignitate et gratia longe alienam. Vix enim alimenta hucusque sustinuit, nec vitam per tot difficultates, per tot tormentorum aculeos traduxisse exiguum fuit. Quibus omnibus feliciter superatis, nullisque amplius lacessitus injuriis jam robori proprio consulit, et fere omnes prioris naturae mores exuit. Quo sane tempore jam extremus apex vigere incipit, et naribus intro cicatrice non mediocriter obfirmatis, universa earum substantia compactior multo et habilior reddita soliditatem suam et constantiam nanciscitur. Id autem non brevi licet assequi, sed diuturno tempore, et praesertim pro diversa corporum et externi ambientis ratione. Innititur autem hoc extremum opus praesidiis duobus, tubulis nimirum intra, extra vero tectorio in narium figuram efformato, quibus septus in hac tenella aetate cutaneus tradux, sensimque sub iis adolescens, et ad extremum tandem superpositi integumenti formam liquido repraesentat. De his igitur, nempe de tubulis et tectorio, nobis agendum est, atque id duplici modo, tam quod ad eorum substantiam spectat quam formam. His enim duabus conditionibus ad hanc operationem accedunt. Ac quod ad tubulorum figuram attinet, ea circularis est, oblonga et inaequalis. Circularis quidem est figura ea, non tamen exacte, sed qua parte mediastinum attingit, paulisper depressa et plana. Haec demum latior est in inferiori parte ad alas, supra vero et ad narium radices angustior, ita ut ab amplitudine sensim decrescens et moderate in angustias desinat. Illud tamen peculiare habet, ut infra, qua parte alas attingit, reflectatur parum, et extremas alas amice complectatur, qua vero globulus est, instar myrtacei folii antrorsum excurrat, et hinc columnam ab principio ad finem usque recta linea comprehendat. Hanc cum opposita decet concurrere, ut ad mediam columnam apte et velut dolati asseres concinne conjungatur. Longitudo subulorum inaequalis est. Nam qua parte elatiores sunt, et ad nasi dorsum vergunt, altius multo excurrunt, ut partes eas laxa carne intumescentes comprimant, quam infra ex parte adversa, ubi subter inane est spacium, aut si quid est, non opem nostram desiderat. Quare ab superiore subuli parte in inferiorem obliquo ductu pars ea descendit. Caeterum utrinque aequales mole, longitudine, figura sint, ne vel crassiores vel longiores vel ob figuram iniquiores depulsam in angustias columnam intorqueant, afficiant, enecent: aut supra minus quam par est jam eluxuriantem carnem cohibeant, et callo nares obducant. Hos ex plumbo parare decet. Atque id cum ob temperiem illis metalli frigidam, quae callum citius arcessit, et humores, si qui irruant, ab affecta sede reprimit, tum quod propter mollitiem in tenues bracteas efformari, et in quam velis figuram duci queat. Hoc ab exordio, statim atque columna obfirmata sit, oportet agere, ne partem mollem adhuc atque languidam vel minimum quidem offendamus. Quare saepius permutandi sunt tubuli, atque primum imbecilliores, posthaec paulo firmiores, usque dum soliditatem quandam, quod intra tres menses ab ipsa unionis die usu venit, callus acquisiverit. Quod si factum sit, et jam nares parumper obduruerint, repudianda est substantia plumbea, et solidior multo et durior eligenda, cujusmodi est argentea in mediocris fortunae hominibus, at in opulentioribus aurea, quam utiliorem aliis, sive ob temperamenti sive ob inexplicabilem substantiae rationem, tam arcessendo callo, quam quod caetera felicius sub ea succedant, multoties experti sumus. Expedit autem haec metalli genera tum seligere, quae duritie et soliditate vigeant, et extremum naribus constantiae fastigium imponant. Tectorium etiam cum tubulis substantia conveniat, et pro temporis ratione vel plumbea vel argentea vel aurea. Hoc, cum primum tubulis utamur licet, naribus quoque insterni debet. Eadem enim utriusque ratio est, et tubulis simul atque tectorio conformationis munus peragimus. Hujus figura absolutas nares et decentissime expressas referat, sub quo velut sub magistro exercitatus tradux nares aemulari sensim condiscat, et diuturno usu confirmatus aliquando nativam earum imaginem exprimat. Dorsum igitur, quod ab interna plumbi parte in globulum excurrit, aequali linea protensum, obtusum et striatum effingatur. Latera vero aequali hinc inde superficie, supra angustiora, infra explanata magis descendant, et cum ad alarum radices accesserint, reflexa extrorsum et hinc incurvata colliculos illos in narium alis exprimant. Ante vero simulatque globulum superavit tectorium, qui singulari arte in orbem colligendus est, tum reflexum acutum angulum subter columnam usque ad labii principia excurrat. Observandum tamen est ut inter alas et hanc partem spacium quoddam intercedat, quo tubuli emineant, et aëri liber ingressus et regressus sit, atque id ad narium formam. Oportet autem tectorium insitionis superare terminum, et osseas omnino partes investire, ut firmius consistat, validius comprimat, et quod non negligendum est, praesertim hyberno gelu, ut cicatricem ab externis injuriis tueatur. Quo tempore tectorii cavitatem ad extremas usque alas vel coccineo panno tenuiori vel serico vel sicco linteolo, ut calori narium consulatur, munire oportet, atque id vel singulis vel tertio quoquo die commutare. Quamprimum enim situm contrahit, et cicatrici, quae exiccanda est, minus utile est. Quae investiendi tectorii ratio tam aestu medio quam sicco coeli statu, et cum ambientis calor viget, haudquaquam necessaria est. Sed praestiterit aegrotos harum rerum abundare apparatu, et bina saltem tectoria, tubulos vero quaternos habere. Vix enim dici potest, quanta nobis, si ea saepius permutemus, obtingat utilitas, atque id ut opinamur vel ea de causa, quod hinc traduce saepius perflata minus humoris coacervari, et calorem ejus moderate adaugeri videamus. Sic enim quae ab aëris afflatu inclusa continentur, contracta uligine mucida fiunt, et brevi post educto calore computrescunt. Quare qui gratiam növis naribus conciliare voluerit, id efficiat, ut et tubulorum copiam et tectorii habeat, atque ea subinde et summa diligentia permutet. Continetur autem tectorium funiculis quinque, quorum unus ajugus est, caeteri conjuges: hi ad latera positi sunt, ille in dorsi vertice, et reliquis posthaec annectitur. Hujus decursus est per medium intercilium ac recta per frontem, perreptando sagittalem, et post supernum verticem decurrendo, ubi caeteris jam connexis ad mediam occipitii partem implectitur. Lateralium funiculorum qui supra est, a media tectorii parte originem ducit, ac per malas transiens ossi jugali insternitur, cumque supremam auriculam superaverit, ad mediam usque occipitii partem ad lambdoidis ferme apicem excurrit, ubi conjugi suo occurrens eadem qua hic, sed ex opposita delato connectitur. Atque in hac funiculorum unione et sine pari ille comprehenditur. Ita enim firmius singula conjunguntur. Sic qui infra sunt funiculi, itidem a media tectorii sede exordium sumunt, et hinc transversim ad illius latera delati per genas subter aures feruntur, cumque ad principium cervicis accesserint, mutuo tandem conjunguntur. Sed de his infra rectius. Horum substantia serica sit (linea enim vel lanea cutim angit), ad digiti latitudinem. Si enim paulo latior sit atque crassior, et inepta mole conspicua esset, nec ob id firmius tectorium custodiret. Levis namque moles levi funiculo ac fideliter suspenditur. Ubi vero exilior sit et angustior, non abest, quin acie sua penetret, et carnem exulceret. Colorem suo genio unusquisque aestimet, honestior tamen fuerit, qui carnem aemuletur. Sunt et apparandi annuli, per quos trajiciamus funiculos, et tectorio applicandi. Hos addidisse multo utilius est, quam tectorium perforasse, ut usus fidem fecit, quod sive intra sive extra nodus emineat, semper tamen hient tectorii latera, nec arcte ut decet applicare ea traduci possimus. Non reticebimus et illud, quod pro efficiendo nodo in annulis quibusdam convenit agere, levissimum quidem, non tamen omnis expers gratiae. Consuevimus nos funiculum trajectum jam annulo tenus conduplicare, et serico ejusdem coloris filo consuere. — Caeterum quotiescunque absolutam numeris suis ac decentissimam narium conformationem desideramus, non statim tectorium tubulosque abigere expedit, sed vel in duos annos eorum usum extraxisse. Certe ea vis temporis est, ut quantum ab ipso detrahas, tantundem et naribus deroges, et quod de eo addas, magno itidem foenore compenses. Hoc enim omnia secum affert, hoc idem et rapit omnia. Cuique rei, quo fiat, crescat, adolescat, tempus suum constitutum est: id si impediatur, si non concedas, vana sunt omnia. Id multis quidem rationibus, experimentis auctorumque gravissimis sententiis confirmarem, sed in re nota minus laboro. Itaque non recusent aegroti hoc quicquid est toedii, vel in gestandis tamdiu, vel toties permutandis tectorio et tubulis, quod maximo aliquando cum fructu et tranquillitatis in animo et venustatis in corpore ad eos redibit. — Sed agite demonstremus tandem, quo pacto tectorium deligare conveniat. Quod quidem non tantum, ut traducem custodiamus, peragimus (nam et hac ratione juvat, dum injurias impetentis aëris summovet), sed quod ipsius conformatio ex hoc eodem pendeat. Haec enim, ut supra docuimus, et tubulis et tectorio continetur: dum illis intra cutaneus tradux suffultus probe, atque hinc tectorio superstrato et arcte incumbente quasi duabus manibus effingitur, et illorum, a quibus comprimitur, imaginem suscipit. In eum igitur finem deligamus tectorium, non ut muniamus ab externis injuriis traducem, quod tamen ad caetera commoda etiam refertur, sed ut arcte eum constringamus, quo proxime ad rectum nasi typum accedat. Summa autem constrictio in ea potissimum nasi parte viget, quae ad globulum nasi dorsi finem interjacet, quo loci prominentibus hinc inde tumulis quasi vallicula quaedam apparet. Itaque hoc loci arcte admodum comprehendi oportet tectorium et valide comprimere. Quod ut fiat, atque ne vel supra vel infra funiculus exorbiret, annulum quendam recta ad nasi fastigium loco supra dicto stabilemque defiximus, per quod vinculum illud trajicimus. Huic alias adhuc e lateribus aequali linea duos adjecimus, per quos ejectum prius vinculum et transversim sub auribus utrinque praeterlapsum ad cervicis summum retro finibus suis constringimus. Ut vero et hoc adderemus, ea potissimum ratio fuit, ut ex lateribus tectorium illud comprimamus, atque ne vel ab eo loco, qui inter nasi dorsum est atque maxillarum tubera, longe abductum vinculum assurgeret, quod jam collectum et annullis illis velut compedibus constrictum per nasi latera et maxillas paulo depressas contiguo attactu in posteriores partes decurrit. Accedit etiam, quod ne hinc quidem elabi possit funiculis, et vel ad superna vel ad inferna exilire, quod sane ad conformationem permultum interest. Caeterum deligationem hanc, quod in ea conformationis summa atque dignitas consistat, deligationem regiam, vel a modo deligandi transversam, vel a positu infernam non immerito nuncupabimus. Veruntamen cum tectorium satis prolixum sit, atque infra arctius compressum, ne qua suprà resiliat, et non modice a naribus abscedat, itaque et supra ad dorsi fastigium alium annulum affiximus, per quem trajecto funiculo supernas tectorii partes naribus appingimus. Intelleximus autem deligationem hanc, quae supra est, non mediocri usui futuram partibus illis, quae ab hac ad regiam constrictionem e latere intercedunt, comprimendis scilicet et naribus arcte applicandis, atque plane hunc in modum. Primum supra per annulum trajiciatur funiculus, et hinc oblique per latera delatus ad alterum, qui regio annulo a latere assistit, proferatur, quo trajecto utraque portio vinculi cum superior tum inferior, quam spectat, faciei partem comprimit. Idem etiam ex altero latere faciendum est, atque supra injiciendus funiculus, qui ad inferna reflexus per alterum lateralem erumpat. Qua parte vero supra consentiunt, et eodem annulo comprehenduntur, utrinque finibus suis sub oculis per ossis jugalis sedem, atque hinc supra aures deferre oportet, et retro ad lambdoidis confinia innectere. Quod dum facit medicus, ex aequatis, quae infra sunt, riteque compositis funiculorum extremis, ne attracta sursum resiliant, aegrotus videat, quae per eandem cum regia deligatione semitam ad posteriora capitis tandem deflectunt. Caeterum deligationem hanc, quod per latera tectorii decurrat, lateralem appellavimus, aut quia hac eadem tam superna quam inferna tectorii comprehenduntur, catholicam vel si libuerit obliquam nuncupemus. Nec postrema est, quae ex deligatione hac emergit ulilitas. Nam et cicatrix ornamento confert, dum aequaliter sub ea coalescit cutis, et incumbentes eo humores longius abigit. Atque his duobus tubulis nimirum impositis tectorioque universa conformationis ratio circumscribitur, quam si quis honestam et naturae typo apprime convenientem voluerit, non statim instrumenta illa abjiciet, sed quantum potest, ad duos usque annos summa religione immota conservet. Si quod tamen aegros deligationis taedium coeperit, licebit quandoque interdiu tectorium seponere, sed remanentibus tubulis, atque id, ne gravius externo aëre laedantur nares, repetere vesperi, tantoque magis id conceditur, quanto jam solidior reddita est propago, et jam novae nares recreatis viribus obfirmatae sunt. Sic cum deligatio haec, quae fit per funiculos, quandoque subjectam carnem inflictis vulneribus exasperet, non absonum erit, procul hinc remotis illis, taenia quadam latiori tectorium continere, atque id praesertim noctu, dum sine isthoc esse licet nullo modo. Taenia ea longitudine sit, ut ad posteriora religari queat. Latitudine exaequet, imo superet tectorium, ut hinc supra globulum reflexa et columnam ipsam et alarum extrema comprehendat. Hanc uno ab naribus digito mediam discindere oportet, ut illud quod naribus insternitur, integrum remaneat, et eam, quae infra est, partem supra per aures, quae vero supra est, complicatam infra eas per maxillas deferre, et finibus retro occurrentibus connectere. Sic enim et pristinae deligationis satietatem tollemus, et si quid incommodi accessit, non imperite amovebimus. Sed cum homines quandoque adeo incommodos inveniri liceat, qui difficilia summa constantia, facilia vero non aeque tollerent (sunt enim qui strenue duris primo obnituntur, si quid tamen mox clementius experiantur, nil penitus obsistant, sed vel animo languent), non secus, ac qui domum a fundamentis extruunt, nec extructae jam cultum adhibent, illis itaque condonare poterunt medici, ut tectorium quidem penitus deponant, tubulos vero contineant, qui nulla vinculorum vi compulsi ultro subsistunt, aut si interdiu id recusent, noctu tamen omnino adhibeant. — Haec itaque, quam nunc descripsimus, integra et absoluta conformationis ratio est, coronis certe et umbilicus nostri operis, finis et ratio metaque, cur hanc difficilem et prius intentatam curandi viam ingressi sumus. Restat tamen auctarium quoddam, et non illepidum refecti nasi mangonium, cum pallentibus naribus vel alio quovis ingrato colore defoedatis, vel ubi cicatrix quam conveniat vel crassior vel depressior vel decolor fit, ille perit venustatis decor. Non enim de industria nostra quid desiderari volumus, sed praestiterit pro virili nosmet elaborasse, ut quantum in nobis esset, perfectam et numeris suis absolutam hanc curtorum restituendorum actionem ad manus vestras traderemus. Nam et hic naturam ducem sequimur, quae non solum membris corporis nostri usus suos attribuit, sed nullo non ornatu et lepore investit. Sed quod ad primum spectat, nunquam magis honestum, magis venustum lepidumque magis efficere poterimus traducem, quam si aestate media atque urente sirio in urgentissimo sole expanso apricemur naso. Tum nares detegere, et tubulos abjicere etiam conveniet. Sic ambientis siccitate caloreque cum exterior cutis tum interior perbenigne fovetur, et ablatis omnibus excrementis callus solidescit, nec minimum est, quod ad caloris gratiam perinde accedit. Experta dicimus, audemusque fateri, ad tantam dignitatem ex hac una apricatione nares quandoque evectas esse, ut conspirantes in concolorem gradum cum traduce tam nostram quam aliorum fidem superaverint, adeo deposito omni pallore sive, quod inhonestius est, livore, fuscedinem induunt, et masculum quendam jucundumque aspectu colorem referunt. Insolare autem nares post meridiem opportunum est vel in ipso meridie, atque ad horae vel sesquihorae spacium, non tamen ultra vel multo minus, ne hinc lacessitum caput vel noxam quandam incurrat. Id singulis diebus repetere conveniet, quod quam gratiam conciliabit, nolo pluribus dicere. — Caeterum quod ad insitionis compagem attinet, eam illiberalem ornare, et quod obest removere possumus, felle bubulo aut vitulino vel caprino. Mirum est fel testudinis, quod cicatrices summopere extenuat. Illud ladano oportet excipere, et coralli pollinem admiscere. Saluberrima est aqua haec: Recip. aquae vitae quarto destillatae ℔ v, sem. erucae, lupinor. an. ʒ ij, radicis rutae ʒ j, medullae panis albissimi unc. j, album. ovorum unc. iv. Macerentur per diem et noctem simul, et extrahatur liquor, quem usui servare oportet, et leviter alternis saltem diebus cicatricem illinire. Honestissimas reddit cicatrices sevum asini. Huic [1]) prisci fel vituli cum myrrha, melle et croco addebant, et pyxide aenea recondebant. Alii florem aeris admiscebant. Nos tali pacto liquorem paramus non inefficacem: Recip. sevi asini, mellis albi, aquae ardentis, lupinorum an. ℥ j, aqu. florum fabarum ℥ iij, macerato biduum, et mox liquorem per alembicum extrahito. Veruntamen si hanc eandem aquam cerato ex cerussa adjiciamus, illud efficacissimum certe et maxima laude dignum experiemur, et praesertim si olei de been guttulas quasdam affundamus. Aqua ex vitibus destillans mirifice prodest, atque ea, quae ex geniculis arundinum effluit. Ex hac eadem cum asini sevo ac oleo de been liquorem paramus, qui si addatur cerato illo, sane efficacissimum reddit. Poterunt ergo interdiu inungere cicatricem medici, et noctu ceratum apponere. Veruntamen si paulo depressior fuerit cicatrix, atque hinc inde quasi ad vallem colliculi quidam assurgant, tum si videbitur, plumbeam laminam insternere oportet, vel tectorium multo durius et crassius,

---

[1]) Plin. libr. 28. cap. 15.

ut sic compressae partes ad aequalitatem redeant. Sin id minus licebit assequi, quod vel nimium extrema insitionis intumuerint, vel cedere nesciant ob duritiem, jam utique cicatricem leviter, tamen usque quo sanguis eruperit, adrademus, et quantum satis est ad implendam cavitatem, carnem denuo procreabimus. Sin neque tum nobis satisfiat, certe extremas partium oras, quaeque procul hinc eminent, denuo ferro exculpere, applicare et suturis connectere oportet, atque tum novam et decentem cicatricem, quaeque antiquam illam obducta carne velet, inducere. Sic enim fiet, ut obliterata illa, haec nova succrescat, et nocuum omne penitus deleat. Videat tamen unusquisque, ne idem quod prius usu veniat, atque frustra operam elocaveris, si vel minus vel plusquam satis est assurgere carnem patiaris. In eundem enim errorem incides, nec quidquam aegrum juveris, sed plus laeseris. Quare adnitatur sedulo medicus, ne vel citius astringentia nimis adhibeat vel tardius, quorum illud cavam, hoc vero tumidam et inaequalem cicatricem reddit, utroque nomine infestissimam simul et abjectissimam. Haec itaque sunt, quae de narium refectione pro posse nostro jam dicta sufficiant.

Capitulum decimum nonum.

De labiorum restauratione.

Aurium nunc et labiorum resarciendorum, si curta fuerint, chirurgia indicanda nobis superest: in cujus vestibulo illud praefari oportet, hoc quicquid est operis arctiori longe sermone stiloque breviore comprehensum iri. Jam enim ante, dum de naribus ageremus, hujus actionis praecipua capita transacta sunt. Nam maximus his chirurgiae generibus invicem consensus est, maxima affinitas, atque adeo ambae ex agricolatione velut ex uno parentis utero ortus sui primordia traxerunt. Non itaque mirum est, si iisdem fere praeceptis id generis chirurgiae unanimiter innixae ad proprium scopum singulae colliment. Quare ne repetitis futiliter verbis oneri simus legentibus, indicabimus saltem, ubi id opus fuerit, quidnam singulae peculiare habeant, ne vel ambigendi cuiquam locus sit, et nos promissis nostris haudquaquam stetisse dicamur. Interim chirurgos admonitos volumus, nequaquam has postremas operationes rite tractari posse, nisi, quae prius dicta sunt, curiosissime quis excusserit, atque adeo in naribus ipsis reficiendis suam operam aliqua ex parte probaverit. Ex hac siquidem ceu ex fonte rivuli promanaruut reliquae, suntque hae prioris illius germina, atque quod in opere praestando multum a dignitate superioris discedant, illius veluti aemulae. Nam usque adeo illa in opere suo provehitur, ut non aemulari naturam, sed fere superare videatur, atque ut oculos ipsos, acutissimos sane et certissimos rerum aestimatores, multoties eludat. Sed crassioribus filis rudioreque Minerva haec labiorum et aurium tela contexitur, nec lenocinio tam subtili et nobilissimo naturam imitatur, retardantibus id et omnino decorem invertentibus, quae restitui debent, partibus. Est nihilominus, quo et illae progrediantur, nec improbandus, quem ex illis nanciscimur fructum. Si quidem ubi primas retulisse non licuit, nec secundas vel tertias inhonestum est. Veruntamen hoc quicquid est rei, alibi certiori calculo aestimabitur. Tradituri porro chirurgias aurium atque labiorum hanc illi merito praetulimus, non dignitatem partium expendentes vel operis decus, sed quod non minima his cum naribus intercedat necessitas. Multo enim propior est operationi narium, quam quae in auribus fit, labiorum chirurgia, quae eandem materiam eademque de sede depromptam cum naribus exposcit. Sed labiorum, quae curta sunt, velut dictum a nobis fuit, non simplex genus est, quae pro varietate sua variam quoque curationem desiderant. Horum species repetere hic non gravabimur. — Sunt ergo curta primo labia, quae a stata quantitate deficiunt, vel ab ipso statim ortu, vel post casu quodam ingruente et calamitate. Prioris generis leporina quae vocant labia sunt. Haec vero adhuc duplicem sortiuntur naturam. Nam alia decurtantur ob cicatrices, si quae in proximo constiterint, nulla substantiae parte deperdita: alia mutilationem quandam subierunt. Atque haec labia vere curta dicuntur, illa si licet curta cicatricosa. Est tandem quarta labiorum curtorum differentia, cum quae certe curta sunt, et curta cicatricosa simul complicantur. Sed hoc quid compositum est. Cum itaque tria curtorum labiorum genera sint, leporina scilicet, curta cicatricosa, et quae vere curta dicuntur, illa duntaxat cutaneum traducem recipiunt, ejusque sarciuntur ope, quae vere curta sunt, caetera non item, sed absque eo integritati restituuntur. Dicemus autem de labiis leporinis primum, eo quod caeteris simplicius sit malum hoc et curatu facilius. Hoc in utroque labro si consistat, eandem plane curationem recipit. Qualis vero futura sit, ab affectus natura, quae separatio est earum partium, quae legitime alias cohaerebant, non obscure indicatur. Videtur quidem aliquid et de ipsa substantia partis decedere, atque hinc opus esse, ut tale quid in locum illius, quod deficit, substituamus: nil tamen obest, quin nulla re super addita, restitutis in integrum labiis, fine nostro et optatis potiamur. Non enim hic faciendum censeo, quod apud Germanos agyrtas quosdam et circumforaneos, generis nostri opprobria, factitare audio, qui nescio quomodo ex animalium carnibus probe citis, maceratis et alembico paratis has se reficere partes simulant, atque hinc multis optimorum pullorum et caponum copiis, quas scilicet caeteris praestare ajunt carnibus, aegrotos suos emungunt, non illorum labra, sed suam ut curent ingluviem. Itaque partes eas, quas unitas decet esse, disjunctas jam conjungi rursus debere, ipsa morbi sedes insinuat. Hoc vero conjungendi munus in primis naturae refertur acceptum, posthaec et arti, quae, quod impedit opus hoc, tollit, et eam, quantum opus est, operantem praesidiis suis adjuvat. — Porro artis munia fuerint partes primum excoriare, ut sanguinis communione coalescant invicem, excoriatas applicare, applicatas consuere, consutas conservare, et temperiem suam et salutem penitus reducere. Primum igitur illam labii partem, quae excoriari debet, sinistra manu sustineat medicus, et mox tenuissimo et acutissimo ferro cutim illam aequaliter submoveat, usque dum sanguis sese effuderit, in angulum usque ipsius hiatus, et plagam exinde levet. Hoc opus etiam forcipe, si licuerit, administrabitur et citissime et tutissime. Idem etiam ex altera parte agendum est. Hinc eas attractas manu conjungere opus, et sutura invicem connectere. Tunc illud observabimus, ne leviter et per superficiem saltem acus adigamus, sed totum perforemus. Itaque ab extra interiora versus recta per labium impingat acum chirurgus, et per internam labii partem elabentem eximat: mox intra ad alteram plagae partem injiciat, ad exteriora transmittat, funiculos bis implicet, constringat, denuo semel implicet, nodo innectat, atque tandem rescindat. Observare tamen oportet, ne ad ipsam plagae oram, sed paulo longius ab ipsis trajiciamus funiculos. Facile enim fit, ut laceratae partes ob mollitiem remittant fila, et spem nostram fallant, quam certam esse et indubiam non est ut existimet, qui tam eleganter et ad amussim extrema vulneris coire, et valide adeo suturis connecti viderit. Harum numerum ex plagae amplitudine licet decerpere, quae uti inconstans est atque varia, ita neque hic perpetuum aliquid et immutabile statuere possumus. Ab peracta sutura cruentum vulnus aquato ovi munire oportet. Quapropter stuppae eodem insuccatae adhibeantur vulneri tam extra quam intra, et fascia, quae posca madeat, applicetur tenuis, mollis atque sibi tota aequalis, lata ternos digitos. Hanc oblique ad superiora aurium et per ossa petrosa in lambdoidis apicem deferre oportet, et nodo ibi arctissimo constringi. Porro cum fasciam internae labii partes non admittant, jam linteolum quoddam tenuissimum atque posca benigniori imbibitum immittere, et loca ea ab fluxione munire convenit. Ubi jam stuppae remotae sint, quod vel sequenti die vel tertio post fieri poterit, curationi raliquae, quae conglutinantibus efficitur, insistendum est. Cum autem labiorum natura non minimum a seipsa differat, quae exterius cuti investitur, intra vero peculiari dotata carne tenuique obducta membrana perenni humore madeat, pro partis diversitate diversa etiam praesidia afferre opus est, non quidem substantia, sed consistendi modo, intra quidem humida et fluentia, extra vero sicciora et concreta. Curabunt igitur exteriorem partem medici conglutinantibus, quorum copiam supra descripsimus, ut unguento ex cerussa linamentis excepto, per universam plagam injecto mox cerato ex eadem cerussa superstrato, et fascia deligato. Intra autem remedio sunt syrupus ros. ex ros. siccis, syr. myrteus, vel ubi sordida eluvies affuerit, juleb violatum aut mel rosaceum. Haec enim vel seorsim vel permixtim adhibita et detersione et exiccatione coalitum non mediocriter accelerabunt. His thuris admiscuisse pollinem non pauco emolumento fuerit. Verbi gratia: Recip. syr. ros. siccar. ℥ j, mellis ros. ℥ v, pollinis thuris ℈ j, misce. Hoc medicamento quae imbuantur linteola saepius injicere labiis expedit. Sub quartae initium vel sub ejus exitum jam suturas aliquas laxare commodum est, ac ad eam partem, ubi unitis probe partibus natura nos edocuerit. Sic vulneris honestati consulitur. Veruntamen cum ille labiorum coalitus tam propter substantiae mollitiem, quam quod indefesso moveantur, non usque firmus atque robustus esse possit per tam breve dierum curriculum, et perriculum sit, ne vel laxatis suturis dehiscat, itaque ut occurrant incommodis hisce chirurgi, jam gluten apponere convenit. Hoc addito blande admodum semet complectentur partes, usque dum fideliter coiverint. Licebit autem statim removere funiculos, simulatque jam gluten firmiter adhaeserit. Hoc enim ad decorem plagae conciliandum non incommodum est. Efficacissimum vero gluten flos calcis, si ovi aquato admisceatur, praestat. Nos tamen tragacanthi, mastich., gummi arab. ac thuris subtilissimum pollinem, ovique albumine addito, certissimo eventu in hunc usum paramus. Ne autem quid desiderent medici, quis glutinis apparandi modus sit, brevibus dicamus. Recip. Tragac., mastich., gummi arab., thuris an. ℥ v, albumina ovi num. ij, agitentur albumina diligentissime, usque dum spumam ejiciant, hanc blande detrahere convenit, et quod subter limpidum et aequale est retinere, mox reliquorum pollinem inspergere, atque totum ad quandam inter extrema mollia et dura studiose permiscendo consistentiam perducere. Ejus apponendi hic modus esto. Parentur linteola bina, duplicata, longa tres digitos, alta ad labii quantitatem, distinguanturque funiculis parvo intervallo diremptis, tot ex una parte quam ex altera: haec glutine illiniantur, atque ex parte, quae non recipit funiculos, et madida jam utrinque labio admoveantur. Hac tamen lege id faciendum est, ut ipsi funiculi per spacium quatuor digitorum ab extrema linteorum ora mutuo concurrant, atque ut ad pollicis latitudinem ab plagae finibus ipsa collocentur lintea. Statim enim atque humiditas quaedam sese insinuaverit, omnis glutinis vis fatiscit. Applicato glutine jam post sex horas, quibus interim labia comprehendit, funiculos licet constringere appositos invicem, moderate tamen, ne vel constrictis iis dolorem summum arcessamus, vel humores eo ruituros concitemus. Cognoverint autem medici constrictionis metas, si vulneris ora aequaliter sese comprehendant, et nullus vel exiguus admodum adsit doloris sensus. — Interim vulneri linamentis siccis medebimur vel medicamentis, qualia in areae curatione supra tradidimus. Dum ea imponere commodum est, funiculos laxent chirurgi velim, extergant vulnus, linamenta insternant, denuo funiculos irretiant, linteolum tenue injiciant, et tandem fasciam imponant. Atque id bis per diem faciendum est. Hoc curationis genus ad decimum quartum usque extrahitur, scilicet cum, absumptis humorum reliquiis, valido invicem nexu jam vulneris orae concreverint. Suademus autem serio, ut dormiturus aeger ceratum ex cerussa imponat, et fascia muniat, quod quantam venustatem, quam gratiam cicatrici conciliet, nolo dicere. Haec multo major erit, si quid eorum, quod pro traducis mangonio a nobis descriptum est, non infideliter ipse exequatur.

Atque nunc ad alterum labii vitiati genus, quae curta cicatricosa vocant, progredimur. In his amplior multo cura est et studium obnixius pro vitii magnitudine, atque eo magis, si quae ob callum decurtantur, mutilationem quandam perpessa fuerint. Sed hoc aliud et non simplex curtorum genus est. Solent hoc mali vim experiri superna potissimum labia, cum ferrum per nares adactum altius adusque labii sedem descenderit. Fere enim, quibus nares digladiantibus excisae sunt, ad illam mali labem et haec nova accessit, et quotquot nobis hucusque sese obtulerunt, propemodum omnes hoc incommodo potissimum angebantur. Quam enim deforme sit malum hoc, nemo est qui non videt; quam vero incommodum sit, ex eo constat, quod omnem loquutionis gratiam, qua nil homo habet praestantius magisque proprium, qua interprete humana consistit societas, pessime quidem evertat et corrumpat. Accedunt et aliae clades hujus mali non mediocres, dum gingivas non solum, partes laxas atque molles, vitiari contingit, sed et dentes frigidissimos et durissimos, quae corpora hybernis gelicidiis rigeant, aestivis caloribus torreant, atque variis et saevissimis externi aëris procellis jactentur. Atque haec labes successu temporis in abditiores etiam partes sese insinuat. Itaque non aspernanda fuerit cura haec, sed sedulo administranda. Sic enim quamplurimum partium salutem et non postremam decoris consequimur gratiam. Indicat autem haec res maximam superioris chirurgi negligentiam, quando, si is industriam suam in vulnere persanando comprobasset, neutiquam haec laesio vel non tanta obtigisset. Dum enim impense cicatrici student medici, minus animadvertunt ejusdem commoderantiam et venustatem, qui finis est peritioribus et meta, ad quam in actionibus suis contendunt. Nam si quid ipsa natura in conjungendis partibus molitur, omnis tamen unionis sive ratio sive decentia arti solum refertur accepta. Hoc nimirum artis est, naturae si recte agat obsequi, sin a tramite suo deflectat, coercere eam et corrigere. Itaque chirurgi optimi est, dum vulnera agglutinat, cicatrices quidem respicere, sed quam rectas et honestas. Quod si ii observassent, e quorum manibus aegri mutilati potius quam sanati elapsi sunt, utique jam scribendo haec nobis hoc negotii non dedissent. Sed quando et nos homines sumus, humaniter etiam haec vitia a nobis ferenda sunt. — Curabuntur autem cicatricosa curta, si, quae morbi causa est, et vel suspendit supernum labium, vel infernum detrahit, callum ipsum eximamus. Protinus ergo, pro agendi norma quantitatem ejus contempletur medicus, et quae illius natura sit atque substantia. Non enim minimum ad curationem interest nosse, si quid alte ad penitiores partes descendat, si in superficie haereat, habeatne insignem vel longitudinem vel latitudinem. Illud enim difficiliorem multo operationem ostendit, haec vero faciliorem. Sic durusne sit an tener, circumspicere oportet, quorum illud rebellem eum reddit et contumacem, hoc vero benignum et facile obsequentem. Hujus vero diversitatis ratio est et corporis sicca atque frigida intemperies nec non medicamentorum, quae vehementer astrinxerunt, usus immoderatior. Ubi igitur vel suspensum fuerit labium vel detractum, jam callum eximere oportet, atque si altior sit, altius etiam ferrum adigere: sin sublimis fuerit atque in superficie, levius: omnino autem radicitus totum excindere. Facienda est primum sectio, ut et aliquantisper sanas partes attingat, ab uno extremo calli ad alterum, fortiusque adigendum ferrum, nec ab opere desistendum, donec undiquaque ab eo jam exciso sanguis profluxerit, atque jam ad sanam carnem sese descendisse chirurgus conjectabitur. Videndum tamen, ne aliunde quam ab ipso callo promanet sanguis, atque nos ab opere desistamus immaturo quidem, nec morbo funditus deleto. Sedulo enim manibusque pedibusque in id eniti oportet, ne quid de callo resideat, sed ut penitus, nullis etiam vel apparentibus vestigiis, e medio tollatur, atque id, ut dixi, tum factum esse existimandum est, cum aeque ab omnibns, quae callo subjacent, partibus et liberalius sanguis eruperit. Illa ipsa die, simulatque opus perfecerit medicus, cruenta medicamina, qualia jam saepe a nobis tradita sunt, adhibere oportet, et mox sequenti die suppurantia. Ea tamen nobis cautio sit, ut labia in naturalem locum quamprimum transducamus, a quo vi calli in altum abrepta quamplurimum distabant. Quod si negligas, nec quicquam operando profeceris: aut si tardius id agas, neque sic aegrum adjuveris, cum nova caro occupaverit locum, atque quo minus descendat labium, non mediocriter prohibuerit. Quamprimum igitur manum adhibere oportet, et ad pristinas sedes reducere labium, atque sic quod de cura reliquum est absolvere. Quod ut agas, multoties implexum linteolum atque in pulvilli speciem efformatum medicamentis illis insternere oportet, atque sic vel attollere labium vel deprimere, ut nobis medendi ratio persuaserit, illudque fascia diligenter munire. — Mox, ubi septima transactta sit, sarcoticis tum et epuloticis agendum est. Requiritur et laminae plumbeae usus ejusque crassiusculae, in labii formam ductae et medicamentis impositae. In quo labii situ, ubi cicatricem traxerit, jam nihil, quod ad veram curationem spectat, a nobis praetermissum est. Condiscet enim suam custodire sedem labium, et novo hoc cicatricis callo imperata facere. Caeterum nolim quamprimum desistant aegri tam ab deligatione quam ab usu laminae. Metuere enim subinde oportet, ne callo in primis molliori et tandem indurato, in sese labrum redeat. Quapropter jam prodeunte cicatrice interdiu a lamina et deligatione abstinere poterit aeger, atque mox eam noctu recipere, et quanto liberior fuerit, eo arctiorem deligationem tum efficere. Sic gratiam labiis suam et calorem conciliabunt medici, non secus atque supra in traduce exornando fecerunt. Alioquin in re commoda non leve adesset incommodum. Nam labium ad mediocritatem reduxisse non exiguum est, at indecore hoc fecisse, id tandem detestandum est. Quid? quod multi venustatem, quam consequuntur, quam fructus, quos natura hisce membris destinavit, pluris aestimant. Sic plurimi specie potius boni quam ipso bono ducuntur. Elaborabit igitur medicus, ut non solum in integrum partes restituat, sed decentiam suam et formam, lenocinia vulgi, quantum poterit illis addat, non ingrato tam artis quam sui ipsius elogio.

Veruntamen hisce jam peractis jam tempus est, ut ad tertium curtorum labiorum genus, quod revera curtum est, et traducis subsidio perficitur, aliquando accedamus. Non opus autem est, ut hic inani loquacitate, quae supra hac de re in narium cura tradita sunt, nec minimo tum legentium taedio repetamus denuo, et, quod ajunt, actum agamus; sufficit ea dixisse, quae huic operationi proprie conveniunt. Si quid cum illa commune habet, inde petendum est. Quapropter praeposteram lectionem ii attentaverint, qui nullatenus perspectis et bene examinatis, quae antea diximus, huc statim concedunt. Nec id agimus, quod jam multis in more positum est, qui si quid apud eos reconditae disciplinae et experientiae depositum sit, invidia ne dicam an fraude id supprimunt, et quam possunt studiose occulunt. Sed hi neque aliis prodesse norunt, quorum gratia nati sunt, nec sibi ipsis consulunt, dum solidam ex benefactis gloriam et nunquam intermorituram parare nesciunt. Quid? quod haec illorum malitia nec abibit inulta. Nos (fatemur ingenue) nil quicquam, quod ad hunc locum sive alio spectat, subticemus, sed bona fide integreque agimus, huic tamen uni rei praecipue studemus, ne quid ad satietatem usque a nobis dicatur. Monemus vero amice, ut qui haec nostra, qualiacunque tandem, lecturi sint, ad labia reficienda non applicent animum, priusquam ea, quae de naribus diffuse satis et meo judicio aperte dicta sunt, evoluerint, cognoverint, periculum fecerint. Etenim eos nolim spe sua frustrari, et nos ab illis accusari non merito. Veruntamen illud a principio hujus operis nosse chirurgos volumus, ut si exiguum fuerit, quod labiis deficiat, ab operatione plane desistant. Non enim ea dignitas est rei, non ea utilitas, quae in naribus, quamvis parum sit, quod reficitur, est quam maxima: nec tam tuto et expedito id licet agere, ne qua vel intermoriendi prae parva mole traducis, vel quovis pacto ab fine aberrandi, suspicio ingruat. Quare ab operatione hac dehortentur aegros medici, aut ipsi, si aliter nequit fieri, hanc eandem velisque remisque defugiant. Sin vero excisa insigni portione mutilata nimis labia fuerint, alacri animo accedant jubeo, et quicquid operando possunt in medium afferant. — Convenit autem haec operatio in primis cum delineatione traducis, quae supra habita fuit, plane tota: atque partim, cum eundem educimus, scilicet ubi superius labium restituere oportet: partim vero hic dissentit, tum inferius resarcimus. Tum enim e contraria parte atque ad cubiti articulum, salvis interim supremis, exscindere propaginem necesse est. Porro exempto traduce eadem est penitus usque ad insitionem, quae in superioribus, curandi ratio. Illud tamen monuisse decet, ut in callum interiorem propaginis partem probe decoqui concedant. Plurimum enim et quae ab palato et ab gingivis humiditas profluit harum partium saluti obest. Initio incurvas acus recipit, suntque orae cum in cutaneo traduce tum in labiis paribus certe ac aequis intervallis distinguendae. Neque excindere oportet ab parente propaginem, usque dum probe coaluerit, et firmiter cum curtis adhaeserit, quod mediis aestatibus ante vigesimum quartum ab insitione diem infrequentius contingit, quanto minus per hyemem, cui majus, quam quod jam praescripsimus, pro unione facienda spacium concedi opus est. Infidelis enim est insitio ob ingentem redundantis hoc in loco uliginis copiam. — Conformationis ea cura sit, quam labii substantia nobis praescripserit. Hanc deligatio maximopere juvabit, quam supra aures deferri oportet, dum superiori labro incumbimus, aut subter eas, ubi quod infra est, reficimus, aut in utrisque bicipiti fascia, mox ubi ab labiis discesserit, divisa, et hinc inde per aures ad occiput devincta. Nec plumbeam laminam assumpsisse oberit, caeteraque usurpasse, quae pro adornandis naribus non inutilia esse diximus. His enim nitorem membris et pristinam restituimus elegantiam. Haec itaque sunt, quae pro labiorum curatione ex usu esse cogitavimus. Non enim majorem vel verborum vel rerum apparatum ipsa operis materies exposcit (nam singula ex narium refectione liquent), et si quid est, quod operam nostram desiderare videatur, nempe cum et labia, quae simul cicatricosa et vere curta sint, quandoque nobis obviam fiant, non opus est hic pluribus et mihi molestiae esse et vobis oneri, cum omnis agendi ratio ex simplicibus ante cognitis, cum hoc morbi genus complicatum sit, et jam luculenter, ut existimo, enarratis haud difficulter eruatur. Non enim compositum est praeter simplicia, nec totum praeter suas partes. Quae uti si apponas, et simplicia et partes conjungas, compositum exinde et totum efficias, sic cognita tam essentia mali quam recta medendi ratione labiorum curtorum, et quae singillatim cicatricosa sunt, facile etiam quae ex his connexa sunt, curta nimirum cicatricosa et rite cognoveris et recte curaveris.

Capitulum vigesimum.

De curtarum aurium chirurgia.

Extrema linea hujus chirurgici operis ducenda est, videturque jam praetervectis Acroceraunniis scopulis, et superatis voracissimis Syrtium vadis, jam cymba nostra feliciter portum capere. Jam enim explicatis iis, quae ad narium refectionem spectant et labiorum, rem certe difficilem, operosam, magnis incommodis plenam, ubi facile quis impingere, et operae suae naufragium possit facere, en ad finem laboris nostri videmur tendere, sumusque extremam huic operi manum imposituri, ubi hanc de curtis auribus medendi rationem absolverimus. Hujus summa est in traduce depromendo, inserendo, curando, efformando. Caeterum non e brachio, ut in superioribus, sed ex regione post auriculam proxima, quemadmodum praecedenti libro admonuimus, propaginem petimus. Qua in re, ut et in quamplurimis aliis, ab reliquorum operationibus et multis quidem parasangis hoc opus distat. Non enim tanta cura, quae est in caeteris, tanta industria, per tantum temporis spatium delineare traducem, curare, educere, mox, antequam inseratur, reparare denuo convenit, sed hoc quicquid est negotii, uno fere momento perficitur, et totus quantuscunque est cutaneus tradux, simulatque prima lineamenta ejusdem ducta sint, quamprimum eximitur, et auribus curtis connectitur. Suadet autem nobis hoc operis compendium tam sedes ipsius traducis, unde educitur, quam ipsius quantitas, et quae haec consequuntur symptomata. Cum enim per locum, ex quo tradux exciuditur, insignis quidam arteriae ramus perreptet, quem velis nolis oportet incidere, utique non ita prompte periculi magnitudinem aspicere, et quae conveniant remedia afferre licet, nisi delineato eo et simul exempto, detecta vulneris area universa oculis pateat. Quam enim periculosum sit, arteriam saltem violari, quanto opere et difficultate ruentem ex ea sanguinem prohibeamus, jam omnibus manifestum est; at quanto incommodiora singula fuerint, dum totam, ut hoc in loco usu venit, et tam ingentem repente discindimus? Secus vero in traduce brachio fiebat, ubi vel nullum vas laedebatur, aut si quando sic contingebat, tenue quoddam et angustum, et quod exiguum nobis facessebat negotii. Non licet ergo occurrere malo huic, nec periculi magnitudinem explorare, nisi et una opera delineemus atque exscindamus traducem. Nam quod nonnullis opportunum forsitan videtur, ut quod in aliis factitatum, per vulneris cava subter propaginem imponi medicamenta possint, neque hic locum habet. Tantopere enim cranio cutis eo loci adhaeret, tam obnixe id complectitur, ut absque summo cruciatu divellere eam nequeas, quantopere adnitaris, nec usque adeo tuto. Hinc enim dirae inflammationes oboriuntur, recrudescit sanguinis fluxus, quem difficulter cohibeas, atteruntur magis quae subjacent partes, et diu multumque est, ex quo plaga illa sanari nequeat. Non igitur sensim et per tanta dierum interstitia, quod in narium et labiorum cura fit, hic opus est progredi, sed simulatque traducem delinees, mox excindes, et curtis partibus conglutines. Non enim mediocre hinc capimus commodum, quod quamprimum ab molestiis convalescat tradux, et gemino lactatus ubere insigne robur acquirat. Unde nec decrescere potest, et operis spem evertere. Quod quam facile sit, quam in proclivi, et ipsius et partium, quibus incubat essentia quae frigida est, tot perpessa incommoda et ipsius inde moles, quae perexigua est, argumentis efficacissimis nobis demonstrant. Si enim tradux, qui in brachio est, hanc labem nequit effugere, pars adeo insignis et carnea, tanto calore et sanguine, per tot et tam amplos rivulos perfusa, tanto obsequio enutrita, quid pusillam hanc atque exanguem, cui ab angusto et ipso arido loco nutrimentum accedit, tanta vi convulneratam non perpeti credamus? Certe metus est, ne vel nimis decrescat, et tota in nihilum abeat. Hoc fieri nequit, si quamprimum ac exempta est, et auribus connexa, oppositis finibus expansa quasi suspenditur, et quoniam tam infra quam supra sanguis accedit, uberrime enutritur. — Cum itaque una opera et delineare et eximere et inserere traducem necesse sit, jam agite opus ipsum aggrediamur. Caeterum cultros, acus, lina, ovorum albumina, quae sang. draconis, bolo Armen., terra sigill. permisceantur, stuppeosque orbiculos paratos esse decet. Atque haec supra nobis descripta sunt. Duo tantum huic rei propria sunt, alterum gossypium ustulatum, altera quae recte huic negotio conveniat fascia. Gossypio ad sanguinis eruptionem, quae violentissima est, arteria jam incisa utimur. Nihil est quod hunc magis cohibeat. Fasciae substantia tenuis sit, aequalis, lata quinos digitos, sesquicubitum vero longa. Haec ab vertice ad aurem demittitur, unde abducta subter gulam ad appositam aurem, atque hinc supra verticem effertur, et tum altero extremorum nodo connectitur. Hujus fasciae partes duae sunt, basis nimirum et illius ductus. Basim eam intelligimus partem integram, totam, quae ab radice alterius auris infima per gulam ad alteram aurem infra circumducitur. Hoc spacium totum continuum est, nec quovis modo discinditur. Ductus eos appellamus, qui hinc ab aurium radicibus in verticem excurrunt. Hi ex utroque latere ad auris longitudinem vel paulo ultra in duas partes finduntur, quarum illa, quae ad faciem vergit, antica, quae vero ad cervicem, postica dicitur. Quadrifidi igitur hi ductus sunt, utrinque bifidi: hic quidem, qui retro est, ut medicamentis et curationi inserviat: ille vero, ut alteri subsidium afferat, et deligationem stabiliat. — Circa tria vero potissimum vertitur haec operatio, nimirum circa traducis exemptionem, insitionem et jam insiti curationem. Ejus magnitudinem mutilatae aures indicant. Initium statuatur ab linea auris curtae, nempe ab extrema ora, quae laesionem perpessa est. Ducatur itaque in posticam partem eamque depilem auris, ac capiti applicetur; mox atramento ducatur linea *ab*[1]), quae auris latitudinem comprehendat. Hujus *a* faciem respiciat et meatum auditorium, locum, ex quo velut ab radice auris exoritur: *b* vero in occiput ad extremum usque detruncatae partis feratur. Ab hoc linea incurva ad auris proportionem ducenda est *cd*, et hinc reflectenda ad *e*, ad eam auris sedem, qua lobus egreditur. Quicquid autem intra spacium *ab*, rectam, et *cde*, arcum, continebitur, ad desideratae auris restitutionem erit quam aptissimum. Hoc tamen chirurgos admonitos esse volumus, ne coaequalem extremis auriculis *ab* ducant lineam, sed paulo sublimius. Etenim addendum est aliquid ad quantitatem supra, quod adimitur, cum aurem pro insitione adradimus. Nec ut alias in liberaliori traducis eductione quicquam peccamus. Quapropter lineam ducere oportet et atramento designare illa paulo supe-

[1]) Literulae sequentes in iconibus non inveniuntur; ingenio tantum ut succurrerent, apposuit auctor. T.

riorem, et eam caeteris adjungere. Ad hanc normam educere traducem convenit, in quo eaedem plane, quae in aliis, partes sunt, nempe quae inseritur *ab*, ejus sinus sive corpus *cd*, et tandem *e* basis atque radix traducis. Primum autem exempturus traducem chirurgus ante omnia insititium educat, lineam nempe illam *ab*, et ad periosteon usque ferrum adigat. Hoc tamen illaesum servare summa ope adniti oportet. Mox per lineam *cd* feratur, et usque ad *e*, ad radicem nimirum traducis, sectionem promoveat. Hic subsistat velim, et una coercendo sanguini cum ministro incumbat. Non enim potest, discissa penitus arteria, non quam vehementer sanguis erumpere, et nisi cohibeatur, ad extremam vitae perniciem adducere. Quare simulatque impetuose efferri coeperit, statim digitum extremum imponat minister, et arteriam valide comprimat, addatque sensim ustulati gossypii partes, quo uno praesidio perbelle sanguis sistitur, ut neque guttula ejus denuo exiliat. Porro apprehenso ad insititium apice, eoque blandius suspenso, jam ab subjectis partibus avellere traducem chirurgus conabitur. Hujus manum sequatur minister, et sub iis stuppas ovi aquato insuccatas imponat sensim et comprimat. Ille sectionem promoveat, quousque totum propaginem ab substratis corporibus liberaverit. Hic vero aream patefactam denuo stuppis muniat, ac diligenti compressione custodiat. — Interea chirurgus feriet aurem curtam, et acutissimo ferro ad extremam ejus oram callum detrahet, cavens ne cartilaginem dilaceret. Quo latius autem pars ea excoriabitur, eo citius cum traduce conglutinabitur atque firmius. Nec negligere illud oportet, ut, quantum fieri poterit, ad rectam lineam ducatur sectio. Caveat proinde ut aequaliter per omnes partes callum removeat, ne quid integri subsistat, et unionem cum traduce praepediat. Itaque subinde plagam exterget, et ne quid ferri aciem effugiat, caute circumspiciet. Hoc factum esse cognoverit, cum undique et aequaliter e plaga sanguis promanabit. Tum vero traducem adducere convenit, et suturis cum auribus connectere. Has aurium figura reget, et qua vel depressa est vel excelsa, designandae et affigendae sunt. Id autem non solum ad coalitum confert maxime, sed multo magis ad auris novae conformationem, dum cartilagini annexus tradux, illabente desuper virtute, gyros eos et aurium flexus non inscite discit aemulari. Attestatur hoc monachus quidam ex familia D. Benedicti, cui media auriculae pars eaque inferior tam eleganter, tam venuste restituta fuit, ut id et nostrum et aliorum, qui astabant, captum excederet. Cum itaque totius conformationis summa in suturis, ut recte fiant, vertatur, quam poterit diligentissime tractandae sunt. Principium consuendi non ab helice extrema, sed ab interna concha, et ubi cutis a capite assurgit, oportet ducere. Hic prima sutura figenda est. Certius enim sic caetera suturarum spacia librabimus. Nec licet tam ad amussim cum traduce curta aequare, quin ubi internam auris regionem diverteris, semper vel abundet quid vel deficiat. Econtra si ibi suturas occeperis, eas ad extremum usque aequaliter perduces, et si quid praeterea redundet, absque damno rescindes. Suturarum numerum non licet statuere, sed eas aurium moles definiet. Caetera quae ad suendi rationem spectant, e narium cura petenda sunt. Haec ubi peregerit, jam meatum auditus bombyce oppleat, mox stuppam suturis imponat, ad aream aurem reclinet, et fascia curiosissime devinciat. Caeterum hisce sic perfectis, jam videndum, ne vel ob praecisam arteriam vel adeo ob plagae totius amplitudinem caput et partes illae inflammentur. Itaque et recta victus ratione et praesidiis, qui humores avertant, hoc malum declinabimus. Hujus census linteola sunt posca madentia et collo circumplexa. Ea permutari subinde decet, ne calorem concipiant, quod munus ministro delegabitur. Caveant a somno aegri duabus post operationem saltem horis, quo interim spacio humores ad caput confluxuros leniter avertimus. Frictiones sub crepusculo ex usu sunt singulis quibusque diebus usque in quartam. Quiescet demum aegrotus ac in oppositum latus decumbat, sibique silentium imponat. Victus in quartum usque parcus esse debet et sorbilis, ne maxillas movere cogamur. Talis fuerit sorbitio ex ptisana, ex oryza, quibus incoquantur acetosae semina et plantaginis. Potus liberalior circumcidendus est, ne dilutior paulo sanguis atque serosior in affectam sedem illabatur. Huic peraccommoda est aqua oxalidis vel plantaginis vel hordeaca ex zuccaro, in qua ejusdem oxalidis semina ebullierint, et malorum Punicorum succo. Ventrem vero alternis diebus eluere oportet, et omnium commodissime clysmis. Nec earum animum curae angant, aut si quid tale est affectuum, quo vires corporeae contabescunt. Somni et vigiliarum adsit moderatio, quae potissimum cerebri arcem concutiunt. Vitandus est somnus immodicus, ac statim a prandio vel coena; unde exhalantibus e ventriculo vaporibus oppletur cerebrum, et si quae affuerit colluvies, ad traducem confertim illabitur. Nec usque adeo vigiles esse decet, ne et hinc depravatis coctionibus quid mali occipiat. Medium tenere, utique tutissimum est. Sub tertiae vero diei vel initium vel finem, ut commodum unicuique videbitur, jam vulnus detegi, et stuppas removeri contingit. Neque id ob sanguinis metum prius licuit, quam caruncula ad arteriae extremum adnata interim velut obice vel cuneo quodam objecto cohibet, et quod tum nova sanie, quae e vulnere promanat, stuppae madescant, atque hinc multo promptius operantis manum sequantur. His exemptis, jam propaginis et simul areae cura incumbit medico. Hanc suppurantibus tractare decet ad decimum quartum usque et iisdem plane, quae supra attulimus. Illam autem exiccare sedulo, cum in ipso coalitu, tum aversam, qua vulnus adest, quam partem totam in callum decoqui necessum est. Sed neque diversis praesidiis ab illis, quae alias retulimus, et hoc in loco utimur. Unum illud monemus, ut foramina suturarum insperso pulvere curentur sedulo, quae alias non tam prompte sanescere et oppleri carne consueverant. Eo autem ordine, quo supra diximus, removeri funiculos oportet, atque intra hebdomadae spacium. Nam si ultra concesseris, neque sic quicquam profeceris. Illud autem hujus loci peculiare est, ut simulatque partes illae coalueriut invicem, reclinatam prius aurem, in sedem suam transducamus, adeo ut extet, et simul auris positum servare tradux condiscat. Hujus rei gratia pulvillum inter aream et aurem subjicere oportet, et longitudine et latitudine auri penitus aequalem, ea mole, ut quod interjacet spacium, complectatur totum, atque ut utrasque tam aream quam aurem hinc inde apprehendat. Erit itaque illius forma instar cunei, cujus pars acutissima et inferior radicem auris, superior atque latior extrema auris et areae, latera vero auris convexum et areae planum munient. Hunc alteri fasciae ductui, qui retro est, connectere oportet. Sic neque mutabit, neque unquam elabetur. Praestiterit autem quamplures adesse fascias et pulvillos inter se, ut jam ajebam, connexos, exiccandi gratia. Quae enim siccescunt, sanitati proxima sunt. Noverint tamen chirurgi velim, in recta pulvillorum effiguratione et accommodata maximam cum curandarum aurium tum efformandarum partem sitam esse, quorum longe dispar ratio est, quam quae fuit in naribus, et quibus vel minimum ex arte et decoris et elegantiae accedit. Illic enim plurimum intererat, quo pacto jam insitum traducem incideres, effingeres, curares: hic nihil fere horum opus est, sed, si quid possumus efficere, et faciendis suturis atque hac una pulvillorum opera praestamus: caetera naturae mandanda sunt. Omne tamen studium eo convertant medici, ut carnem mollem, quae ab area excrescit reprimant et absumant, ut cicatrice quam fieri possit honestissima locum eum obducant, et praecipue ad radicem traducis, quae partes, usque quo sanentur, longam certe et difficilem moram extrahunt. Quantum porro ad medicamentorum rationem spectat, et quo tempore commutanda sint, et quae sint symptomata quaeque eorum cura, haudquaquam diversa sunt ab iis, quae de naribus habuimus, sed plane eadem. Illuc igitur relegamus chirurgos, inde farraginem petent medicamentorum, ea et praecepta et rationem continent, quibus manuducti et aures reficimus, et pristinae sanitati restituimus.

Atque haec fere sunt, quae pro curtis restituendis in gratiam aetatis nostrae et posteritatis utilitatem dixisse voluimus. In quibus si quid diligens lector et acutus desiderarit, si quid obscurius aut non adeo proprie, si quid non perpetuo ordine et orationis filo dictum esse perspexerit, non atro stylo notet velim. Sedulo enim adnisi sumus, ut quanto posset perspicue et significanter, quam ordinate et proprie rem omnem explicaremus. Atque non adeo id nobis imputandum est, quam ingenii nostri tenuitati, cujus non ipsi sumus artifices, summisque curis, quibus distrahimur, atque quod non eadem sors est hodierni diei, quae hesterni fuit. Aliquando enim interiores, aliquando remissiores ad opus accedimus: quandoque bene meditamur, quandoque aegre: solent nonnunquam verba non vocata ultro accurrere, nonnunquam in ipsa penna subsistunt, et difficulter ac quasi balbutiendo exprimuntur. Nil enim est humano ingenio inconstantius; levi aura concutitur, levi momento impellitur, atque ut summa volubilitate coeli status immutatur, et nunc pluit, nunc serenat, nunc ventus est, sic in nobis nihil perenne est, sed mox alacres, mox moesti, jam leves, jam velut statuae immobiles, jam ad actiones prompti, jam inertes reddimur, et cum Proteo illo poëtico sive cum chamaeleonte in varias et plane disparatas facies quotidie, quin una hora transmutamur. Non igitur mirum, si quod hominibus doctissimis et longe peritissimis quandoque usu venit (nam quandoque bonus, ut ajunt, dormitat Homerus), itidem nobis accidat, et non desint, quibus nostra mutila, inculta et perturbata videantur. Illud tamen ingenue testamur, nos nihil, quod ad rem spectat, vel omisisse vel suppresisse, velimque hac parte mihi palmam dari, et a nullo accusari. Non enim hoc agere viros probos decet et candidos. Si qui autem fuerint, quibus hae vigiliae nostrae profuerint, iis utantur concedo: caeteri ne aspernentur nec irrideant, sed boni faciant, obnixe rogo.

EXPLICATIO TABULARUM.

T a b u l a I.

Fig. 1. Forceps pro delineatione breviori propaginis: propter arcum bicipitem *II* forceps biceps vocatur. *αα* labium inferius, *oo* labium superius, *DD* intervallum labiorum (linea). *E* annulus, quo manubria serratum *KLG* et annulatum *FHF* continentur

Fig. 2. 3. cultri pro delineatione breviori. *BQ* manubria, *C* acies.

Fig. 5. Forceps pro delineatione longiori propaginis: propter arcum tricipitem *EEE* forceps triceps vocatur. *ee* labium inferius, *CC* labium superius, *DD* linea, cetera prioribus aequalia sunt.

Fig. 4. 6. cultri prioribus paulo majores et delineationi longiori idonei. *BT* manubria, *R* acies. [Usus forcipum et cultrorum narratur pag. 258].

Fig. 7. *AABB* locum traducis promendi, *C* curtum nasum demonstrant [pag. 117].

Fig. 8. *EE* narium curtarum conspectus ex adverso. *AG* cutis propago delineata et linteo *BE* sublevata. *CD* superiorem, *HQ* inferiorem partem significant. [pag. 297].

T a b u l a II.

Fig. 1. *GDH* propago educta, *G* radix, *D* corpus, *H* apex ejus [pag. 29?], *ABEF* area est. [pag. 290].

Fig. 2. 3. 4. Acus trigonae pellionum pro insitione. *BBB* fila. [pag. 321, 322].

Fig. 5. Vestitus insititius. *HKLN* cucullus, *CC* foramen pro aure dextra, *A* segmentum pro facie. *MMDD* thorax, *EE* foramen pro brachio dextro, *F* vincula. *GG* feminalia. [pag. 328].

Fig. 6. Fasciae pro deligando brachio. $\alpha\varepsilon\omega$ fascia regia, *G* f. brachialis, *LFL* f. cubitalis, εH f. pectoralis, *CLH* f. axillaris, *L* foramina funiculorum. [pag. 329 sqq.].

Tabula III.

Fig. 1. Deligatio brachii a dextro latere conspecta. *IL* tradux, *NY* area deligata, $\alpha\varepsilon\omega$ fascia regia, *DD* f. cubitalis, *CC* f. pectoralis, *M* f. brachialis, *BB* f. axillaris, *OO* cucullus, *NN* ejus foramen auriculare, *GG* thorax, *HH* ejus per vincula conjunctio, *AA* funiculi quibus fasciae continentur. [pag. 336].

Fig. 5. Ejusdem deligationis facies sinistra. *F* cucullus, *H* thorax, $\alpha\varepsilon\omega$ f. regia, *E* f. brachialis, *G* f. axillaris, *A* f. cubitalis, *CD* tradux, *G* area deligata.

Fig. 6. Tradux rescissus. [pag. 377].

Fig. 7. Nasi post resectum traducem deligatio. *A* fasciae basis, *BC* finis dexter fissus, *DO* conjunctio finium in nodos. [pag. 376].

Fig. 2. Forceps columnaris. *TAS* laminae clausae, *BB* arcus, *VCD* manubrium serratum, *EFN* manubrium annulatum. [pag. 397].

Fig. 3. 4. Cultri pro excorianda columna. *GO* acies, *HO* manubria.

Fig. 8. 9. Acus incurvae. *L* acus, *N* filum. [pag. 396].

Tabula IV.

Fig. 1. vide pag. 345.

Fig. 1 a. 2. 3. 4. Tubuli ad formandas nares. *A* pars longior, superior, quae nasum, *T* brevior, quae maxillam tangit, *G* partes laterales, *W* cavum ad caput, *S* cavum ad apicem tubuli, *D* caput acuminatum, e margo, qui globulum et alas complectitur. [pag. 403].

Fig. 5. Culter myrthiformis ad formandas nares. *E* acies, *G* manubrium. [pag. 393].

Fig. 6. Culter olivaris ad usum eundem. *F* acies, *H* manubrium. [psg. 393].

Fig. 7. 8. 9. Tectoria nasi. *B* apex, *C* dorsum, *ω* globulus, *α* columna, *ε* alae, *H* latera, *D* annulus superior pro deligatione superiori, *E* annulus centralis pro deligatione regia, *F* annulus lateralis pro del. regia et catholica, *KO* et *KP* funiculi deligationis superioris, *L* funiculi del. regiae, *KS* et *KT* funiculi del. catholicae. [pag. 404 sqq.].

Fig. 10. *BC* nares insitae. *E* cicatrix areae.

Fig. 11. *C* labium superius curtum. *CAD* tradux pro restaurando labio, *C* apex, *A* corpus, *D* radix, *B* area.

Tabula V.

Fig. 1. Tradux labio superiori curto insitus et deligatio brachii. *F* tradux, *N* locus insitionis, *G* area. Deligationis eadem ratio est atque in narium insitione. [pag. 422].

Fig. 2. *A* labium inferius curtum. *C* area, *DBE* tradux.

Fig. 3. Tradux labio inferiori curto insitus et brachii deligatio. *F* tradux, *C* locus insitionis, *E* area. [pag. 423].

Fig. 4. Fascia deligans labium superius. *A* basis fasciae, *B* ductus superior, *C* ductus inferior, *E* nodus superioris, *F* inferioris. [pag. 423].

Fig. 5. Fascia labium inferius deligans uno ductu *D*. [pag. 423].

Fig. 6. *G* labium inferius restauratum.

Tabula VI.

Fig. 1. *H* labium superius restauratum.

Fig. 2. *A* auris pars superior curta.

Fig. 3. *B* auris pars inferior curta.

Fig. 4. Deligatio auris insitae. *O* fasciae basis, *DG* ductus anterior, *EF* ductus posterior, *C* auris insita. [pag. 431].

Fig. 5. *A* area, *B* auris pars superior insita,

Fig. 6. *D* area, *C* auris pars inferior insita.

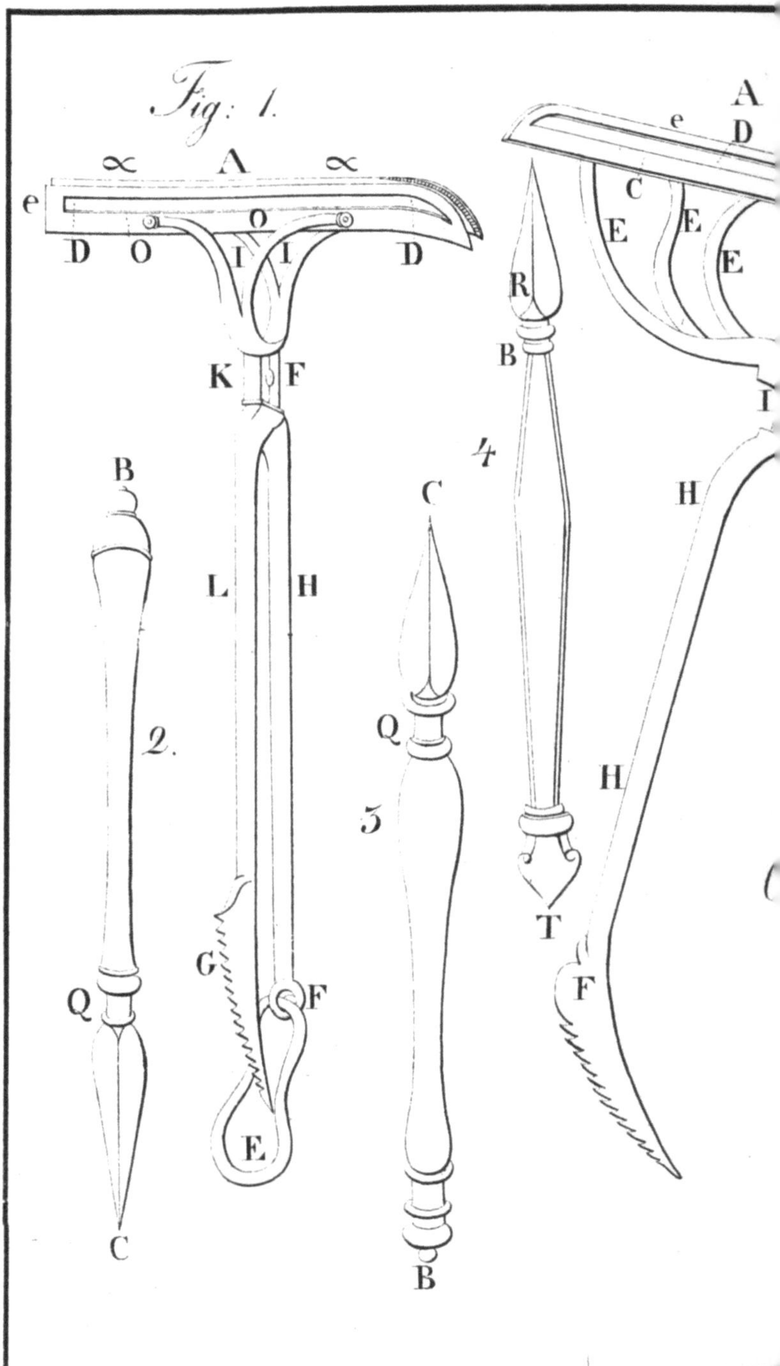

Fig: 1.
A
e
D
O
o
I
I
K
F
L
H
G
F
E
B
2.
Q
C
C
Q
3
B
4
R
B
T
A
e
D
C
E
E
E
I
H
H
F

TAF. I.

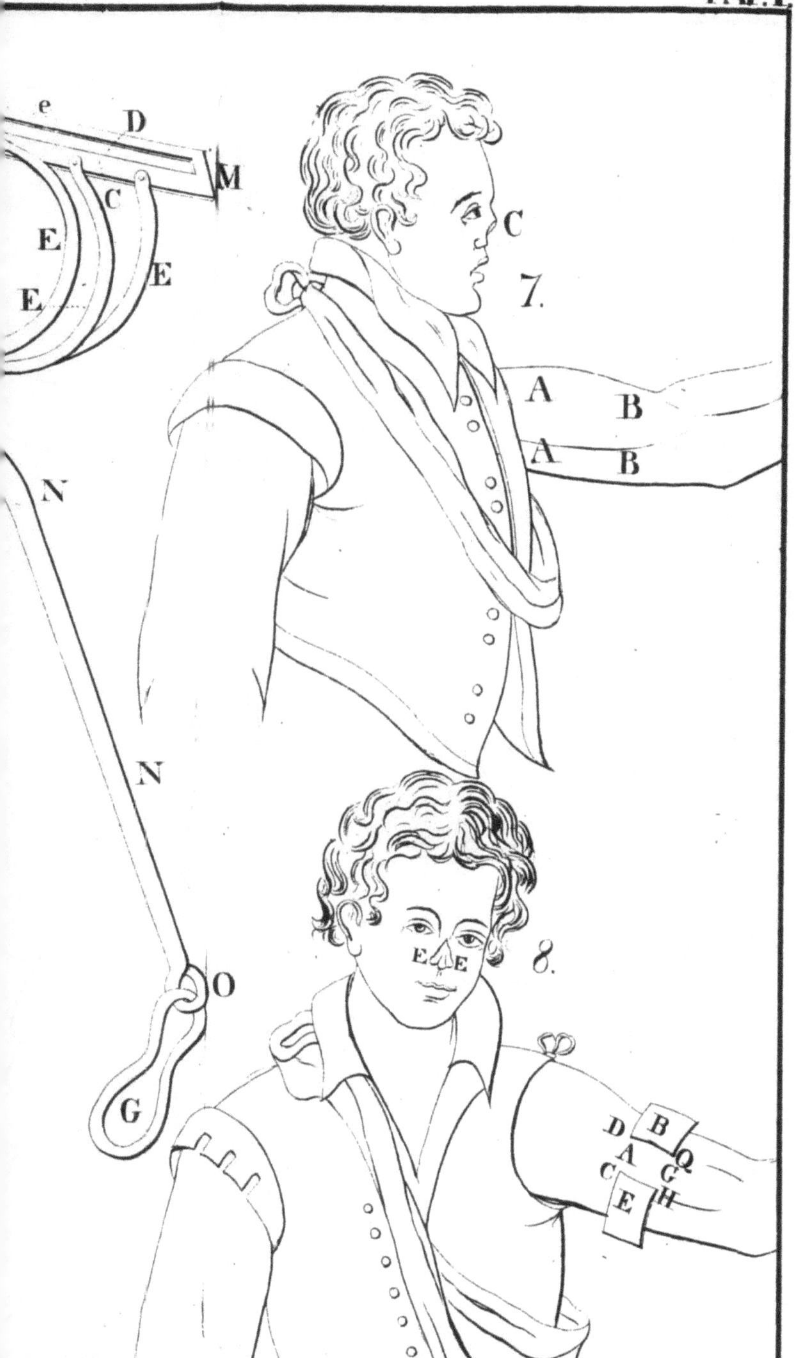

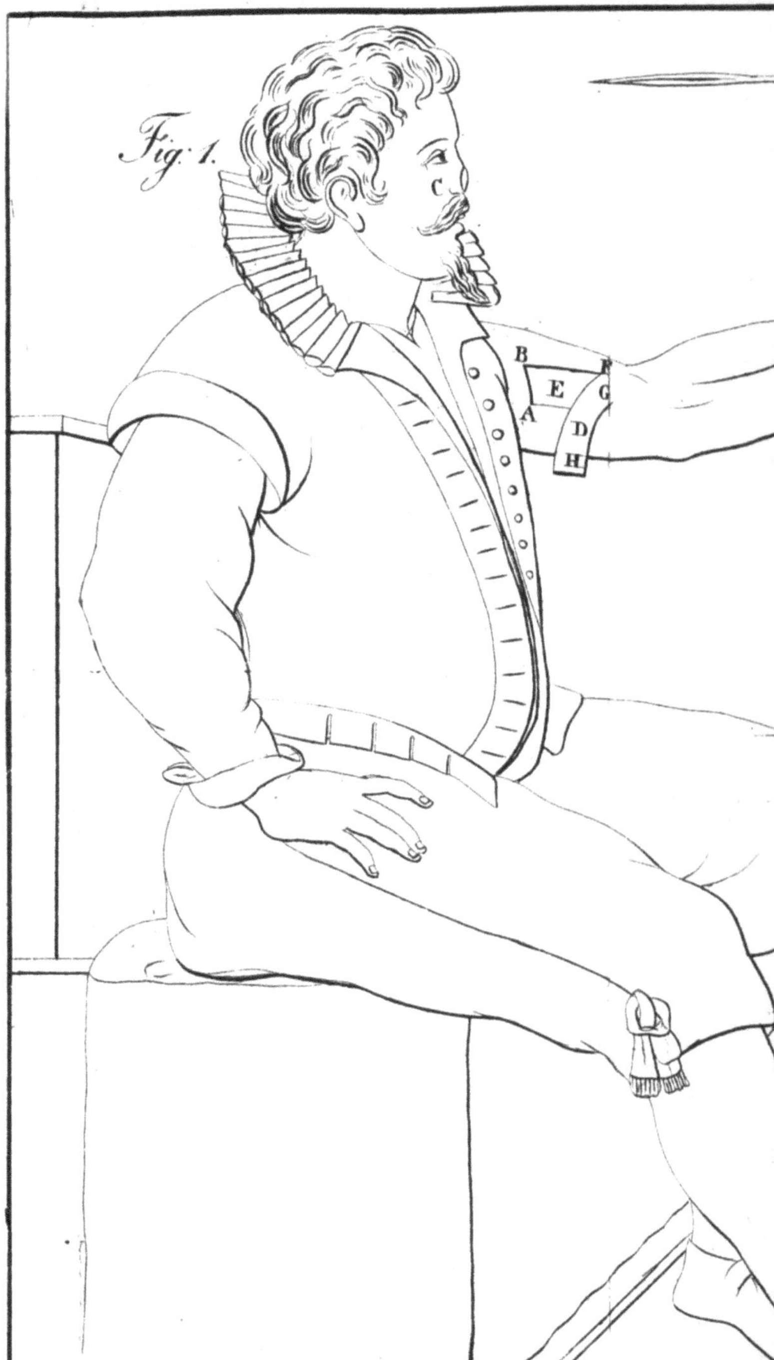
Fig. 1.
C
B
E
A
F
G
D
H

TAF. II.

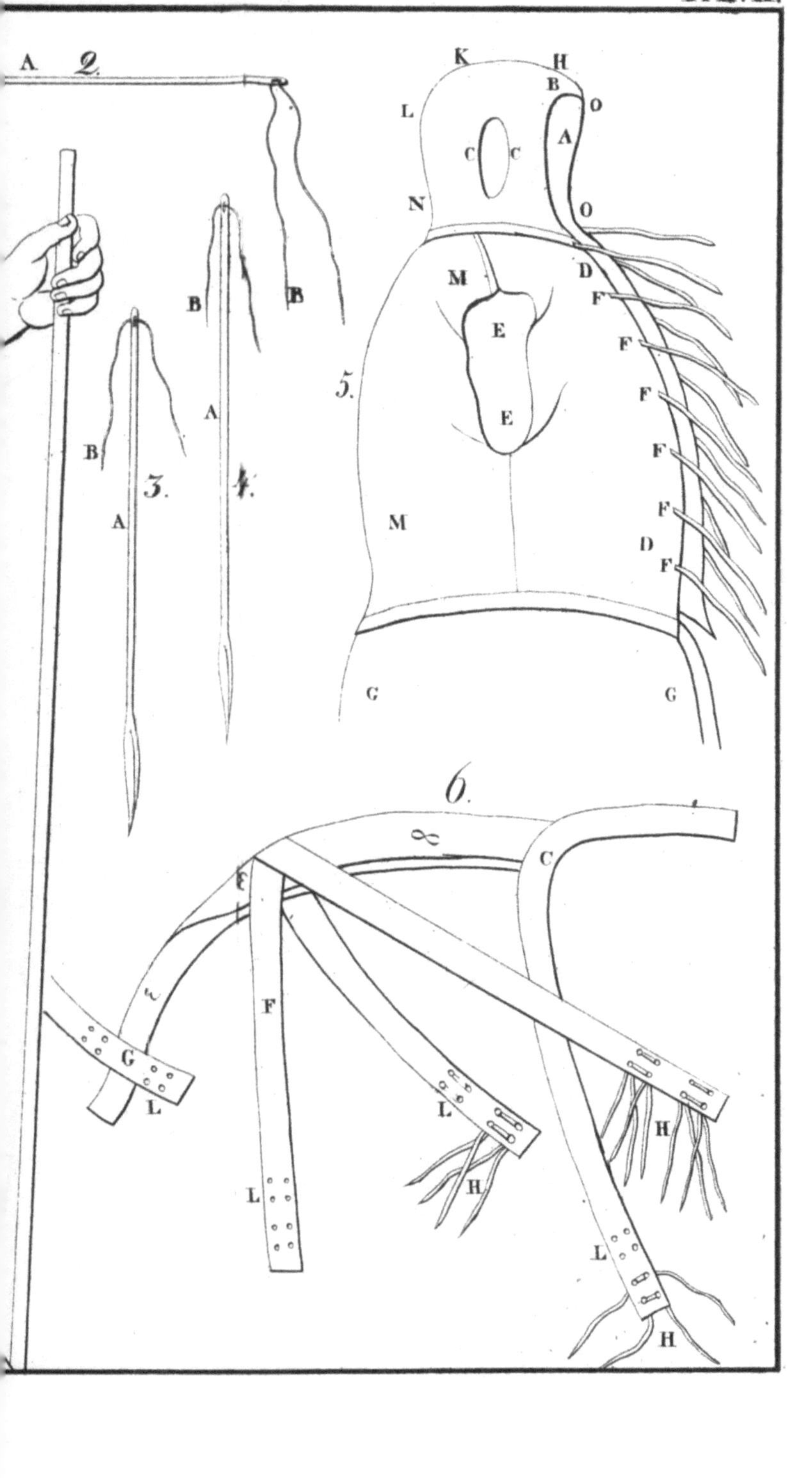

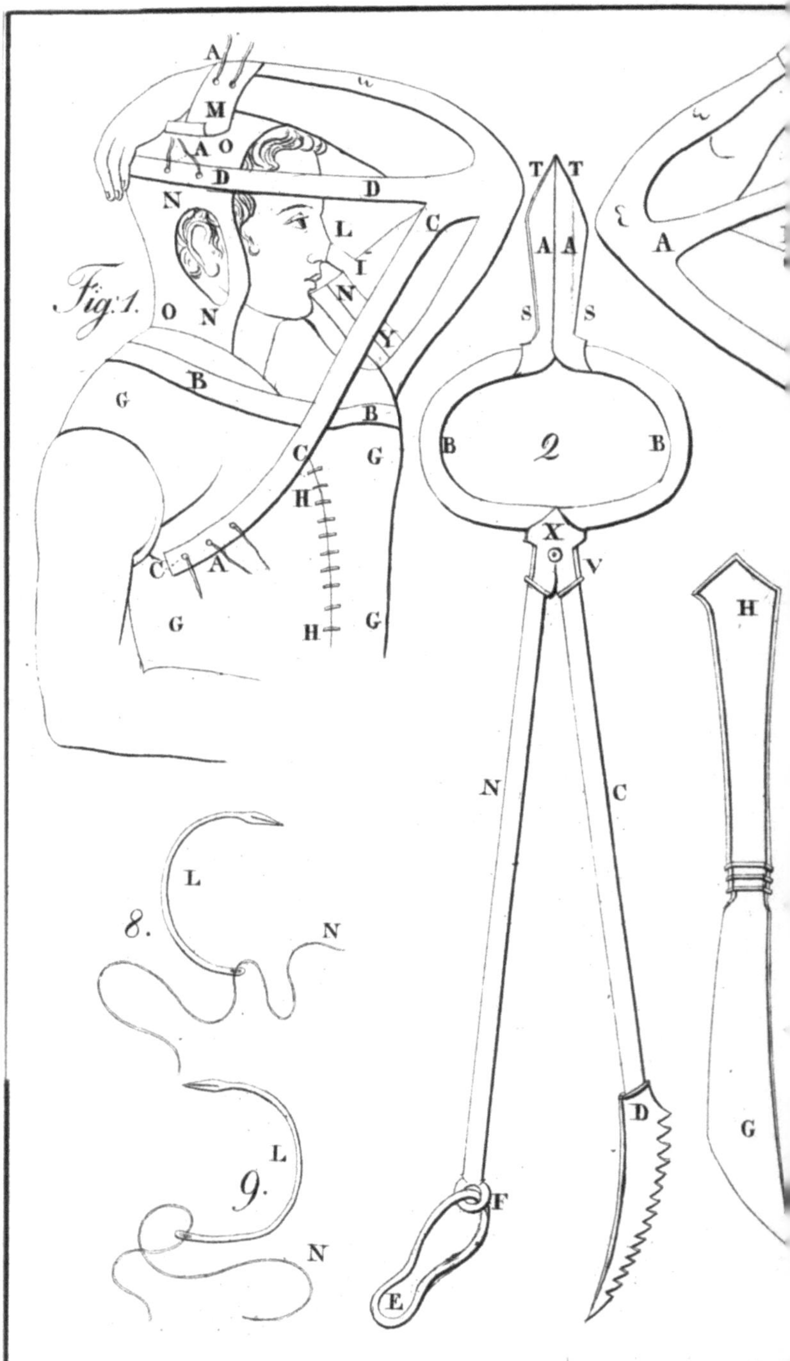

Fig. 1.
A
M
A O
D
D
N
L
C
I
N
O N
Y
B
G
B
C
G
H
C A
G
H
G
T T
A A
S S
B
2
B
X
V
N
C
D
F
E
A
H
G
L
8.
N
L
9.
N

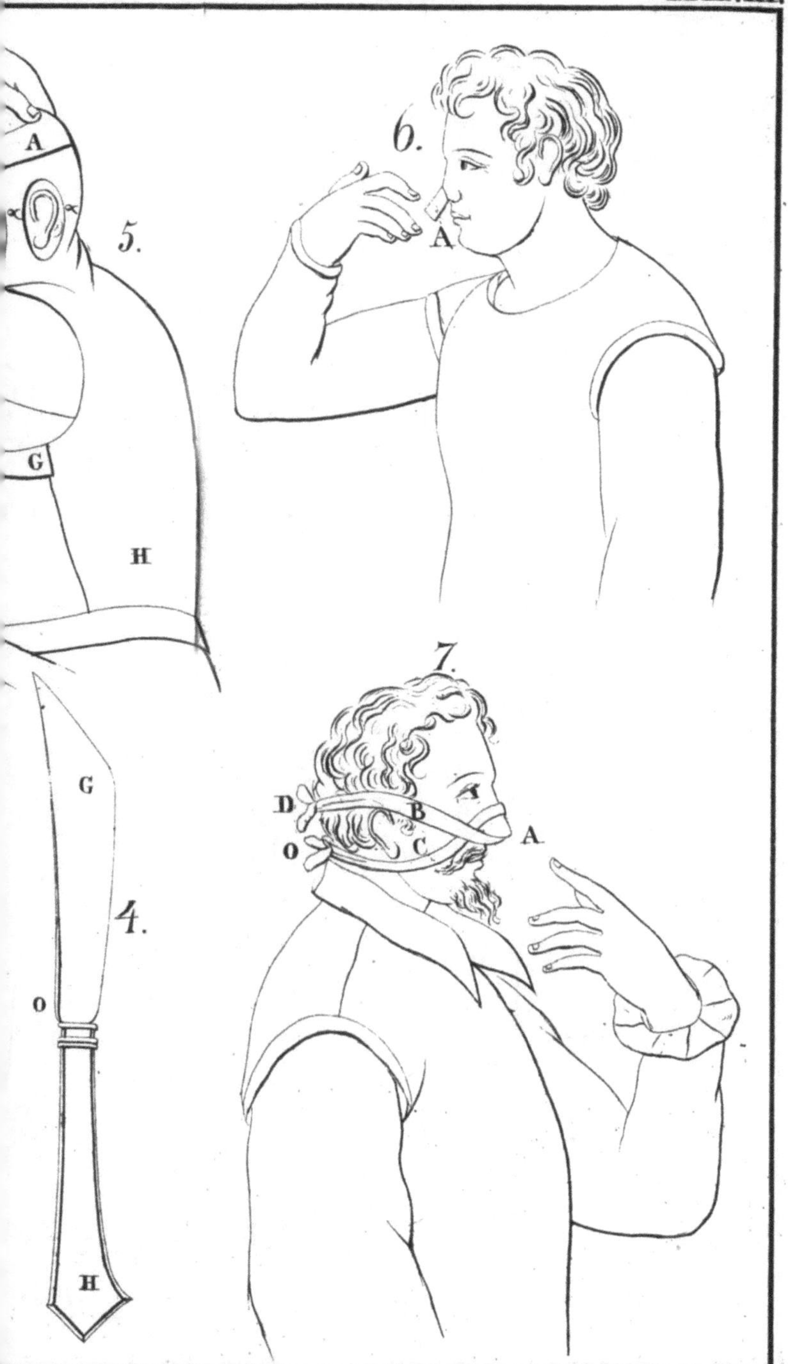
A
5.
G
H
G
4.
O
H
6.
A
7.
D
B
A
O
C

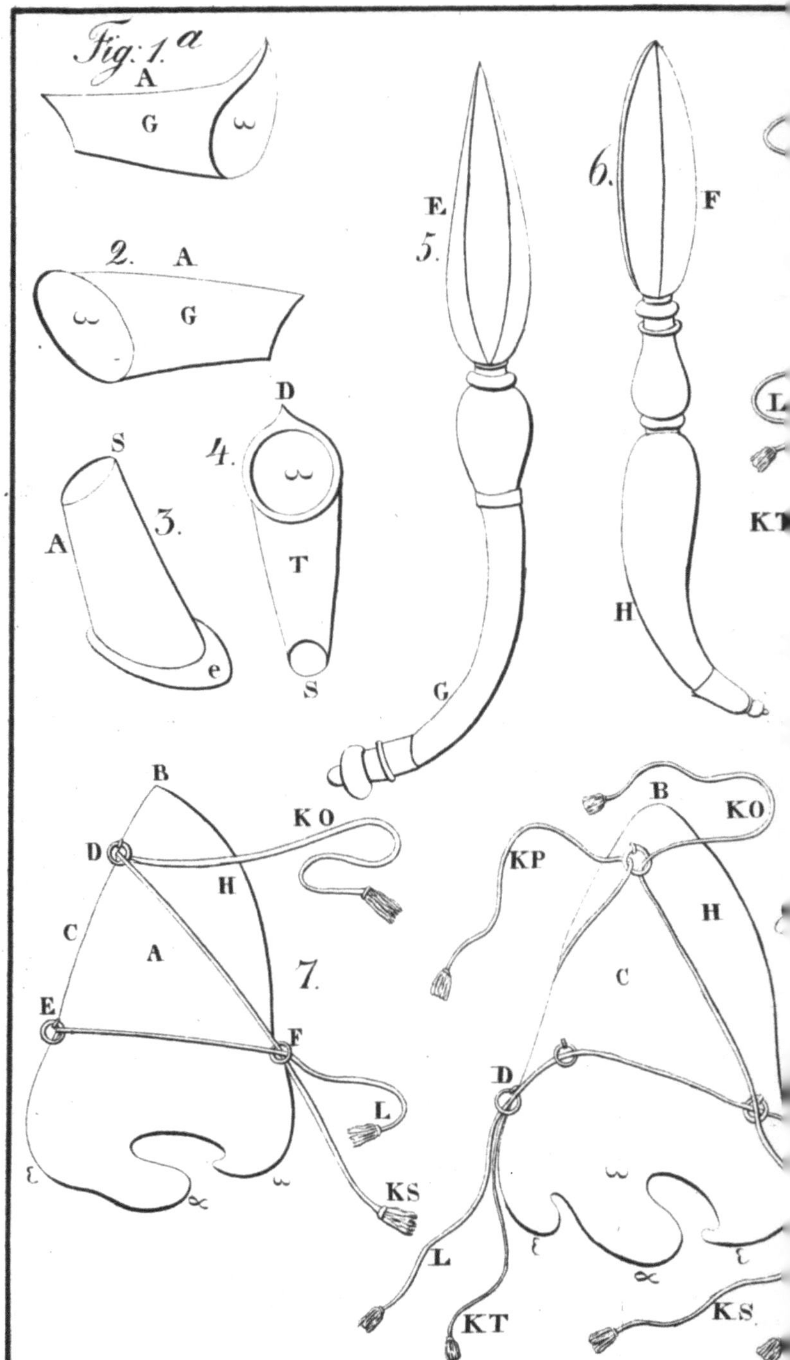
Fig: 1. a
A
G
2.
3.
4.
5.
6.
7.
B
D
C
E
F
H
KO
KP
L
KS
KT
S
T
e

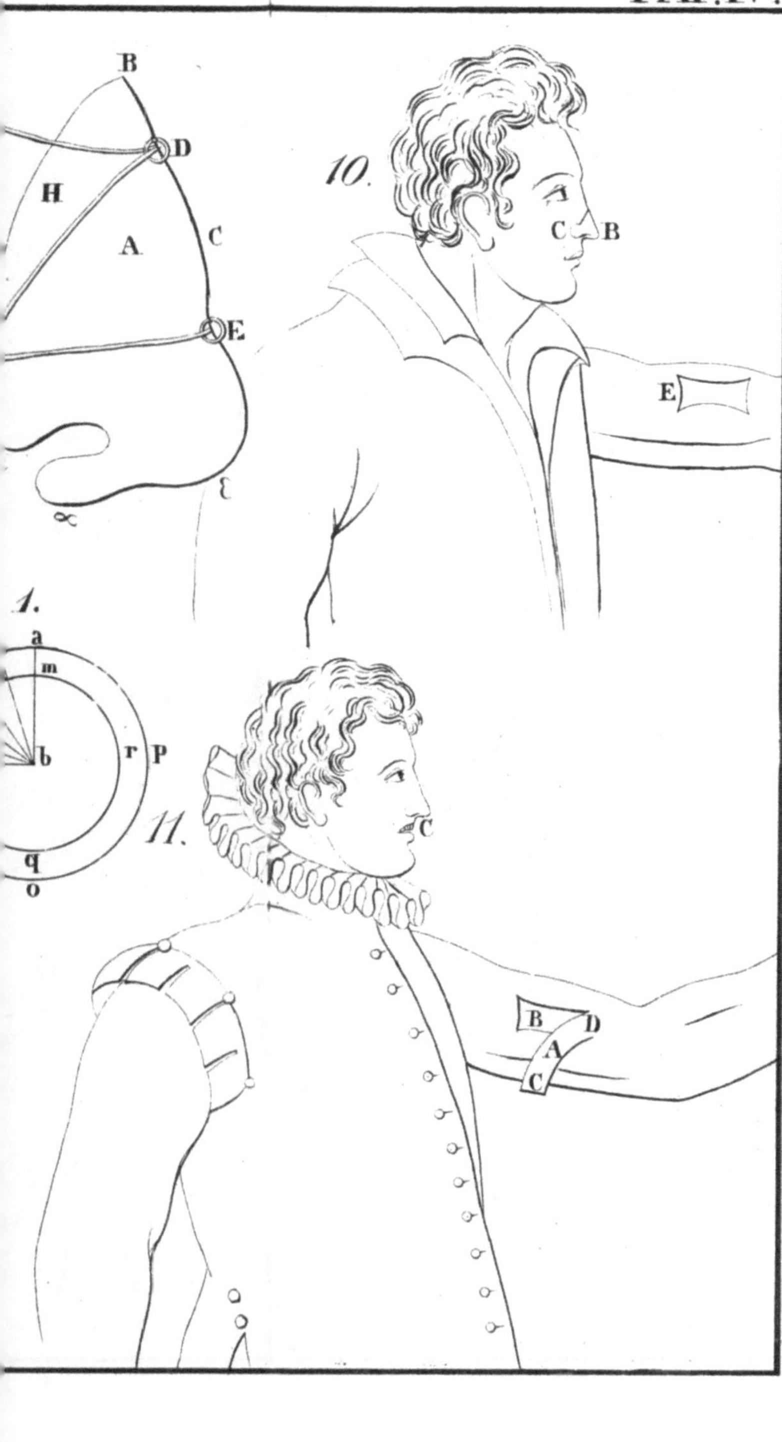
B
D
H
A
C
E
ε
∝
1.
a
m
b
r
P
q
o
10.
C
B
E
11.
C
B
D
A
C

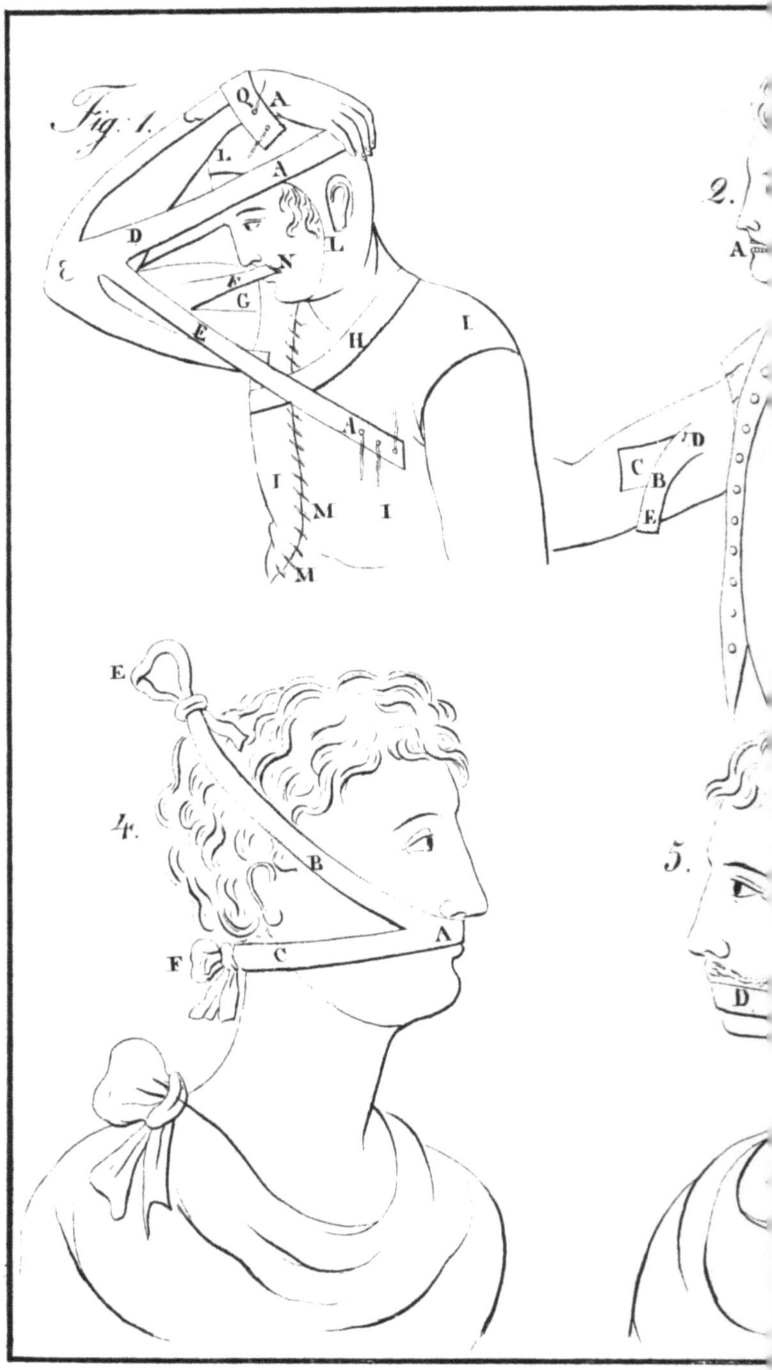
Fig. 1.
2.
4.
5.

TAF. V.

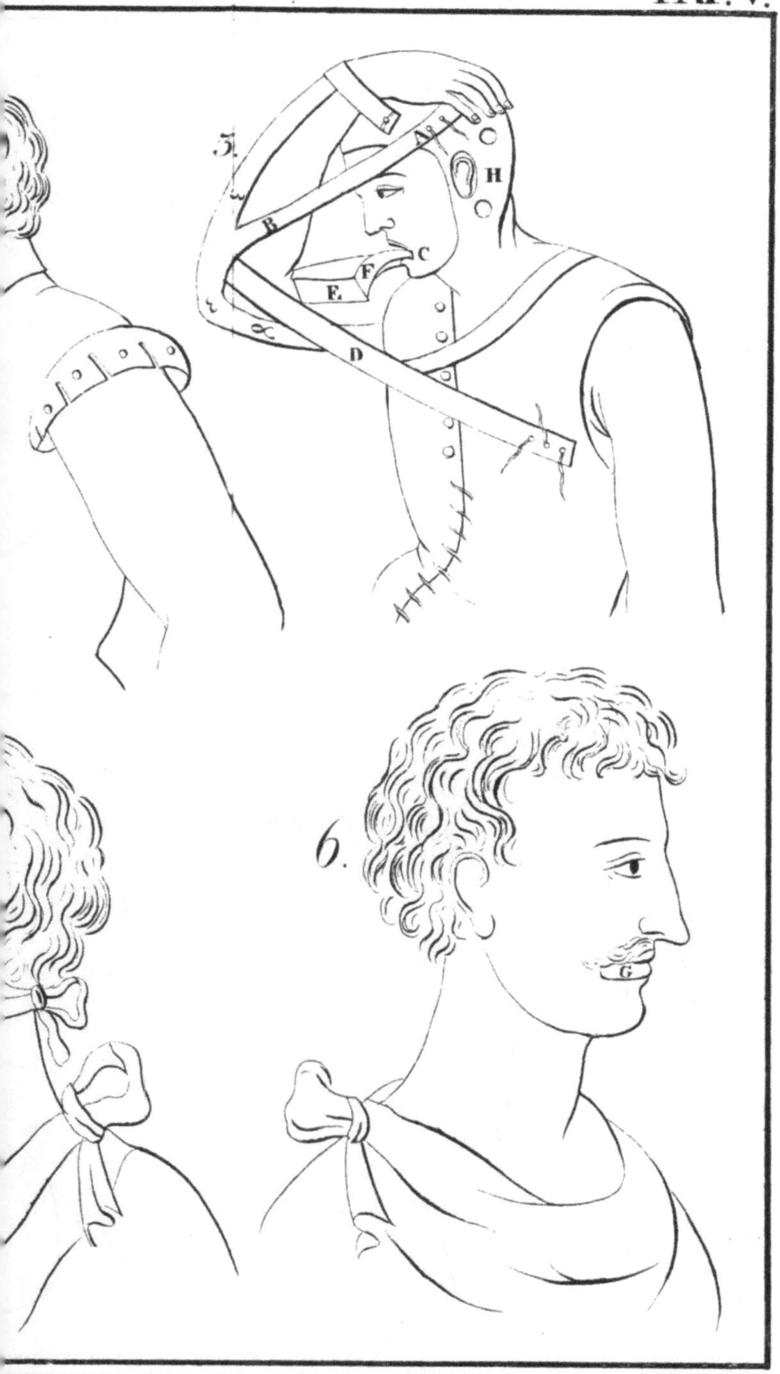

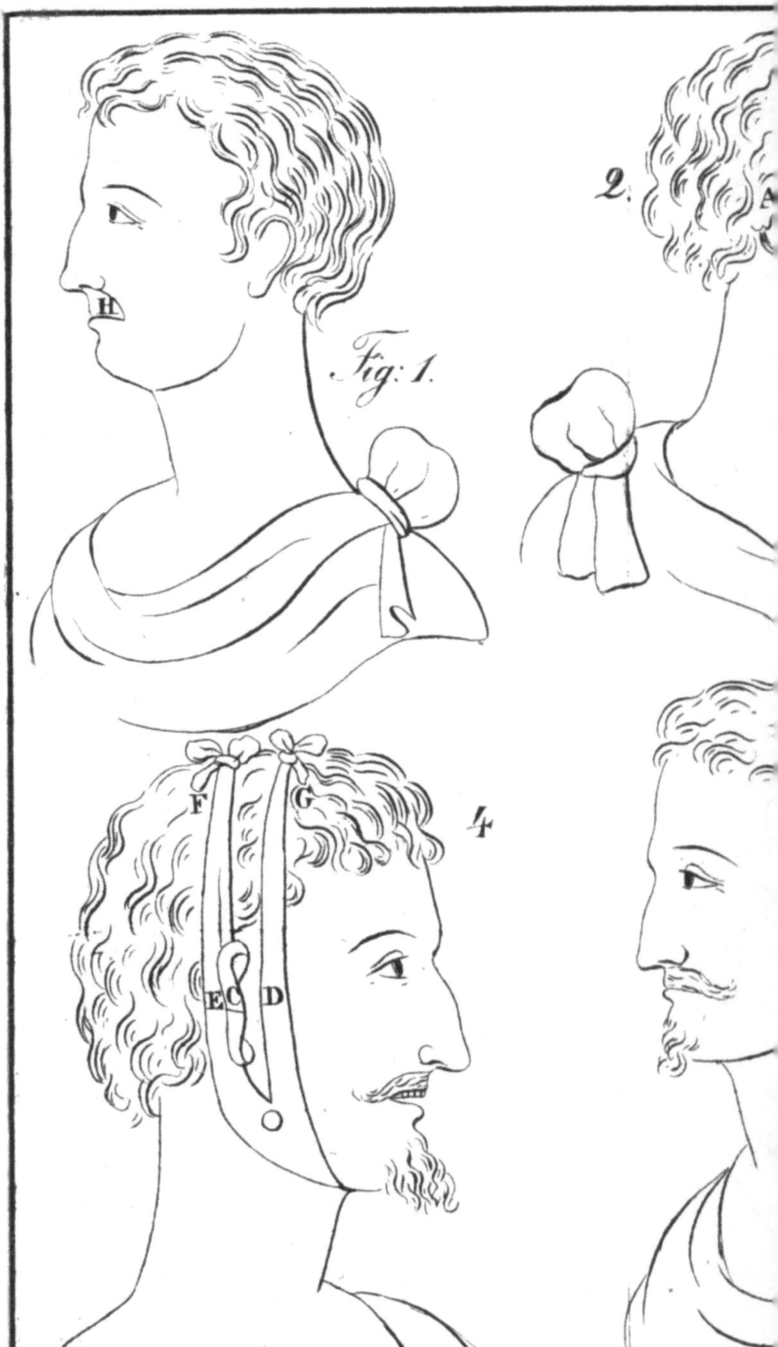
Fig: 1.
H
2.
4
F
G
E C D

TAF. VI.

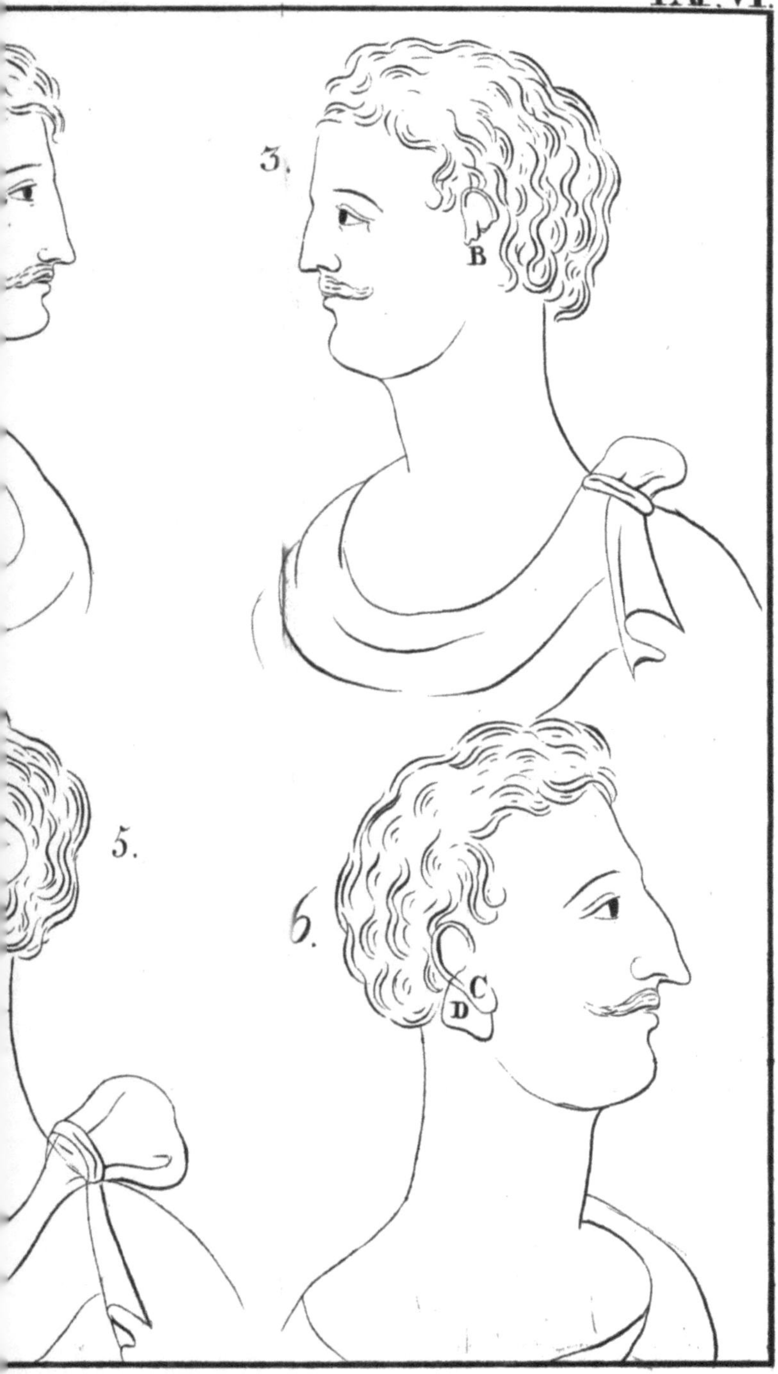

Bei Fragen zur Produktsicherheit wenden Sie sich bitte an:
If you have any questions regarding product safety,
please contact:

Walter de Gruyter GmbH
Genthiner Straße 13
10785 Berlin
productsafety@degruyterbrill.com